Marjory Gordon

Handbuch Pflegediagnosen

Das Buch zur Praxis

3. Auflage

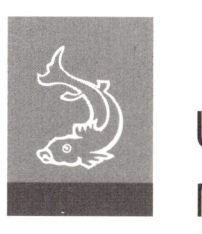

URBAN & FISCHER
München · Jena

Zuschriften und Kritik an:
Urban & Fischer Lektorat Pflege, Karlstraße 45, 80333 München

Das vorliegende Buch ist eine Übersetzung aus dem Amerikanischen von:
„Manual of Nursing Diagnosis", 9. Auflage von Marjory Gordon
© Mosby A Harcourt Health Sciences Company, Inc., St. Louis, USA, 2000

Die Deutsche Bibliothek – CIP-Einheitsaufnahme

Ein Titeldatensatz dieser Publikation ist bei der
Der Deutschen Bibliothek erhältlich

Alle Rechte vorbehalten
3. Auflage August 2001

© 2001 Urban & Fischer Verlag · München · Jena
01 02 03 04 05   5 4 3 2 1

Das Werk einschließlich aller seiner Teile ist urheberrechtlich geschützt. Jede Verwertung außerhalb der engen Grenzen des Urheberrechtsgesetzes ist ohne Zustimmung des Verlages unzulässig und strafbar. Das gilt insbesondere für Vervielfältigungen, Übersetzungen, Mikroverfilmungen und die Einspeicherung und Verarbeitung in elektronischen Systemen.

Übersetzung: Elisabeth Brock, Kempten
Lektorat: Dr. Roland Itterheim, Jena; Frank Koch, München
Herstellung: Wolfram Friedrich, München
Satz: Mitterweger & Partner, Plankstadt
Druck und Bindung: Appl, Wemding
Umschlaggestaltung: prepress / ulm GmbH, Ulm

Aktuelle Informationen finden Sie im Internet unter der Adresse: **http://www.urbanfischer.de**

Geleitwort

Das vorliegende Handbuch stellt die Übersetzung des bereits in der neunten Auflage erschienenen US-amerikanischen Werks dar. Im Gegensatz zu der Zeit, als die erste deutschsprachige Übersetzung des „Gordon-Handbuchs" 1994 herauskam, ist heute der Begriff Pflegediagnosen weithin bekannt, auch wenn er in der Praxis nur begrenzte Umsetzung erfahren hat. Neuen Aufschwung hat die Diskussion um Pflegediagnosen durch die (geplante) Einführung von Diagnosis Related Groups (DRGs) als Grundlage der Krankenhausfinanzierung erhalten. Die DRGs bauen auf Gruppen medizinischer Diagnosen mit ähnlichem angenommenen Versorgungsaufwand auf. Dadurch wurde plötzlich die Frage akut, ob diese medizinischen Diagnosen auch den pflegerischen Aufwand abbilden können oder ob dieser eigenen Prinzipien gehorcht. Auch wenn es in der medizinischen ICD-Klassifikation Diagnosen gibt, die pflegerelevant sind, heißt das noch nicht, dass aus medizinischer Perspektive die gleichen Schlüsse daraus gezogen werden, wie aus Sicht der Pflege. Pflegediagnosen befassen sich damit, was Gesundheitsprobleme mit Personen machen, wie sie diese erleben und welche Auswirkungen sie für ihr Alltagsleben haben, während medizinische Diagnosen in der Regel die biologischen Ursachen dieser Gesundheitsprobleme im Blick haben. Entsprechend dieser Orientierung sind auch die Maßnahmen verschieden, die möglicherweise sogar auf einer gleichen oder ähnlichen Diagnosebezeichnung aufbauen. Während in der medizinischen Diagnosestellung physikalische oder biochemische Befunde oft einen höheren Stellenwert haben als das Befinden des Patienten, muss für die Pflege das Empfinden und die Wahrnehmung des Patienten im Vordergrund stehen. Es ist also illusorisch zu glauben, eine Pflegediagnosensystematik setze keine theoretische Auseinandersetzung mit Pflegekonzepten voraus. Mit den funktionellen Verhaltensmustern hat Marjory Gordon ein kategoriales Raster entwickelt, das auf einem theoretischen Konzept von Pflege aufbaut, auch wenn sie betont, dass dies für mehrere der bekannten US-amerikanischen Pflegemodelle gültig sein kann.

Dieses Handbuch ist ein Nachschlagewerk für Personen, die den diagnostischen Prozess kennen und gelernt haben, Pflegediagnosen zu stellen. Wird dieses Buch als Nachschlagewerk für Diagnosetitel benutzt, ohne vorher ein differenziertes Assessment, eine Pflegeanamnese und Erfassung von Ressourcen und Problemen des Pflegebedürftigen durchgeführt zu haben, wäre dies ein Missbrauch der Diagnosensystematik. Hilfreich ist die relativ ausführliche Einführung in dem vorliegenden Handbuch mit der Kurzdarstellung von Gordons Taxonomie, der Typologie der funktionalen Verhaltensmuster, und vor allem mit den Beispielen für Assessments verschiedener Pflegebedürftiger und Patienten. Darunter finden sich auch Vorschläge für Assessments in Familien und in Gemeinden, beides bei uns bisher ziemlich unbekannt. In Hinblick auf die häusliche Pflege wäre es allerdings sehr sinnvoll, sich mit diesen Vorstellungen etwas genauer auseinanderzusetzen. Wenn z. B. beurteilt werden soll, ob eine Pflegebedürftige zu Hause gepflegt werden kann – das gilt sowohl für alte Menschen als auch für Kinder – muss auf jeden Fall so etwas wie ein Assessment der Familie erfolgen.

Geleitwort

Nach wie vor zu bedenken ist, dass das vorliegende Buch eine Übersetzung aus dem Amerikanischen ist, sich darin auch die US-amerikanischen Kompetenzzuweisungen für die Pflege widerspiegeln. Wenn z.B. bei der ungenügenden Selbstreinigungsfunktion der Atemwege gefordert wird, die Atemgeräusche genau zu lokalisieren und zu identifizieren, dann ist dies in den meisten Praxisfeldern der Pflege hierzulande keine Aufgabe der Pflegenden. Daraus könnte man die Aufforderung ableiten, dass entweder Pflegende diese Kompetenzen erwerben sollten oder dass die Beschreibung der Pflegediagnosen an die in den deutschsprachigen Ländern üblichen Kompetenzzuweisungen angepasst werden. Meine Phantasie geht dahin, dass es hier möglicherweise einen Mittelweg geben wird. Warum sollen Pflegende nicht auch zur Unterstützung ihrer Wahrnehmungsfähigkeit Hilfsmittel benutzen wie z.B. ein Stethoskop oder ein Blutdruckmessgerät? Wesentlich wichtiger ist jedoch allgemein die Wahrnehmungs- und Interaktionsfähigkeit und damit die Fähigkeit zur Informationssammlung sehr gezielt als Basiskompetenz in Ausbildung und Studium einzubeziehen.

Weitgehend strukturierte Systematiken können die Weiterentwicklung der Pflegepraxis fördern, wenn sie als standardisierte Zusammenfassung eines qualitativen Prozesses gebraucht werden. Sie behindern allerdings eine patientenförderliche Entwicklung und eine qualitativ gute Pflege, wenn sie nur noch Etiketten sind. Daher bleibt festzuhalten, dass das vorliegende Handbuch kein Lehrbuch für die Pflegediagnostik ist, sondern ein Nachschlagewerk für kenntnisreiche Nutzerinnen. Als Lehrbuch für eine Pflegediagnostik empfiehlt es sich, das auch kürzlich endlich auf deutsch erschienene Buch derselben Autorin „Pflegediagnosen, Theoretische Grundlagen" – neben anderer auch auf deutsch verfasster Literatur – zu nutzen.

Sabine Bartholomeyczik

Vorwort zur 9. Auflage

Neun Auflagen des Buches bestätigen, dass Pflegekräfte überzeugt sind, dass ihnen Pflegediagnosen helfen, ihre klinischen Einschätzungen von Gesundheitszuständen zu beschreiben, Ergebnisse zu formulieren und Maßnahmen zu planen. Auch die Typologie der funktionellen Verhaltensmuster (functional health patterns) in diesem Buch ist in Praxis und Ausbildung auf nationaler und internationaler Ebene weit verbreitet. Diese Einteilung stellt einen leicht erlernbaren Rahmen dar, der Assessment und kritisches Denken im klinischen Entscheidungsprozess lenkt. Die Assessmentrichtlinien und Diagnosen sind dem entsprechenden funktionellen Verhaltensmusterschema zugeordnet, wodurch die Verbindung von Assessmentdaten und Diagnose erleichtert wird.

„Ohne eigene Fachsprache bleibt Pflege unsichtbar". Dieser Satz steht in einer vom International Council of Nurses (1994) herausgegebenen Schrift. Ohne eine diagnostische Fachsprache bleibt die Pflegepraxis auf die Beschreibung einzelner Pflegehandlungen und standardisierter Pflegeziele beschränkt, die der Individualität einer Person nicht gerecht werden.

Die neunte Auflage des Handbuchs enthält die im Entstehen begriffene diagnostische Sprache professioneller Pflege. Sie umfasst ferner neue Pflegediagnosen, die sich noch in der Entwicklungsphase befinden, und enthält neue Forschungsergebnisse über diagnostische Einteilungen und Kommentare, die Auszubildenden und Pflegekräften kritisches Denken und diagnostische Beurteilungen erleichtern.

Eines der wichtigsten Merkmale dieses Handbuchs ist die Benennung von Hauptkennzeichen (diagnostic cues) einer großen Zahl von Pflegediagnosen. Hauptkennzeichen und Symptome erfüllen folgende Aufgaben:

- Sie sind maßgebend für die diagnostische Beurteilung.
- Sie erhöhen die Zuverlässigkeit, Übereinstimmung (consistency) und Genauigkeit der Diagnose.
- Sie helfen, zwischen einzelnen Diagnosen zu unterscheiden.
- Sie bringen das Pflegeassessment auf den Punkt und gestalten den Beurteilungsprozess effizienter.
- Sie verhindern, dass menschliche Reaktionen oder Verhaltensweisen ohne hinreichende Information beurteilt werden.

Hauptkennzeichen oder Symptome gelten als maßgebliche Merkmale für die Urteilsfindung. Pflegeziele können leicht von den Hauptkennzeichen einer Pflegediagnose abgeleitet werden, indem man einfach deren Kennzeichen ins Gegenteil umformuliert. So wäre z. B. im Falle der Pflegediagnose *Hautschädigung* das Pflegeziel *intakter Hautzustand*, was die Lösung des Problems benennt.

Eine weitere nützliche Neuerung in dieser Auflage ist die Auflistung von Risikogruppen für zahlreiche Pflegediagnosen. Dieses Instrument kann die Sensibilität für Risikogruppen während des Pflegeassessments erhöhen, wie im Abschnitt „Der Gebrauch von Pflegediagnosen

Vorwort zur 9. Auflage

in der klinischen Praxis" näher ausgeführt wird. In den vorhergehenden Ausgaben des Handbuchs waren einige Risikogruppen unter den Kennzeichen verborgen.

Schließlich wurden in diese Ausgabe (einzelne Diagnosen siehe Inhaltsverzeichnis)

- 22 neue Pflegediagnosen aufgenommen, die von der NANDA auf ihrer 13. nationalen Konferenz anerkannt wurden,
- zahlreiche, von der NANDA genehmigte Veränderungen von Diagnosen aufgenommen, und 28 weitere, von der Autorin entwickelte Diagnosen, die sich in der Praxis bewährt haben, bislang aber noch nicht von der NANDA geprüft wurden.

Wie bisher dient dieses Handbuch der schnellen Information und nützt Anfängern und Experten bei der Diagnosestellung. Anfänger werden vor allem an den präzisen Begriffen interessiert sein, mit denen Gruppen (cluster) von Kennzeichen und Symptomen beschrieben werden, aber auch an den Richtlinien der funktionellen Verhaltensmuster, die bei der Pflegeanamnese und Ableitung von Pflegediagnosen hilfreich sind. Experten können sich schnell informieren, weil die Pflegediagnosen auf unterschiedlichsten Wegen zu erreichen sind. Die Beschreibung jeder Diagnose beginnt übersichtlich mit einer neuen Seite, der eine Leerseite folgt, auf der wichtige Beobachtungen, Maßnahmen, Ziele oder andere Erfahrungswerte notiert werden können.

Beispielhaft werden Pflegeassessmentbögen für Familien, Gemeinwesen/soziale Gemeinschaften und Einzelpersonen (Erwachsene, Kleinkinder, Kinder und Intensivpflege-Patienten) dargestellt. In kurzen Abschnitten wird über die Verwendung von Diagnosen beim Anamnesegespräch informiert, über Beobachtungen, die über die Basisdaten hinausgehen und über die Anwendung diagnostischer Kategorien bei anderen klinischen Aktivitäten (z. B. Critical paths, Qualitätssicherung). Die Professionalität der Dokumentation wird besonders hervorgehoben und in Form einer problemorientierten Pflegedokumentation dargestellt.

Diese überarbeitete und erweiterte Ausgabe soll den Bedürfnissen von Anfängern und Experten der Pflegediagnostik entsprechen. Wegen des großen Interesses an den funktionellen Verhaltensmustern und Pflegediagnosen wurde eine Bibliographie zu diesen Themen angefügt. Das zunehmende Interesse von Auszubildenden und examinierten Pflegekräften am Einsatz von Pflegediagnosen spiegelt sich in der Tatsache wider, dass dieses Handbuch in sieben Sprachen (Japanisch, Chinesisch, Schwedisch, Finnisch, Niederländisch, Deutsch und Französisch) übersetzt wurde. Bleibt zu hoffen, dass auch die neunte Auflage eine positive Aufnahme findet, in Nordamerika, aber auch in der übrigen Welt der professionellen Pflegepraxis.

Danksagungen

Die meisten der in diesem Handbuch enthaltenen Pflegediagnosen basieren auf der Arbeit der NANDA, der Nordamerikanischen Pflegediagnosenvereinigung, die in dem Buch *Nursing Diagnoses: Definitions and Classification 1999–2000* veröffentlicht wurden. Diese Primärquelle sollte herangezogen werden, wenn es um eine weitergehende Erforschung oder kritische Überarbeitung von Pflegediagnosen geht. Pflegediagnosen, die derzeit noch nicht von der NANDA anerkannt sind, sich aber bei der Pflegeplanung als nützlich erwiesen haben, sind im Inhaltsverzeichnis und in der Aufzählung auf der Innenseite des Einbands kenntlich gemacht. Die Diagnose „Eltern-Kind Trennung" wurde der Autorin von der promovierten Krankenschwester und Pflegeexpertin T. Heather Herdman empfohlen. Sie basiert auf ihren Studien im Rahmen der Neugeborenen-Intensivpflege.

Marjory Gordon

Inhaltsverzeichnis

Geleitwort V
Vorwort zur 9. Auflage VII
Danksagungen IX
Inhaltsverzeichnis X

1	**Hinweise zum Gebrauch des Handbuchs**	1
1.1	Hauptanwendungsgebiete	1
1.2	Zugang zu den Pflegediagnosen	2
1.3	Verwendung von Pflegediagnosentiteln	2
1.4	Die Einschätzung funktioneller Verhaltensmuster	5
1.5	Risikogruppen	6
1.6	Diagnosespezifische Behandlung/Intervention	7
1.7	Pflegedokumentation	7
1.8	Notizen	7
1.9	Glossar	8
	Literatur	9
2	**Diagnostische Kategorien**	10
2.1	Verhaltensmuster: Wahrnehmung und Umgang mit der eigenen Gesundheit	10
2.2	Verhaltensmuster: Ernährung und Stoffwechsel	11
2.3	Verhaltensmuster: Ausscheidung	12
2.4	Verhaltensmuster: Aktivität und Bewegung	12
2.5	Verhaltensmuster: Schlaf und Ruhe	14
2.6	Verhaltensmuster: Kognition und Perzeption	14
2.7	Verhaltensmuster: Selbstwahrnehmung und Selbstbild	14
2.8	Verhaltensmuster: Rollen und Beziehungen	15
2.9	Verhaltensmuster: Sexualität und Reproduktion	16
2.10	Verhaltensmuster: Coping und Stresstoleranz	16
2.11	Verhaltensmuster: Werte und Überzeugungen	17
3	**Typologie der funktionellen Verhaltensmuster/Gesundheitsmuster**	18
3.1	Verhaltensmuster: Wahrnehmung und Umgang mit der eigenen Gesundheit	18
3.2	Verhaltensmuster: Ernährung und Stoffwechsel	18
3.3	Verhaltensmuster: Ausscheidung	19
3.4	Verhaltensmuster: Aktivität und Bewegung	19
3.5	Verhaltensmuster: Schlaf und Ruhe	19
3.6	Verhaltensmuster: Kognition und Perzeption	19
3.7	Verhaltensmuster: Selbstwahrnehmung und Selbstbild	20
3.8	Verhaltensmuster: Rollen und Beziehungen	20
3.9	Verhaltensmuster: Sexualität und Reproduktion	20
3.10	Verhaltensmuster: Bewältigungsverhalten (Coping) und Stresstoleranz	20
3.11	Verhaltensmuster: Werte und Überzeugungen	20

Inhaltsverzeichnis

4	**Richtlinien zum Pflegeassessment mit funktionellen Verhaltensmustern/ Gesundheitsmustern**	21
4.1	Assessment eines Erwachsenen	22
	Pflegeanamnese	22
4.2	Assessment eines Säuglings oder Kleinkinds	26
	Pflegeanamnese	26
	Fragebogen zum Aufnahmegespräch	30
4.3	Assessment der Familie	31
4.4	Das Assessment von Gemeinwesen/Gemeinschaften	35
4.5	Das Assessment von Akutkranken	40
5	**Der Gebrauch von Pflegediagnosen in der Pflegepraxis**	43
5.1	Pflegediagnosen und Pflegemaßnahmen im Rahmen des Pflegeprozesses	43
5.2	Pflegedokumentation	46
5.3	Kommunikation	46
5.4	Pflegequalität, Pflegestandards und Behandlungsrichtlinien	46
5.5	Pflegekostenerstattung und Personalplanung	46
5.6	Fallmanagement (Case management) und Critical paths	47
5.7	Praxisorientierte Pflegeforschung	47
6	**Pflegedokumentation: Formen und Fallbeispiel**	48
6.1	Die problemorientierte Pflegedokumentation – Richtlinien und Prüfkriterien	49
6.2	Fallbeispiel	50
6.2.1	Pflegeanamnese	51
7	**Pflegediagnosen nach funktionellen Verhaltensmustern**	59
7.1	Verhaltensmuster: Wahrnehmung und Umgang mit der eigenen Gesundheit	59
7.1.1	Gesundheitsförderliches Verhalten (zu spezifizieren)	59
7.1.2	Verändertes Gesundheitsverhalten (zu spezifizieren)	60
7.1.3	Ungenügendes Handhaben von Behandlungsempfehlungen (Bereich zu spezifizieren)	62
7.1.4	Ungenügendes Handhaben von Behandlungsempfehlungen (Gefahr, zu spezifizieren)	64
7.1.5	Erfolgreiches Handhaben von Behandlungsempfehlungen	65
7.1.6	Ungenügendes Handhaben von Behandlungsempfehlungen durch die Familie	66
7.1.7	Ungenügendes Handhaben von Behandlungsempfehlungen durch das Gemeinwesen/die soziale Gemeinschaft	67
7.1.8	Gesundheitsmanagementdefizit (Bereich zu spezifizieren)	68
7.1.9	Gefahr eines Gesundheitsmanagementdefizits	69
7.1.10	Fehlende Kooperationsbereitschaft (Bereich zu spezifizieren)	70
7.1.11	Gefahr einer fehlenden Kooperationsbereitschaft (Bereich zu spezifizieren)	71
7.1.12	Infektionsgefahr (Art/Lokalisation zu spezifizieren)	72

7.1.13	Gefahr einer Körperschädigung (Trauma)	73
7.1.14	Gefahr eines perioperativen Lagerungsschadens	75
7.1.15	Vergiftungsgefahr	76
7.1.16	Erstickungsgefahr	77
7.1.17	Veränderter Selbstschutz (zu spezifizieren)	78
7.1.18	Energiefeldstörung	79
7.2	Verhaltensmuster: Ernährung und Stoffwechsel	80
7.2.1	Überernährung	80
7.2.2	Gefahr der Überernährung	81
7.2.3	Mangelernährung (zu spezifizieren)	82
7.2.4	Gedeihstörung beim Erwachsenen	83
7.2.5	Unwirksames Stillen	85
7.2.6	Unterbrochenes Stillen	86
7.2.7	Erfolgreiches Stillen	87
7.2.8	Beeinträchtigte Nahrungsaufnahme des Säuglings	88
7.2.9	Schluckstörung (nicht kompensiert)	89
7.2.10	Übelkeit	90
7.2.11	Aspirationsgefahr	91
7.2.12	Veränderte Mundschleimhaut (zu spezifizieren)	92
7.2.13	Beeinträchtigte Zahnentwicklung	94
7.2.14	Flüssigkeitsdefizit (Dehydratation)	95
7.2.15	Gefahr eines Flüssigkeitsdefizits (Dehydratationsgefahr)	96
7.2.16	Flüssigkeitsüberschuss	97
7.2.17	Gefahr einer Störung des Flüssigkeitsgleichgewichts	98
7.2.18	Hautschädigung	99
7.2.19	Gefahr einer Hautschädigung	100
7.2.20	Dekubitus (Stadium zu spezifizieren)	101
7.2.21	Gewebeschädigung (Art zu spezifizieren)	103
7.2.22	Latex-Allergie	104
7.2.23	Gefahr einer Latex-Allergie	105
7.2.24	Ungenügende Wärmeregulation	106
7.2.25	Hyperthermie	107
7.2.26	Hypothermie	108
7.2.27	Gefahr einer veränderten Körpertemperatur	109
7.3	Verhaltensmuster: Ausscheidung	110
7.3.1	Objektive Obstipatio	110
7.3.2	Subjektive Obstipation	112
7.3.3	Intermittierende Obstipationsmuster	113
7.3.4	Gefahr einer Obstipation	114
7.3.5	Diarrhoe	115
7.3.6	Stuhlinkontinenz	116
7.3.7	Verändertes Urinausscheidungsmuster	117

7.3.8	Funktionelle Inkontinenz	118
7.3.9	Reflexinkontinenz	119
7.3.10	Streßinkontinenz	120
7.3.11	Dranginkontinenz	121
7.3.12	Gefahr einer Dranginkontinenz	122
7.3.13	Totale Inkontinenz	123
7.3.14	Harnverhalt	124
7.4	Verhaltensmuster: Aktivität und Bewegung	125
7.4.1	Aktivitätsintoleranz (Grad zu spezifizieren)	125
7.4.2	Gefahr der Aktivitätsintoleranz	127
7.4.3	Erschöpfung	128
7.4.4	Beeinträchtigte körperliche Mobilität (Grad zu spezifizieren)	130
7.4.5	Beeinträchtigte Mobilität im Bett (Grad zu spezifizieren)	132
7.4.6	Transferdefizit (Grad zu spezifizieren)	133
7.4.7	Beeinträchtigte Rollstuhlmobilität	134
7.4.8	Beeinträchtigte Gehfähigkeit (Grad zu spezifizieren)	135
7.4.9	Gefahr eines Immobilitätssyndroms	136
7.4.10	Kontrakturgefahr	137
7.4.11	Totales Selbstfürsorgedefizit (Grad zu spezifizieren)	138
7.4.12	Selbstfürsorgedefizit: Körperhygiene (Grad zu spezifizieren)	139
7.4.13	Selbstfürsorgedefizit: Kleiden/Pflege des Äußeren (Grad zu spezifizieren)	140
7.4.14	Selbstfürsorgedefizit: Nahrungsaufnahme (Grad zu spezifizieren)	142
7.4.15	Selbstfürsorgedefizit: Toilettenbenutzung (Grad zu spezifizieren)	143
7.4.16	Entwicklungsverzögerung: Selbstfürsorgefähigkeiten (Grad zu spezifizieren)	144
7.4.17	Verzögerte postoperative Genesung	145
7.4.18	Verändertes Wachstum und veränderte Entwicklung	146
7.4.19	Gefahr einer veränderten Entwicklung	147
7.4.20	Gefahr eines veränderten Körperwachstums	148
7.4.21	Beschäftigungsdefizit	149
7.4.22	Beeinträchtigte Haushaltsführung (leicht, mittel, schwer, potenziell, permanent)	150
7.4.23	Erschwerte Beatmungsentwöhnung	151
7.4.24	Ungenügende Spontanatmung	154
7.4.25	Ungenügende Selbstreinigungsfunktion der Atemwege	155
7.4.26	Ungenügender Atemvorgang	156
7.4.27	Beeinträchtigter Gasaustausch	158
7.4.28	Verminderte Herzleistung	159
7.4.29	Durchblutungsstörung (zu spezifizieren)	160
7.4.30	Dysreflexie	162
7.4.31	Gefahr einer Dysreflexie des autonomen Nervensystems	163
7.4.32	Unausgereifte kindliche Verhaltensorganisation	164

7.4.33	Gefahr einer unausgereiften kindlichen Verhaltensorganisation	166
7.4.34	Möglichkeit einer verbesserten kindlichen Verhaltensorganisation	167
7.4.35	Gefahr einer peripheren neurovaskulären Störung	168
7.4.36	Herabgesetztes intrakranielles Anpassungsvermögen	169
7.5	**Verhaltensmuster: Schlaf und Ruhe**	170
7.5.1	Schlafstörung (Art zu spezifizieren)	170
7.5.2	Schlafentzug	172
7.5.3	Einschlafstörung	173
7.5.4	Umkehr des Schlaf-Wach-Rhythmus	174
7.6	**Verhaltensmuster: Kognition und Perzeption**	175
7.6.1	Schmerz (Art und Ort zu spezifizieren)	175
7.6.2	Chronischer Schmerz (Art und Ort zu spezifizieren)	176
7.6.3	Mangelndes Schmerzmanagement (akute, chronische Schmerzen)	177
7.6.4	Nicht kompensiertes Wahrnehmungsdefizit (Art/Grad zu spezifizieren)	178
7.6.5	Veränderte Wahrnehmung: Reizüberflutung (oder Sensorische Überstimulation)	179
7.6.6	Veränderte Wahrnehmung: Reizarme Umgebung (oder Sensorische Deprivation)	180
7.6.7	Neglect, halbseitig	181
7.6.8	Wissensdefizit (Bereich zu spezifizieren)	182
7.6.9	Beeinträchtigte Denkprozesse	183
7.6.10	Aufmerksamkeits-/Konzentrationsdefizit	184
7.6.11	Akute Verwirrtheit	185
7.6.12	Chronische Verwirrtheit	186
7.6.13	Orientierungsstörung	187
7.6.14	Nicht kompensiertes Defizit des Gedächtnisses	188
7.6.15	Beeinträchtigte Gedächtnisleistung	189
7.6.16	Gefahr kognitiver Schädigung	190
7.6.17	Entscheidungskonflikt (zu spezifizieren)	191
7.7	**Verhaltensmuster: Selbstwahrnehmung und Selbstbild**	192
7.7.1	Bedrohungsgefühl (Gegenstand zu spezifizieren)	192
7.7.2	Angst	193
7.7.3	Geringe Angst	194
7.7.4	Mittelmäßige Angst	195
7.7.5	Starke Angst (Panik)	196
7.7.6	Vorwegnehmende Angst (gering, mittelmäßig, stark)	197
7.7.7	Todesangst	198
7.7.8	Reaktive Depression (Situation zu spezifizieren)	199
7.7.9	Vereinsamungsgefahr	200
7.7.10	Hoffnungslosigkeit	201
7.7.11	Machtlosigkeit (stark, mittelmäßig, gering)	202

7.7.12	Gestörtes Selbstwertgefühl	204
7.7.13	Chronisch geringes Selbstwertgefühl	205
7.7.14	Situationsbedingt geringes Selbstwertgefühl	206
7.7.15	Gestörtes Körperbild	207
7.7.16	Selbstverstümmelungsgefahr	209
7.7.17	Störung der persönlichen Identität	210
7.8	Verhaltensmuster: Rollen und Beziehungen	211
7.8.1	Vorwegnehmendes Trauern	211
7.8.2	Ungelöstes Trauern	212
7.8.3	Chronische Sorgen	213
7.8.4	Verändertes Rollenverhalten (zu spezifizieren)	215
7.8.5	Ungelöster Unabhängigkeits-Abhängigkeitskonflikt	216
7.8.6	Soziale Isolation oder Soziale Ablehnung	217
7.8.7	Beeinträchtigte soziale Interaktion	218
7.8.8	Verändertes Wachstum und veränderte Entwicklung: Soziale Fähigkeiten (zu spezifizieren)	219
7.8.9	Gefahr der gegen sich selbst gerichteten Gewalttätigkeit	220
7.8.10	Gefahr der Gewalttätigkeit gegen andere	221
7.8.11	Stresssyndrom bei Verlegung/Ortswechsel	222
7.8.12	Veränderte Familienprozesse (Prozess zu spezifizieren)	223
7.8.13	Veränderte Familienprozesse durch Alkoholismus	224
7.8.14	Eingeschränkte elterliche Fürsorge (Einschränkung zu spezifizieren)	227
7.8.15	Gefahr einer eingeschränkten elterlichen Fürsorge (Einschränkung zu spezifizieren)	230
7.8.16	Elternrollenkonflikt	232
7.8.17	Schwache Mutter-/Eltern-Kind-Bindung	233
7.8.18	Gefahr einer schwachen Mutter-/Eltern-Kind-Bindung	235
7.8.19	Eltern-Kind-Trennung	236
7.8.20	Rollenüberlastung pflegender Angehöriger	237
7.8.21	Gefahr einer Rollenüberlastung pflegender Angehöriger	239
7.8.22	Beeinträchtigte verbale Kommunikation	241
7.8.23	Verändertes Wachstum und veränderte Entwicklung: Kommunikative Fähigkeiten (Art zu spezifizieren)	242
7.8.24	Gefahr der Gewalttätigkeit	243
7.9	Verhaltensmuster: Sexualität und Reproduktion	244
7.9.1	Verändertes Sexualverhalten	244
7.9.2	Sexualstörung	245
7.9.3	Vergewaltigungssyndrom	246
7.9.4	Vergewaltigungssyndrom: Verstärkte Reaktion	247
7.9.5	Vergewaltigungssyndrom: Stumme Reaktion	248

7.10	Verhaltensmuster: Coping und Stresstoleranz	249
7.10.1	Unwirksames Coping (Individuum)	249
7.10.2	Vermeidendes Coping	251
7.10.3	Defensives Coping	252
7.10.4	Unwirksames Verleugnen oder Verleugnung	253
7.10.5	Unwirksames Coping der Familie: mangelhafte Unterstützung	254
7.10.6	Unwirksames Coping der Familie: behindernd	255
7.10.7	Unwirksames Coping des Gemeinwesens/einer sozialen Gemeinschaft	256
7.10.8	Entwicklungspotenzial des familiären Copings	257
7.10.9	Entwicklungspotential des Copings eines Gemeinwesens/einer sozialen Gemeinschaft	258
7.10.10	Beeinträchtigte Anpassung	259
7.10.11	Posttraumatische Reaktion	260
7.10.12	Gefahr einer posttraumatischen Reaktion	262
7.10.13	Defizit des Unterstützungssystems	263
7.11	Verhaltensmuster: Werte und Überzeugungen	264
7.11.1	Existentielle Verzweiflung	264
7.11.2	Möglichkeit eines erhöhten spirituellen Wohlbefindens	265
7.11.3	Gefahr der existentiellen Verzweiflung	266

Anhang A: Positionspapier Pflegediagnosen 267

Anhang B: NANDA Pflegediagnosen (1992) 277

Anhang C: Aktuelle Liste der Pflegediagnosen 281

Sachwortverzeichnis 285

1 Hinweise zum Gebrauch des Handbuchs

Ein Handbuch für Pflegediagnosen kann mehreren Zwecken dienen. Für Auszubildende ist es ein unkompliziertes Nachschlagewerk in der Pflegepraxis, für Fallbesprechungen im Unterricht, ein nützlicher Ratgeber am Krankenbett und für Hausarbeiten ein unentbehrliches Hilfsmittel. Für Expertinnen und Experten auf dem Gebiet der Pflegediagnosen stellt es ein Nachschlagewerk, ein Forschungsinstrument, ein Lehrmittel für den Unterricht, ein Managementinstrument, aber auch eine Quelle neuer Ideen dar. Für beide, Studierende wie Pflegeexperten, ist es ein häufig konsultierter Begleiter.

Dieses Handbuch enthält die aktuellsten diagnostischen Kategorien der von der Nordamerikanischen Pflegediagnosenvereinigung (NANDA) erstellten Taxonomie. Sie wird von der Amerikanischen Pflegevereinigung (American Nurses Association, ANA) gebilligt und in die Internationale Klassifikation der Pflegepraxis (International Classification for Nursing Practice, ICNP) integriert. Es enthält Pflegediagnosetitel, Begriffsdefinitionen, Hauptkennzeichen von Pflegediagnosen (Risikofaktoren für Risikodiagnosen) sowie ätiologische/verbundene Faktoren und Risikogruppen für bestimmte Diagnosen.

1.1 Hauptanwendungsgebiete

Das Handbuch führt zu acht Hauptanwendungsgebieten, die eine diagnostische Beurteilung in der Pflegepraxis erleichtern:

1. **Zugang zu den Pflegediagnosen.** Das Handbuch ist ein kurzgefasstes Nachschlagewerk für Begriffe, die zur Formulierung von Pflegediagnosen gebraucht werden.
2. **Verwendung von Pflegediagnosentiteln.** Jeder Titel einer Pflegediagnose beschreibt einen pflegerelevanten Zustand. Der diagnostische Begriff steht für ein Konzept, das die Bedeutung einer Gruppe von Kennzeichen erklärt. Wie jeder sprachliche Begriff, hat auch hier jeder seine standardisierte Definition und charakteristischen Merkmale. Die Benutzer sind für den korrekten Gebrauch der Begriffe verantwortlich. Pflegekräfte arbeiten weltweit an einer Vereinheitlichung der Sprache der Pflege und einem internationalen Klassifikationssystem für Pflegediagnosen.
3. **Kriterien für diagnostische Beurteilungen.** Liegen genügend Ergebnisse aus der Pflegeforschung oder anderen Fachrichtungen vor, werden spezifische Hauptkennzeichen genannt. Diese können, in Verbindung mit weiteren, unterstützenden Daten, als Kriterium für eine Pflegediagnose herangezogen werden.
4. **Richtlinien zum Assessment funktioneller Verhaltensmuster.** Informationen für die Pflegediagnose. Mit Hilfe des Inhaltsverzeichnisses und dem Kapitel 2 kann eine Verbindung zwischen funktionellem Verhaltensmuster und der Diagnosekategorie hergestellt werden. In vielen Fällen können die Gesundheitsprobleme eines Patienten durch Verwendung einer diagnostischen Kategorie formuliert werden, die ätiologischen Faktoren mit einer anderen Kategorie des gleichen oder eines anderen funktionellen Verhaltensmusters. Risikofaktoren sind in vielen Bereichen der Verhaltensmuster zu finden.

5. **Risikogruppen.** Einige Zustände, die mit Pflegediagnosen beschrieben werden, treten bei bestimmten Personengruppen, in bestimmten Situationen oder in Verbindung mit gewissen Erlebnissen oder Behandlungsformen besonders häufig auf. Bei manchen Diagnosen in diesem Handbuch werden Risikogruppen oder Risikopersonen genannt, sofern die Wahrscheinlichkeit des Vorkommens dieser Diagnosen ausreichend belegt ist.
6. **Diagnosespezifische Behandlung.** Für die diagnosespezifische Behandlung werden exemplarische Pflegepläne angeführt.
7. **Pflegedokumentation.** Es werden Pläne, Richtlinien und Beispiele zur Pflegedokumentation zur Verfügung gestellt.
8. **Notizen.** Das Handbuch enthält Platz für Notizen zu den einzelnen Pflegediagnosen.

Wie das Handbuch für jeden dieser Zwecke benutzt werden kann, wird im Folgenden erörtert.

1.2 Zugang zu den Pflegediagnosen

Unterschiedliche Pflegesituationen erfordern unterschiedliche Zugänge zu Pflegediagnosen. Das Handbuch ist für folgende Zwecke einzusetzen:

1. Wenn Sie für eine Ansammlung von Kennzeichen eine *Pflegediagnose finden* möchten, benutzen Sie das Inhaltsverzeichnis. Die Pflegediagnosen sind nach funktionellen Verhaltensmustern zusammengestellt. Jede Pflegediagnose wird auf einer eigenen Seite beschrieben.
2. Wenn Ihnen der Name einer Pflegediagnose bekannt ist, Sie jedoch die *Definitionen, diagnostischen Kennzeichen oder Nebenkennzeichen oder die ätiologischen/verbundenen Faktoren* suchen, verwenden Sie das alphabetische Sachwortverzeichnis. Dort finden Sie die Seitenzahl; es ist außerdem ein Nachschlagewerk für alle Pflegediagnosetitel.
3. Falls Sie sich einen *Überblick über alle Pflegediagnosen innerhalb eines bestimmten funktionellen Verhaltensmusters* verschaffen möchten, benutzen Sie Kapitel 2.

Verwenden Sie für Pflegeforschungsarbeiten über die von der NANDA anerkannten Pflegediagnosen die Taxonomie der North American Nursing Diagnosis Association, wie in dem Buch *Nursing Diagnoses: Definitions and Classification*, 1999–2000, Philadelphia, dargestellt.

1.3 Verwendung von Pflegediagnosentiteln

Die in diesem Handbuch enthaltenen Pflegediagnosen sind Konzepte zum Nachdenken über Pflege, die Sprache, mit der sich über Pflege kommunizieren lässt. Die Begriffe werden verwendet, damit professionelle Pflegepersonen pflegediagnostische Beurteilungen von aktuellen oder potenziellen Gesundheitsproblemen beschreiben können. Eine sinnvolle Pflegediagnose besteht aus Begriffen, die das Gesundheitsproblem oder den Zustand bzw. den oder die ätiologischen/verbundenen Faktoren des Gesundheitsproblems, das Ziel der pflegerischen Behandlung ist, beschreiben.

1.3 Verwendung von Pflegediagnosentiteln

Zwar werden in der Pflegepraxis viele Beurteilungen abgegeben, der Begriff *Pflegediagnose* bleibt jedoch jenen gesundheitsbezogenen Phänomenen eines Patienten vorbehalten, „für deren Behandlung Pflegepersonen aufgrund ihrer Ausbildung und Erfahrung befähigt und berechtigt sind." (GORDON, 1976, S. 1299). Die Definition der Nordamerikanischen Pflegediagnosenvereinigung führt zur weiteren Klärung des Begriffs Folgendes aus:

„Eine Pflegediagnose ist die klinische Beurteilung der Reaktion eines Individuums, einer Familie oder eines Gemeinwesens/einer sozialen Gemeinschaft auf aktuelle oder potenzielle Gesundheitsprobleme/Lebensprozesse. Pflegediagnosen bilden die Grundlage für eine gezielte Behandlung, für deren Ergebnisse die Pflegeperson verantwortlich ist."

Diese Definition fußt auf der Forschungsarbeit von SHOEMAKER (1984, S. 109); sie integriert die Pflegediagnose in den Pflegeprozess:

„Eine Pflegediagnose ist die klinische Beurteilung eines Individuums, einer Familie oder eines Gemeinwesens/einer sozialen Gemeinschaft, die aus einem bewussten, systematischen Prozess der Datensammlung und -analyse abgeleitet wurde. Sie liefert die Basis zur Verordnung einer gezielten Therapie, für die eine Pflegeperson verantwortlich ist. Sie wird präzise formuliert und schließt, falls bekannt, die Ätiologie eines Zustandes mit ein."

Pflegediagnosen beschreiben Probleme, die primär durch pflegerische Maßnahmen und Methoden gelöst werden können und für deren Ergebnisse in erster Linie Pflegekräfte verantwortlich sind. Erfüllt eine Pflegediagnose diese Kriterien nicht, weist eine Fußnote auf der betreffenden Seite darauf hin, dass für dieses Problem eine medizinische Beurteilung eingeholt werden muss. Ein weiteres charakteristisches Merkmal einer Pflegediagnose ist, dass professionell Pflegende die Verantwortung für die Erforschung dieses Zustands übernehmen.

Pflegekräfte betrachten die in diesem Handbuch verwendeten Pflegediagnosen von unterschiedlichen konzeptionellen Standpunkten aus. Abhängig vom jeweils zur Strukturierung des Pflegeprozesses eingesetzten Pflegemodell, können Pflegediagnosen als Selbstpflegedefizite, misslungene Anpassungen, menschliche Reaktionsmuster, Bedürfnisse oder einfach als gestörte funktionelle Verhaltensmuster gesehen werden. Es gibt keinen Konsens über einen konzeptuellen, pflegetheoretischen Schwerpunkt von Pflege und deshalb auch keinen Konsens über den Schwerpunkt einer Pflegediagnose.

Die Benutzer dieses Handbuchs sollten berücksichtigen, dass sich Pflegediagnosen im Stadium der Entwicklung befinden, insbesondere die 28 hier enthaltenen Diagnosen, die derzeit noch überprüft werden. Diagnostische Kategorien erfordern Konzeptarbeit und weitere klinische Studien. Von Pflegekräften wird erwartet, dass sie die derzeit anerkannten Diagnosen modifizieren, erweitern und neue hinzufügen.

Überarbeitungen von Pflegediagnosen werden erfolgen, wenn sie zur Strukturierungshilfe, als Grundlage für die Pflegeplanung und als Schwerpunkt der Pflegedokumentation eingesetzt werden. Pflegefachkräfte mögen sich ermutigt fühlen, ihre Vorschläge für die Optimierung von Pflegediagnosen der NANDA zu unterbreiten (NANDA, 1211 Locust Street, Philadelphia, Pennsylvania 19107, USA).

Pflegediagnosen werden in drei Stufen erarbeitet:
1. Stufe: zur Weiterentwicklung erhalten,
2. Stufe: zur praktischen Weiterentwicklung angenommen,
3. Stufe: praktisch bewährt und belegt.

Eine Beschreibung dieser Entwicklungsstufen und Informationen über den Modus der Vorlage neuer Pflegediagnosen und des Überprüfungsverfahrens sind bei der NANDA erhältlich.

Alle diagnostischen Kategorien bestehen aus folgenden Elementen: Pflegediagnosetitel, Definition, Kennzeichen (Haupt- und Nebenkennzeichen) und im Fall konkreter Probleme aus ätiologischen oder verbundenen Faktoren. Risiko-Pflegediagnosen oder potenziellen Problemen sind Risikofaktoren anstelle von Kennzeichen oder ätiologischen Faktoren zugeordnet. Gesundheitszustände oder -prozesse werden eher von unterstützenden Kennzeichen als von ätiologischen/verbundenen Faktoren ergänzt.

Zur diagnostischen Beurteilung, ob ein bestimmter Zustand gegeben ist oder nicht, werden die Kennzeichen und Risikofaktoren beobachtet. In diesem Handbuch werden die Kennzeichen in 1. Hauptkennzeichen (diagnostic cues) und 2. Nebenkennzeichen (supporting cues) eingeteilt. Aktuelle Forschungsergebnisse erlauben den Schluss, dass die Hauptkennzeichen die verlässlichsten Kriterien für das Vorliegen einer bestimmten Pflegediagnose sind. Oft ist der Prozess der diagnostischen Beurteilungen von Unklarheiten begleitet, weshalb die Betrachtung der Nebenkennzeichen in Verbindung mit den Hauptkennzeichen das Vertrauen in die Richtigkeit der diagnostischen Beurteilung stärkt. Meist erfassen die Kennzeichen Verhaltensunterschiede je nach Personengruppe und Situationen. Nebenkennzeichen sind unspezifisch; während des Assessments können sie auf mehrere Diagnosen hinweisen. Meist wird die diagnostische Beurteilung durch Beachtung der Hauptkennzeichen und einiger zusätzlicher Anamnesedaten gesichert.

Die Empfehlungen der Haupt- und Nebenkennzeichen in diesem Handbuch kamen folgendermaßen zustande:

1. durch die Auswertung aktueller Forschungsergebnisse über Pflegediagnosen, wie sie in den Sitzungsberichten der NANDA und der Zeitschrift *Nursing Diagnosis* veröffentlicht wurden;
2. durch die Datenbank der Autorin, in der Ergebnisse nationaler Studien zusammengetragen sind, die von 165–770 Fachkräften für Intensivpflege und Rehabilitation stammen;
3. durch die Literatur aus anderen Fachgebieten und Pflegelehrbüchern, wenn zu wenig oder gar keine Forschungsarbeiten vorlagen;
4. durch Überlegungen und logische Analyse der Autorin im Kontext diagnostischer Entscheidungsfindung und Verwendung des Einfachheitsprinzips (principle of parsimony)

[das vorgibt, dass aus mehreren alternativen Erklärungsansätzen grundsätzlich der einfachste Ansatz zu wählen ist. Anm. d. Ü.]. So bestimmt das Einfachheitsprinzip z. B., dass das Hauptkennzeichen „Zerstörung der Hautoberfläche" überflüssig ist, wenn bereits die Kennzeichen „Gewebezerstörung" und „traumatisiertes Gewebe" genannt werden. In wenigen Fällen waren die Pflegediagnosen nicht spezifisch genug (bei weitgefassten taxonomischen Kategorien), weshalb keine Empfehlung angeführt wurde. Risikofaktoren sind je nach Patientenpopulation unterschiedlich, wobei bislang noch zu wenig Forschungsergebnisse über die einzelnen Patientengruppen vorliegen.

Metaanalysen, zusammenfassende Prüfungen der Forschungsergebnisse über jede Pflegediagnose, Begriffsanalysen und weitere Datenanalysen werden künftig dazu dienen, die Brauchbarkeit dieser Kriterien, die Validität der Einordnung und der Hauptkennzeichen zu überprüfen. Über viele Pflegediagnosen liegen zu wenig Forschungsarbeiten vor, und in vielen Fällen mangelt es an großen Wiederholungsstudien. Es fehlen insbesondere Studien über mögliche Unterschiede zwischen verschiedenen Altersgruppen und Ethnien. Diese Tatsachen sollte man bei der Verwendung von Haupt- und Nebenkennzeichen nicht vergessen.

Die Hauptkennzeichen dienen der Feststellung, ob ein von der Pflegediagnose beschriebener Zustand vorhanden ist oder nicht. Sie können auch zur Differentialdiagnose und zur Bestätigung einer diagnostischen Beurteilung eingesetzt werden. Bei den meisten Pflegediagnosen, die einen subjektiven Zustand beschreiben, setzen sich die diagnostischen Kennzeichen aus Beobachtung und mündlichem Bericht des Patienten zusammen.

Die praktische Erfahrung hat gezeigt, dass die Assessmentdaten zusammen mit dem Urteilsvermögen der Pflegekraft bestimmen, ob ein diagnostischer Begriff dazu verwendet wird, die mögliche Ursache (ätiologische oder verbundene Faktoren) zu benennen oder ein Problem mit einem Pflegediagnosetitel zu bezeichnen ist.

Verwenden Sie die Pflegediagnosen in diesem Handbuch als Wörterbuch für Begriffe und Konzepte. Bei manchen Pflegediagnosen weist eine Fußnote darauf hin, dass sie häufig Gegenstand von Pflegemaßnahmen ist (z. B. oft als ätiologischer/verbundener Faktor auftaucht). In diesen Fällen bezeichnet die Pflegediagnose möglicherweise die Ursache anderer Probleme.

1.4 Die Einschätzung funktioneller Verhaltensmuster

Dieses Handbuch enthält ein Formblatt zum Pflegeassessment und diagnostische Einordnungskriterien, die den Schritt von der Datensammlung zur Pflegediagnose erleichtern sollen. Beide verwenden die funktionellen Verhaltensmuster als pflegerische Sichtweise der Gesundheitsversorgung von Einzelpersonen, Familien und Gemeinwesen/sozialen Gemeinschaften. Möglich, dass kognitive Belastung und diagnostische Fehler reduziert werden können, wenn die Organisationsstruktur des Assessments mit der Eingruppierung der Pflegediagnosen übereinstimmt. Können z. B. Informationen über das Ausscheidungsmuster eines Patienten mit den Hauptkennzeichen der Pflegediagnosen im Bereich des Verhaltensmusters Ausscheidung verglichen werden, so ist dies einfacher als die Arbeit mit einer ungeordneten Datensammlung und mehr als 150 alphabetisch geordneten Pflegediagnosen.

Im Folgenden werden Richtlinien für den Gebrauch des Handbuchs in der diagnostischen Phase des Pflegeprozesses angeführt:

1. Verwenden Sie dieses Handbuch zum Kennenlernen der elf verschiedenen funktionellen Verhaltensmuster und zum Studium der in Ihrem Praxisbereich häufig vorkommenden Pflegediagnosen. Die funktionellen Verhaltensmuster sind ein leicht zu erlernendes Assessmentmodell. Ziehen Sie das Diagramm über die Bestandteile des Pflegeprozesses auf der Seite 44 zu Rate, um die Pflegediagnose in den Kontext des Pflegeprozesses und der klinischen Beurteilung einzuordnen.

2. Verwenden Sie für die Erstellung einer Pflegeanamnese die Richtlinien der Seiten 21ff. Sie orientieren sich an den funktionellen Verhaltensmustern (s. S. 18ff.) und sind für die Anamnese von Erwachsenen (s. S. 22), Akutkranken (s. S. 40), Säuglingen und Kleinkindern (s. S. 26), Familien (s. S. 31) oder Gemeinwesen/sozialen Gemeinschaften (s. S. 35) geeignet. Außerdem enthält dieses Handbuch eine Bibliographie von Artikeln über die Anwendung von funktionellen Verhaltensmustern in der Pflegepraxis (s. S. 9).

3. Falls sich bei der Pflegeanamnese die Störung eines funktionellen Verhaltensmusters herausstellt, Ihnen aber der Name dafür nicht einfällt, suchen Sie bei den Pflegediagnosen, die unter dem Verhaltensmuster aufgelistet sind s. Kapitel 2, S. 10 und Inhaltsverzeichnis) nach dem passenden Begriff für den Zustand. Verwenden Sie zur Validierung Ihrer Pflegediagnose die Hauptkennzeichen, die unter jeder Pflegediagnose aufgelistet sind. Ätiologische Faktoren oder Risikofaktoren, die unter jeder Pflegediagnose angeführt sind, können Hinweise auf mögliche Gründe für ein Problem oder einen gefährlichen Zustand sein.

4. Verwenden Sie zum schnellen Nachschlagen vor der Dokumentation eines Problems das Inhaltsverzeichnis, die alphabetische Liste der Pflegediagnosen (Anhang B), oder die Seitenzahlen der funktionellen Verhaltensmuster (Inhaltsverzeichnis).

Schlagen Sie die Ihrer vermuteten Pflegediagnose entsprechende Seite auf. Überprüfen Sie, ob die beobachteten Zeichen und Symptome mit den Merkmalen der entsprechenden Pflegediagnose – insbesondere den Hauptkennzeichen – übereinstimmen.

1.5 Risikogruppen

Die Statistik zeigt, dass einige der von den Pflegediagnosen beschriebenen Zustände bei bestimmten Personengruppen, in bestimmten Situationen oder während bestimmter Lebensereignisse oder Behandlungsformen gehäuft auftreten. So sind z. B. Personen, die einen Schlaganfall erlitten haben und bettlägrig sind, hoch gefährdet einen Dekubitus zu entwickeln. Allein lebende ältere Menschen mit wenig sozialen Kontakten neigen zu Depressionen. Pflegepraktiker achten deshalb bei der Pflegeanamnese besonders auf diese Kennzeichen (sind aber auch *vorsichtig*, damit die statistische Wahrscheinlichkeit das Urteil nicht stärker beeinflusst als die Untersuchungsdaten). Die Früherkennung eines Problems hängt teilweise vom sensiblen Reagieren auf Kennzeichen ab. Bei einigen Pflegediagnosen führt das Handbuch Risikogruppen an, weil die Wahrscheinlichkeit für ein Auftreten des Problems ausreichend belegt ist. Benutzen Sie diese Information als Ausgangspunkt für eine entsprechende Nachfrage beim Pflegeassessment und notieren Sie Ihre eigenen Beobachtungen auf den dafür vorgesehenen Seiten des Handbuchs.

1.6 Diagnosespezifische Behandlung/Intervention

Eine Pflegediagnose dient als Grundlage für die Erarbeitung von Pflegezielen, für die Planung von Pflegeinterventionen und die Bewertung der Zielerreichung. Die Darstellung des Problems ist die Basis für das Pflegeziel, d. h. für die Identifikation von Verhaltensweisen, die zur Lösung des Problems beitragen. An diesem angestrebten Ergebnis wird dann die Effektivität der Maßnahmen gemessen und die Lösung des Problems beurteilt.

Bei der Planung von Maßnahmen zur Reduzierung oder Ausschaltung der problemauslösenden Faktoren stehen die ätiologischen Faktoren im Mittelpunkt (McCLOSKEY UND BULECHEK 2000), wobei die Zielerreichung der Maßstab für die Effektivität der Pflegeintervention ist. Im Falle eines potenziellen Problems oder einer Risikodiagnose ist die Verringerung oder die Ausschaltung von Risikofaktoren das erwünschte Ergebnis.

1.7 Pflegedokumentation

Um eine Übereinstimmung zwischen Pflegediagnose, den aufgestellten Pflegezielen und dem Pflegebehandlungsplan zu erreichen, sind die problemorientierten Prüfkriterien zur Pflegedokumentation hilfreich (s. S. 49). Ein Beispiel dazu wird unter s. S. 50 angeführt.

Die Dokumentation ist auch für statistische Zwecke wichtig. Zurzeit wird in verschiedenen Ländern ein Nursing Minimum Data Set (NMDS – Mindestdatenbestand für die Pflege) erprobt. Dazu ist die Dokumentation von Pflegediagnosen, Pflegezielen, Pflegeinterventionen und Pflegeergebnissen erforderlich. Das NMDS enthält auch einen Akutheitsfaktor (Werley und Lang 1988).

1.8 Notizen

Es ist nicht nur wichtig, praktisch zu arbeiten, sondern auch aus der Praxis zu lernen! Eine Möglichkeit des fortlaufenden Lernens besteht darin, sich das Nachdenken über neue Erkenntnisse und neue Informationen, kreative Pflegemaßnahmen oder kostengünstige Pflegemethoden zur Gewohnheit zu machen. Die mit „Notizen" gekennzeichneten Bereiche in diesem Buch dienen der Aufzeichnung von pflegepraktischen Informationen zu jeder Pflegediagnose, z. B. von wichtigen zusätzlichen Kennzeichen, die von Ihnen beobachtet wurden, von ätiologischen Faktoren oder Faktoren in Verbindung mit bestimmten Patientengruppen und von erfolgreichen Pflegemaßnahmen.

1 Hinweise zum Gebrauch des Handbuchs

1.9 Glossar

Ätiologische Faktoren (etiologic factors): mögliche Gründe eines Gesundheitsproblems, meist durch Forschung abgesicherter, ursächlicher Zusammenhang.

Anerkannte Pflegediagnosen (approved nursing diagnoses): gesundheitsbezogene Zustände, die von Pflegenden der NANDA vorgelegt und von dieser geprüft und akzeptiert wurden; Klassen oder Kategorien von Gesundheitsproblemen innerhalb eines pflegediagnostischen Klassifikationssystems.

Assessment: Sammlung und Interpretation klinischer Daten; die Einschätzung des Gesundheitszustands durch ein Mitglied eines Gesundheitsberufs.

Dokumentation: Festhalten von Informationen, Beurteilungen, Handlungen, Testergebnissen, Ereignissen und Plänen, die mit der Gesundheit oder der gesundheitlichen Versorgung des Individuums, einer Familie oder eines Gemeinwesens zu tun haben; die Informationen können auf Papier festgehalten oder in einen Computer eingegeben werden.

Funktionelle Verhaltensmuster (functional health pattern): gesundheitsbezogene Verhaltensweisen, die fortlaufend über einen bestimmten Zeitraum auftreten; Abfolge gesundheitsbezogener Verhaltensweisen; bestimmter Abschnitt einer Typologie.

Hauptkennzeichen (diagnostic cue): ein beobachtbares Zeichen, eine verbale Äußerung oder ein in Zusammenhang stehendes Merkmal, das ein entscheidender (critical) Indikator für ein Gesundheitsproblem ist; spezifisches Kriterium, das die Wahrscheinlichkeit einer Diagnose stark beeinflusst; Zeichen oder Symptom, das bei einer bestimmten Diagnose gewöhnlich vorliegt; ein bestimmendes Merkmal.

Kennzeichen (defining characteristic): ein beobachtbares Zeichen, eine verbale Äußerung oder ein in Zusammenhang stehendes Merkmal, das die Wahrscheinlichkeit einer Diagnose erhöht; es dient als Hinweiszeichen (cue) oder Indikator einer Diagnose; Zeichen oder Symptom; biographisch-historischer oder aktueller Indikator einer Interaktion des Patienten mit der Umgebung; die Reaktion eines Menschen.

Nebenkennzeichen (supporting cue): ein beobachtbares Zeichen, eine verbale Äußerung oder ein in Zusammenhang stehendes Merkmal, das Indikator für mehr als ein Gesundheitsproblem ist; eine Information, die das Vertrauen in eine gestellte Diagnose bestärkt; Zeichen oder Symptom; Kennzeichen, das meist bei einer oder mehreren Diagnosen auftritt.

North American Nursing Diagnosis Association (NANDA, Nordamerikanische Gesellschaft für Pflegediagnosen): Organisation nordamerikanischer und kanadischer Pflegepersonen und Pflegekräfte anderer Länder, die sich der Aufgabe widmen, Pflegediagnosen zu identifizieren, zu entwickeln und zu klassifizieren.

Pflegediagnose (nursing diagnosis): „Eine Pflegediagnose ist eine klinische Beurteilung der Reaktion eines Individuums, einer Familie oder eines Gemeinwesens/einer sozialen Gemeinschaft auf aktuelle oder potenzielle Gesundheitsprobleme/Lebensprozesse. Pflegediagnosen bilden die Grundlage für die Wahl von Pflegemaßnahmen zur Erreichung von Zielen, für die

die Pflegeperson verantwortlich ist" (NANDA 1994); Bezeichnung für aktuelle oder potenzielle Gesundheitsprobleme oder Lebensprozesse, die sich auf eine Gruppe von Reaktionen des Menschen bezieht; spezifische Klasse oder Kategorie in einem diagnostischen Klassifikationssystem.

Risikofaktor (risk factor): ein beobachtbares Zeichen, eine verbale Äußerung oder ein in Zusammenhang stehendes Merkmal, das Indikator für ein potenzielles Problem oder einen Risikozustand ist.

Risikogruppen (high-risk population): Individuen, Familien oder Gemeinwesen/soziale Gemeinschaften, die ein höheres Risiko für die Entwicklung eines von einer Pflegediagnose beschriebenen Zustands aufweisen.

Taxonomie (Taxonomy): Gruppe von Regeln und Vorgehensweisen zur Klassifikation; auch gebraucht, um sich auf ein Klassifikationssystem zu beziehen, das durch Regeln und bestimmte Vorgehensweisen organisiert ist.

Typologie (Typology): Lehre von der Gruppenzuordnung aufgrund einer umfassenden Ganzheit von Merkmalen, die den Typ kennzeichnen.

Verbundene Faktoren: Zustände oder Ereignisse, die mit einem Gesundheitsproblem in Beziehung stehen.

Literatur

Gordon, M.: Nursing diagnosis and the diagnostic process. *Am J Nurs* 76:1276:1300, 1976.
Gordon, M.: *Nursing diagnosis: proceeds and application.* Mosby, St Louis 1994. International Council of Nurses: *Nursing's next advance: classification for nursing practice.* The Council, Genf 1994.
McCloskey, J., Bulechek, G.M.: *Nursing interventions classification (NIC).* Mosby, St Louis 2000.
North American Nursing Diagnosis Association: *Nursing Diagnoses: definitions and classification, 1999 – 200.* The Association, Philadelphia 1999.
Shoemaker, J.: Essential features of a nursing diagnosis. In: Kim, M.J., McFarland, G.K., McLane, A.M., (Hrsg.): *Classification of nursing diagnoses: Proceedings of the fifth national conference.* Mosby, St Louis 1984.
Werley, H., Lang, N.: *Identification of the nursing minimum data set.* Springer, New York 1988.

2 Diagnostische Kategorien

Die zz. von der North American Nursing Diagnosis Association (NANDA) anerkannten Pflegediagnosen sind **fett** gedruckt, die anderen wurden von der Autorin selbst entwickelt, haben sich in der Praxis bewährt, sind jedoch noch nicht von der NANDA überprüft. Im Anhang B und C sind die Pflegediagnosen in alphabetischer Reihenfolge aufgeführt.

2.1 Verhaltensmuster: Wahrnehmung und Umgang mit der eigenen Gesundheit

Gesundheitsförderliches Verhalten (zu spezifizieren)

Verändertes Gesundheitsverhalten (zu spezifizieren)

Ungenügendes Handhaben von Behandlungsempfehlungen (Bereich zu spezifizieren)

Gefahr von ungenügendem Handhaben von Behandlungsempfehlungen (Bereich zu spezifizieren)

Gesundheitsförderliches Verhalten

Ungenügende Handhabung von Behandlungsempfehlungen durch die Familie

Ungenügende Handhabung von Behandlungsempfehlungen durch das Gemeinwesen/die soziale Gemeinschaft

Gesundheitsmanagementdefizit (Bereich zu spezifizieren)

Gefahr eines Gesundheitsmanagementdefizits (Bereich zu spezifizieren)

Fehlende Kooperationsbereitschaft (Bereich zu spezifizieren)

Gefahr fehlender Kooperationsbereitschaft (Bereich zu spezifizieren)

Infektionsgefahr (Art/Bereich zu spezifizieren)

Gefahr einer Körperschädigung (Trauma)

Gefahr einer Schädigung durch perioperative Lagerung

Vergiftungsgefahr

Erstickungsgefahr

Veränderter Selbstschutz (zu spezifizieren)

Störung des Energiefelds

2.2 Verhaltensmuster: Ernährung und Stoffwechsel

Überernährung

Gefahr der Überernährung

Mangelernährung (spezifizieren)

Gedeihstörung beim Erwachsenen

Unwirksames Stillen

Unterbrochenes Stillen

Erfolgreiches Stillen

Beeinträchtigte Nahrungsaufnahme des Säuglings

Schluckstörung

Übelkeit

Aspirationsgefahr

Veränderte Mundschleimhaut (zu spezifizieren)

Veränderte Zahnbildung

Flüssigkeitsdefizit

Gefahr eines Flüssigkeitsdefizits

Flüssigkeitsüberschuss

Gefahr einer gestörten Flüssigkeitsbalance

Hautschädigung

Gefahr einer Hautschädigung,

Dekubitus (Stadium spezifizieren)

Gewebeschädigung (zu spezifizieren)

Allergische Reaktion auf Latex

Ungenügende Wärmeregulation

Hyperthermie

Hypothermie

Gefahr einer veränderten Körpertemperatur

2.3 Verhaltensmuster: Ausscheidung

Objektive Obstipation

Subjektive Obstipation

Intermittierende Obstipationsmuster

Gefahr einer Obstipation

Diarrhoe

Stuhlinkontinenz

Verändertes Urinausscheidungsmuster

Funktionelle Inkontinenz

Reflexinkontinenz

Stressinkontinenz

Dranginkontinenz

Gefahr einer Dranginkontinenz

Totale Inkontinenz

Harnverhalt

2.4 Verhaltensmuster: Aktivität und Bewegung

Aktivitätsintoleranz (Grad zu spezifizieren)

Gefahr der Aktivitätsintoleranz

Erschöpfung

Beeinträchtigte körperliche Mobilität (Grad zu spezifizieren)

Beeinträchtigte Bettmobilität (Grad zu spezifizieren)

Beeinträchtigte Transfermobilität (Grad zu spezifizieren)

Beeinträchtigte Rollstuhlmobilität

Beeinträchtiges Gehvermögen (Grad zu spezifizieren)

Gefahr eines Immobilitätssyndroms

Kontrakturgefahr

Totales Selbstfürsorgedefizit (Grad zu spezifizieren)

Selbstfürsorgedefizit: Körperpflege (Grad zu spezifizieren)

2.4 Verhaltensmuster: Aktivität und Bewegung

Selbstfürsorgedefizit: Kleiden/Pflege des Äußeren (Grad zu spezifizieren)

Selbstfürsorgedefizit: Nahrungsaufnahme (Grad zu spezifizieren)

Selbstfürsorgedefizit: Toilettengang (Grad zu spezifizieren)

Verändertes Wachstum und veränderte Entwicklung: Selbstfürsorgefähigkeiten (Grad zu spezifizieren)

Verzögerte Genesung nach einer Operation

Wachstums- und Entwicklungsstörung

Gefahr einer Entwicklungstörung

Gefahr einer Wachstumsstörung

Beschäftigungsdefizit

Beeinträchtigte Haushaltsführung (leicht, mittel, schwer, potenziell, permanent)

Erschwerte Beatmungsentwöhnung

Ungenügende Spontanatmung

Ungenügende Selbstreinigungsfunktion der Atemwege

Ungenügender Atemvorgang

Beeinträchtigter Gasaustausch

Verminderte Herzleistung

Durchblutungsstörung (zu spezifizieren: renale, zerebrale, kardio-pulmonale, gastrointestinale, periphere)

Dysreflexie

Gefahr einer autonomen Dysreflexie

Unausgereifte kindliche Verhaltensorganisation

Gefahr einer unausgereiften kindlichen Verhaltensorganisation

Möglichkeit einer verbesserten kindlichen Verhaltensorganisation

Gefahr einer peripheren neurovaskulären Störung

Herabgesetzte intrakraniale Anpassungsfähigkeit

2.5 Verhaltensmuster: Schlaf und Ruhe

Schlafstörung (zu spezifizieren)

Schlafmangel

Einschlafstörung

Gestörtes Schlafmuster

2.6 Verhaltensmuster: Kognition und Perzeption

Schmerz (Ort zu spezifizieren)

Chronische Schmerzen (Ort zu spezifizieren)

Mangelndes Schmerzmanagement (akute chronische Schmerzen)

Nicht kompensiertes Wahrnehmungsdefizit (Art/Grad zu spezifizieren)

Veränderte Wahrnehmung: Reizüberflutung

Veränderte Wahrnehmung: Reizarme Umgebung

Neglect, halbseitig

Wissensdefizit (zu spezifizieren)

Beeinträchtigte Denkprozesse

Aufmerksamkeits-Konzentrationsdefizit

Akute Verwirrtheit

Chronische Verwirrtheit

Beeinträchtigte Fähigkeit zur Interpretation der Umgebung

Nicht kompensiertes Defizit des Gedächtnisses

Gedächtnisstörung

Gefahr kognitiver Schädigung

Entscheidungskonflikt (zu spezifizieren)

2.7 Verhaltensmuster: Selbstwahrnehmung und Selbstbild

Bedrohungsgefühl (Gegenstand zu spezifizieren)

Angst

Geringe Angst

Mittelmäßige Angst

Starke Angst

Vorwegnehmende Angst (gering, mittelmäßig, stark)

Todesangst

Reaktive situationsbedingte Depression

Vereinsamungsgefahr

Hoffnungslosigkeit

Machtlosigkeit (stark, mittelmäßig, gering)

Geringes Selbstwertgefühl

Chronisch geringes Selbstwertgefühl

Situationsbedingt geringes Selbstwertgefühl

Gestörtes Körperbild

Selbstverstümmelungsgefahr

Störung der persönlichen Identität

2.8 Verhaltensmuster: Rollen und Beziehungen

Vorwegnehmendes Trauern

Ungelöstes Trauern

Chronische Sorgen

Verändertes Rollenverhalten (zu spezifizieren)

Ungelöster Unabhängigkeits-Abhängigkeitskonflikt

Soziale Isolation oder soziale Ablehnung

Soziale Isolation

Beeinträchtigte soziale Interaktion

Verändertes Wachstum und veränderte Entwicklung: Soziale Fähigkeiten (zu spezifizieren)

Selbstverletzungsgefahr

Gefahr der Gewalttätigkeit

Stresssyndrom bei Verlegung/Ortswechsel

Veränderte Familienprozesse (zu spezifizieren)

2 Diagnostische Kategorien

Veränderter Familienprozess Alkoholismus

Eingeschränkte elterliche Fürsorge

Gefahr einer eingeschränkten elterlichen Fürsorge (zu spezifizieren)

Elternrollenkonflikt

Schwache Mutter-/Eltern-Kind-Bindung

Gefahr einer gestörten Mutter-/Eltern-Kind-Bindung

Eltern-Kind-Trennung

Rollenüberlastung pflegender Angehöriger

Gefahr einer Rollenüberlastung pflegender Angehöriger

Beeinträchtigte verbale Kommunikation

Verändertes Wachstum und veränderte Entwicklung: Kommunikationsfähigkeit (zu spezifizieren)

Gefahr der Gewalttätigkeit

2.9 Verhaltensmuster: Sexualität und Reproduktion

Verändertes Sexualverhalten

Sexuelle Störung

Vergewaltigungssyndrom: Verstärkte Reaktion

Vergewaltigungssyndrom: Stumme Reaktion

2.10 Verhaltensmuster: Coping und Stresstoleranz

Unwirksames Coping (Individuum)

Vermeidendes Coping

Defensives Coping

Unwirksames Verleugnen

Unwirksames Coping der Familie

Ungenügendes Coping der Familie: behindernd

Unwirksames Coping des Gemeinwesens/der sozialen Gemeinschaft

Entwicklungspotenzial des familiären Copings

Beeinträchtigte Anpassung

Posttraumatische Reaktion

Gefahr einer posttraumatischen Reaktion

Fehlendes soziales Unterstützungssystem

2.11 Verhaltensmuster: Werte und Überzeugungen

Existenzielle Verzweiflung

Möglichkeit eines gesteigerten spirituellen Wohlbefindens

Gefahr der existenziellen Verzweiflung

3 Typologie der funktionellen Verhaltensmuster/ Gesundheitsmuster

Funktionelle Verhaltensmuster von Klienten - ob Einzelpersonen, Familien oder Gemeinwesen/Gemeinschaften - entstehen aus der Interaktion des Klienten mit seiner Umgebung. Jedes Verhaltensmuster ist Ausdruck der bio-psycho-sozialen Integration. Kein Verhaltensmuster lässt sich ohne Kenntnis der übrigen Verhaltensmuster verstehen. Verhaltensmuster werden durch biologische, entwicklungsbedingte, kulturelle, gesellschaftliche und spirituelle Faktoren beeinflusst. Dysfunktionale Verhaltensmuster (wie Pflegediagnosen sie beschreiben) können zusammen mit einer Krankheit auftreten, aber auch ihrerseits eine Krankheit auslösen.

Die Beurteilung, ob ein Verhaltensmuster funktional oder dysfunktional ist, erfolgt durch Vergleichen der Assessmentdaten zu einem oder mehreren der folgenden Punkte:

1. Persönliche Ausgangswerte, 2. etablierte Normen für die Altersgruppen, 3. kulturelle, gesellschaftliche oder andere Normen. Jedes Einzelmuster muss in Zusammenhang mit anderen Verhaltensmustern evaluiert werden, aber auch nach seinem Beitrag zum optimalen Funktionieren des einzuschätzenden Klienten.

3.1 Verhaltensmuster: Wahrnehmung und Umgang mit der eigenen Gesundheit

Dieses Verhaltensmuster beschreibt, wie der Klient seine Gesundheit oder Krankheit wahrnimmt und wie er damit umgeht. Es umfasst die subjektive Wahrnehmung des Gesundheitszustands, sowie dessen Auswirkung auf gegenwärtige Aktivitäten und die Zukunftsplanung. Ferner enthält es den Umgang des Klienten mit den Gesundheitsrisiken und sein allgemeines Gesundheitsverhalten, wie Aktivitäten zur Förderung der geistigen oder körperlichen Gesundheit, Befolgung ärztlicher oder pflegerischer Verschreibungen oder Empfehlungen und Einhaltung der Nachsorgetermine.

3.2 Verhaltensmuster: Ernährung und Stoffwechsel

Dieses Verhaltensmuster beschreibt die Aufnahme von Nahrung und Flüssigkeit in Bezug auf den metabolischen Bedarf und Verhaltensmuster hinsichtlich des lokalen Angebots an Nahrungsmitteln. Es erfasst die Ess- und Trinkgewohnheiten des Klienten: seine täglichen Essenszeiten, Art und Quantität der konsumierten Nahrungsmittel und Flüssigkeiten, besonders bevorzugte Speisen und den Konsum von nahrungs- oder vitaminergänzenden Präparaten. Es beschreibt das Stillen und die Nahrungsaufnahme des Säuglings, sowie alle Hautläsionen und die allgemeine Heilungstendenz. Es umfasst den Zustand von Haut, Haar, Nägeln, Schleimhäuten und Zähnen, sowie die Messdaten von Körpertemperatur, -grösse und -gewicht.

3.3 Verhaltensmuster: Ausscheidung

Dieses Verhaltensmuster beschreibt die Ausscheidungsfunktionen von Darm, Blase und Haut. Es erfasst die subjektive Beurteilung der Regelmäßigkeit der Auscheidungsfunktion, die Ausscheidungsgewohnheiten oder den Gebrauch von Abführmitteln, alle Veränderungen oder Störungen der gewohnten Zeiten, der Art der Ausscheidung, ihrer Qualität und Quantität, ferner alle Hilfsmittel, die zur Kontrolle der Ausscheidung eingesetzt werden.

3.4 Verhaltensmuster: Aktivität und Bewegung

Dieses Verhaltensmuster beschreibt die Bewegungs-, Aktivitäts-, Freizeit- und Erholungsmuster. Es umfasst die kraftaufwendigen Aktivitäten des täglichen Lebens, wie körperliche Hygiene, Kochen, Einkaufen, Essen, Arbeiten und Haushaltsführung. Es enthält ferner die Art, Quantität und Qualität von Bewegung, einschließlich sportlicher Aktivitäten, die für den Klienten typisch sind. Es benennt ferner Faktoren, die dem erwünschten oder erwarteten Verhaltensmuster des Klienten entgegenstehen (wie neuromuskuläre Defizite und Kompensationsmechanismen, Dyspnoe, Angina pectoris oder Muskelkrämpfe bei Belastung, und kardiologische/pulmonologische Klassifikationen, falls angezeigt). Es beschreibt die Freizeitbeschäftigung des Klienten und Aktivitäten, die er allein oder in einer Gruppe zu seiner Erholung unternimmt. Dabei liegt das Augenmerk auf Aktivitäten, die dem Klienten besonders wichtig oder bedeutsam sind.

3.5 Verhaltensmuster: Schlaf und Ruhe

Dieses Verhaltensmuster beschreibt die Zeitmuster von Schlaf, Ausruhen und Entspannung im Rhythmus von 24 Stunden. Es erfasst die subjektive Wahrnehmung des Klienten der Qualität und Quantität seines Schlafs und seiner Ruhezeiten, sowie seine Einschätzung der eigenen Leistungsfähigkeit. Es schließt auch schlaffördernde Hilfen ein, wie Medikamente oder Gewohnheiten, die der Klient zur Schlafenszeit pflegt.

3.6 Verhaltensmuster: Kognition und Perzeption

Dieses Verhaltensmuster beschreibt sensorische und kognitive Wahrnehmungsmuster und den Zustand der Sinne, wie Seh- und Hörvermögen, Geschmackssinn, Tast- oder Geruchssinn und die bei Störungen eingesetzten Hilfsmittel. Falls angemessen, werden auch Berichte über Schmerzwahrnehmung und der Umgang mit Schmerzen erfasst. Es enthält ferner die kognitiven funktionellen Fähigkeiten, wie Sprechen, Gedächtnis, Entscheidungen treffen.

3.7 Verhaltensmuster: Selbstwahrnehmung und Selbstbild

Dieses Verhaltensmuster beschreibt, wie der Klient sich selbst sieht und wahrnimmt. Es umfasst seine innere Einstellung zu sich selbst, die Wahrnehmung seiner Fähigkeiten (der kognitiven, affektiven oder körperlichen), sein Körperbild, seine Persönlichkeit, seine Wertvorstellungen und allgemeinen emotionalen Muster. Ferner erfasst es Körperhaltung und -bewegungen, Augenkontakt, Stimme und Sprechmuster.

3.8 Verhaltensmuster: Rollen und Beziehungen

Dieses Verhaltensmuster beschreibt die Muster von Rollenverpflichtungen und Beziehungen. Es klärt, welche Rollen und Verpflichtungen der Klient als seine gegenwärtigen Hauptlebensaufgaben empfindet. Es enthält ferner die Zufriedenheit mit oder Störungen der Familiensituation, Arbeit oder sozialen Beziehungen und gesellschaftlichen Verpflichtungen, die mit diesen Rollen verbunden sind.

3.9 Verhaltensmuster: Sexualität und Reproduktion

Dieses Verhaltensmuster beschreibt die Zufriedenheit oder Unzufriedenheit des Klienten mit seinem Sexualleben und das Reproduktionsmuster. Es erfasst seine subjektive Beurteilung von Störungen seiner Sexualität und bei Frauen das Stadium ihrer Reproduktionsfähigkeit, Prä- oder Postmenopause sowie alle als Problem empfundenen Begleiterscheinungen.

3.10 Verhaltensmuster: Bewältigungsverhalten (Coping) und Stresstoleranz

Dieses Verhaltensmuster beschreibt die allgemeinen Bewältigungsmuster und deren Effektivität im Sinne von Stresstoleranz. Es erfasst die Möglichkeit oder Kraft des Klienten, Belastungen seiner Integrität zu bestehen, seine Art, mit Stress umzugehen, das familiäre Unterstützungssystem oder andere Unterstützungssysteme und seine subjektiv wahrgenommene Fähigkeit, Situationen zu beeinflussen und zu bewältigen.

3.11 Verhaltensmuster: Werte und Überzeugungen

Dieses Verhaltensmuster beschreibt die wahlbestimmenden oder entscheidungsleitenden Werte, Ziele oder Überzeugungen des Klienten (einschließlich spirituelle). Es beschreibt, was er für wichtig hält im Leben, die Lebensqualität und alle gesundheitsrelevanten, subjektiv empfundenen Konflikte mit Werten, Überzeugungen und Erwartungen.

4 Richtlinien zum Pflegeassessment mit funktionellen Verhaltensmustern/Gesundheitsmustern

Dieser Abschnitt enthält Richtlinien für ein Pflegeassessment und eine Pflegeanamnese mit funktionellen Verhaltensmustern/Gesundheitsmustern. Funktionelle Verhaltensmuster geben dem Assessment bei der Aufnahme des Patienten eine Struktur und bilden eine Informationsgrundlage für die Pflegediagnosen.

Das Pflegeassessment hat zwei Phasen: die Pflegeanamnese und die körperliche Untersuchung/Beobachtung des Patienten. Eine *Pflegeanamnese* ist die Beschreibung der funktionellen Verhaltensmuster des Patienten. Die Beschreibung erfolgt aus der Perspektive des Individuums (oder der Eltern/Betreuer), der Familie oder der Vertreter des Gemeinwesens/der sozialen Gemeinschaft und liefert Informationen in Form von mündlichen Berichten. Diese Informationen werden durch Fragen über den aktuellen Gesundheitszustand und den Umgang mit der eigenen Gesundheit gewonnen.

Beobachtungen in der *Untersuchungsphase* ergeben Informationen über Indikatoren für Verhaltensmuster und erlauben die Überprüfung der durch die Pflegeanamnese gewonnenen Informationen.

Die folgenden *Vordrucke* für das Pflegeassessment dienen der systematischen Informationssammlung. Sie verschaffen einen Überblick über pflegerische Grundinformationen in jedem Fachbereich, für jede Altersgruppe und an jedem Punkt des Kontinuums von Gesundheit und Krankheit. Die Fragen und Untersuchungshinweise berühren alle Bereiche der heute bekannten Pflegediagnosen. Ergeben die Daten den Hinweis auf ein Problem oder ein potenzielles Problem (ein dysfunktionales Verhaltensmuster), sollten zur Leitung der weiteren Informationssammlung *diagnostische Hypothesen* (Pflegediagnosen) aufgestellt werden. Dieses Vorgehen steuert die Suche nach den Hauptkennzeichen und besonderen Risikofaktoren für mögliche Pflegediagnosen.

Pflegekräfte, die in einem speziellen Fachbereich tätig sind, werden sich detailliertere Assessments von bestimmten Verhaltensmustern wünschen. Beides, Pflegeanamnese (subjektive Informationen) und körperliche Untersuchung/Beobachtung (objektive Informationen), können je nach Erkrankung, Behinderung, Alter und anderen patientenspezifischen Faktoren ausgeweitet werden. So kann z. B. bei einem Patienten das funktionelle Verhaltensmuster „Aktivität und Bewegung" eine gründlichere Anamnese erfordern, wenn er an einer Krankheit leidet, die sich auf dieses Verhaltensmuster auswirkt.

Pflegediagnosen werden den gleichen Verhaltensmustern zugeordnet, die beim Assessment als Strukturierungshilfe verwandt wurden und können zur Bezeichnung von Informationen aus einzelnen Verhaltensmustern eingesetzt werden. Wie bereits eingangs festgestellt, erleichtert dies den Übergang von Assessment und Pflegeanamnese zur Pflegediagnose.

4 Richtlinien zum Pflegeassessment mit funktionellen Verhaltensmustern

4.1 Assessment eines Erwachsenen

Pflegeanamnese

1. Verhaltensmuster: Wahrnehmung und Umgang mit der eigenen Gesundheit

a. Wie ist Ihr allgemeiner Gesundheitszustand?
b. Hatten Sie im vergangenen Jahr eine Erkältung? Falls passend: Haben Sie bei der Arbeit/in der Schule gefehlt?
c. Was tun Sie für Ihre Gesundheit? Was ist dabei Ihr Schwerpunkt? Glauben Sie, dass Ihr Verhalten Ihre Gesundheit beeinflusst? (Sprechen Sie gegebenfalls auch Hausmittel an.) Führen Sie regelmäßig Selbstuntersuchungen der Brust durch? Rauchen Sie? Nehmen Sie Medikamente ein? Hatten Sie je Alkoholprobleme? Wann haben Sie zum letzten Mal Alkohol getrunken?
d. Hatten Sie in letzter Zeit einen Unfall (zu Hause, bei der Arbeit, einen Verkehrsunfall)?
e. Fiel es Ihnen in der Vergangenheit leicht, den Empfehlungen des Arztes oder des Pflegepersonals zu folgen?
f. Falls passend: Wodurch wurde, Ihrer Meinung nach, die jetzige Krankheit ausgelöst? Was haben Sie unternommen, als Sie die Krankheit zum ersten Mal spürten? Was ist daraufhin geschehen?
g. Falls passend: Worauf kommt es Ihnen bei diesem Krankenhausaufenthalt am meisten an? Wie kann Ihnen das Pflegepersonal am besten helfen?

2. Verhaltensmuster: Ernährung und Stoffwechsel

a. Wie ernähren Sie sich normalerweise? (Beschreiben lassen). Nehmen Sie unterstützende Präparate, z. B. Vitamine, zu sich?
b. Was und wie viel trinken Sie normalerweise? (Beschreiben lassen).
c. Haben Sie in letzter Zeit an Gewicht zu- oder abgenommen? Wie viel? Sind Sie in letzter Zeit gewachsen oder kleiner geworden? Wie viel?
d. Wie ist Ihr Appetit?
e. Bereitet Ihnen das Essen oder Schlucken Schwierigkeiten? Müssen Sie eine Diät einhalten? Falls passend: Stillen Sie? Gibt es Probleme beim Stillen?
f. Heilen bei Ihnen Wunden schnell oder langsam?
g. Haben Sie irgendwelche Hautprobleme, wie Läsionen oder Trockenheit?
h. Haben Sie Zahnprobleme?

3. Verhaltensmuster: Ausscheidung

a. Beschreiben Sie das Muster Ihrer Stuhlausscheidung, die Häufigkeit, Be-schaffenheit des Stuhls, Schmerzen bei der Entleerung, Schwierigkeiten mit der Muskelkontrolle, Anwendung von Abführmitteln?

b. Beschreiben Sie das Muster Ihrer Urinausscheidung, die Häufigkeit, Probleme mit der Muskelkontrolle.
c. Schwitzen Sie außergewöhnlich stark oder leiden Sie an Körpergeruch?

4. Verhaltensmuster: Aktivität und Bewegung

a. Haben Sie genug Energie für die täglichen Aktivitäten?
b. Beschreiben Sie Ihre Bewegungsgewohnheiten. Was unternehmen Sie gerne? Wie häufig?
c. Welche Freizeitaktivitäten haben Sie? Beim Kind: Was oder womit spielst Du gerne?
d. Welche der folgenden Tätigkeiten können Sie selbständig ausführen? (Grad angeben):

Essen _____	Kämmen _____
Baden _____	Allgemeine Mobiliät _____
Toilettengang _____	Kochen _____
Bettmobilität _____	Hausarbeit _____
Anziehen _____	Einkaufen _____

Funktionsgrade

Grad 0:   Kann alle Aktivitäten selbständig durchführen

Grad I: Benötigt Hilfsmittel oder -vorrichtungen

Grad II: Ist darauf angewiesen, dass eine oder mehrere Personen helfen, beaufsichtigen oder anleiten

Grad III: Benötigt sowohl Unterstützung durch eine andere Person als auch Hilfsmittel oder -vorrichtungen

Grad VI: Ist vollständig abhängig und kann bei den Bewegungen nicht mithelfen

5. Verhaltensmuster: Schlaf und Ruhe

a. Fühlen Sie sich nach dem Aufwachen meist ausgeruht und den Anforderungen des Tages gewachsen?
b. Haben Sie Einschlafprobleme? Brauchen Sie Hilfe zum Schlafen? Träumen Sie? Haben Sie Albträume? Wachen Sie oft viel zu früh auf?
c. Sorgen Sie für regelmäßige Pausen und Entspannung?

6. Verhaltensmuster: Kognition und Perzeption

a. Haben Sie Hörprobleme? Tragen Sie ein Hörgerät?
b. Wie sind Ihre Augen? Tragen Sie eine Brille? Wann war der letzte Sehtest?
c. Haben Sie in letzter Zeit Veränderungen im Erinnerungsvermögen festgestellt?
d. Haben Sie Schwierigkeiten, Entscheidungen zu treffen, oder fällt es Ihnen leicht?
e. Wie lernen Sie am leichtesten? Macht es Ihnen Mühe, etwas Neues zu lernen?
f. Haben Sie irgendwelche Beschwerden? Haben Sie Schmerzen? Was tun Sie in diesem Fall?

7. Verhaltensmuster: Selbstwahrnehmung und Selbstbild

a. Wie würden Sie sich selbst beschreiben? Mögen Sie sich selbst, oder eher nicht?
b. Hat die Krankheit Ihren Körper oder Ihre Handlungsfähigkeit verändert? Bereitet Ihnen das Probleme?
c. Hat Ihre Krankheit die Art, wie Sie sich selbst und Ihren Körper empfinden, verändert?
d. Sind Sie oft wütend, verärgert, ängstlich, deprimiert? Was hilft Ihnen dann?
e. Verlieren Sie manchmal die Hoffnung? Haben Sie manchmal das Gefühl, Ihr Leben nicht mehr im Griff zu haben? Was hilf Ihnen dann?

8. Verhaltensmuster: Rollen und Beziehungen

a. Leben Sie allein oder mit anderen zusammen? In einer Familie? Möchten Sie ein Diagramm ihrer Familienstruktur zeichnen?
b. Bereitet Ihnen der Umgang mit Problemen der nahen oder weiteren Verwandtschaft Schwierigkeiten?
c. Wie werden in Ihrer Familie gewöhnlich Probleme gelöst?
d. Sind Familienangehörige von Ihnen abhängig? Wie kommen diese zurecht, während Sie krank sind?
e. Falls passend: Wie haben sich Familienangehörige oder Freunde über Ihre Krankheit oder den Krankenhausaufenthalt geäußert?
f. Falls passend: Machen Ihnen Ihre Kinder Probleme? Wie gehen Sie damit um?
g. Sind Sie Mitglied einer Gemeinschaft/eines Vereins? Haben Sie gute Freunde? Fühlen Sie sich manchmal einsam?
h. Kommen Sie an ihrer Arbeitsstelle/in der Schule meist gut zurecht? Falls passend: Ist Ihr Einkommen ausreichend?
i. Fühlen Sie sich in Ihrer Wohngegend integriert oder eher isoliert?

9. Verhaltensmuster: Sexualität und Fortpflanzung

a. Falls passend zum Alter und zur Situation: Sind Ihre sexuellen Beziehungen zufriedenstellend? Gab es in dieser Hinsicht Veränderungen oder Probleme?
b. Falls passend: Wenden Sie Verhütungsmittel an? Hatten Sie damit Probleme?
c. Bei Frauen: Wann war Ihre erste/letzte Menstruation? Haben Sie irgendwelche Menstruationsprobleme? Haben Sie Kinder? Sind Sie schwanger?

10. Verhaltensmuster: Bewältigungsverhalten (Coping) und Stresstoleranz

a. Gab es in Ihrem Leben in den letzten ein, zwei Jahren große Veränderungen oder Krisen?
b. An wen wenden Sie sich in Krisensituationen? Ist diese Person auch jetzt für Sie erreichbar?
c. Fühlen Sie sich meistens angespannt? Was mildert ihre Spannung? Nehmen Sie Medikamente, Drogen oder Alkohol zur Entspannung?

d. Wie gehen Sie mit größeren Problemen in Ihrem Leben um?
e. Führt Ihre Art, mit Problemen umzugehen, meist zum Erfolg?

11. Verhaltensmuster: Werte und Überzeugungen
a. Sind Sie im Allgemeinen mit Ihrem Leben zufrieden? Haben Sie wichtige Zukunftspläne?
b. Spielt die Religion eine Rolle in Ihrem Leben? Falls passend: Hilft sie Ihnen, wenn Schwierigkeiten auftauchen?
c. Falls passend: Wird Sie der Krankenhausaufenthalt in der Ausübung Ihrer Religion behindern?

12. Andere Themen
a. Gibt es noch andere Themen, die Sie gerne ansprechen möchten?
b. Haben Sie noch Fragen?

Fragebogen zum Aufnahmegespräch
(Zur Erweiterung der Untersuchung gebenenfalls andere Indikatoren zur hinzufügen)

Erscheinungsbild, Kleidung, persönliche Hygiene _____
Schleimhäute (Farbe, Feuchtigkeit, Läsionen) _____
Zähne: Zahnersatz _____ Karies _____ Fehlend _____
Kann Flüstern hören _____
Kann die Zeitung lesen _____ Trägt eine Brille _____
Puls (Frequenz) _____ Rhythmus _____ Stärke _____
Händedruck _____ Kann einen Bleistift halten _____
Beweglichkeit der Gelenke _____ Muskulatur _____
Haut: Knochenvorsprünge _____ Läsionen _____ Farbveränderungen _____
Gang _____ Haltung _____ Fehlende Gliedmaßen _____

Kann folgende Aktivitäten durchführen (Grad angeben)
Essen _____ Kämmen _____
Baden _____ Allgemeine Mobilität _____
Toilettengang _____ Kochen _____
Bettmobilität _____ Hausarbeit _____
Anziehen _____ Einkaufen _____
Infusion, Drainage, Saugdrainage, etc. (zu spezifizieren) _____
Tatsächliches Gewicht _____ Angegebenes Gewicht _____
Größe _____ Temperatur _____

Situation während des Aufnahmegesprächs und der Untersuchung:
Orientierung _____ Versteht die Aufgaben und Fragen _____
Spricht Deutsch oder eine andere Sprache _____
Stimme und Sprechmuster _____

Blickkontakt _____ Aufmerksamkeitsspanne (Ablenkbarkeit) _____
Nervös oder entspannt (Grad von 1 bis 5)
Beteiligt oder passiv (Grad von 1 bis 5)
Interaktion mit Angehörigen, Betreuungsperson, u. a. (falls anwesend) _____

4.2 Assessment eines Säuglings oder Kleinkinds

Wenn einer Pflegekraft ein neuer Säugling oder ein neues Kleinkind zur Betreuung anvertraut wird, steht ein umfassendes Assessment an. Es liefert die Grunddaten für das Entwicklungsassessment, sowie für die Pflegediagnose und die pflegerische Behandlung. Es werden folgende Informationen benötigt: 1. Entwicklungsstand eines jeden Verhaltensmusters/des anatomischen Wachstums, 2. aktueller Gesundheitszustand, 3. familiäres Umfeld/Heimsituation des Säuglings/Kleinkinds. Das pflegerische Aufnahmegepäch/die Erstuntersuchung sollte zumindest die häufig auftretenden Probleme erfassen. Die nachfolgend genannten Fragen oder Punkte können als Richtschnur für eine gründliche Eltern/Kind-Gesundheitsanamnese dienen, oder zum Aufspüren eines bestimmten Problems eingesetzt werden.

Pflegeanamnese

1. Verhaltensmuster: Wahrnehmung und Umgang mit der eigenen Gesundheit
Fragen an die Eltern über das Kind:

a. Wie waren Schwangerschaft/Wehen/Geburtsverlauf (dieses Kindes, anderer Kinder)?
b. Wie war der Gesundheitszustand des Kindes ab der Geburt?
c. Wurden die regelmäßigen Untersuchungstermine wahrgenommen und Impfungen durchgeführt?
d. Hatte das Kind Infektionen, schulische Fehlzeiten?
e. Falls passend: Was ist das medizinische Problem, worin besteht die Behandlung, wie ist die Prognose?
f. Falls passend: Was haben Sie unternommen, wenn die Anzeichen oder Symptome auftraten?
g. Falls passend: Fiel es Ihnen leicht, den Empfehlungen des Arztes oder der Pflegekraft zu folgen?
h. Haben Sie Vorbeugemaßnahmen ergriffen, z. B. häufiges Windelwechseln, neue Utensilien, frische Bekleidung?
i. Rauchen Sie? Auch in Anwesenheit der Kinder?
j. Gab es Unfälle? Wie häufig?
k. Sind die Spielsachen des Kindes sicher? Ist das Tragesystem sicher? Ist das Autotransportsystem sicher? Ist Ihr Haushalt sicher? Sind z. B. Haushaltsprodukte und Medikamente sicher verwahrt?

4.2 Assessment eines Säuglings oder Kleinkinds

Fragen an die Eltern selbst:

Wie ist Ihr allgemeiner Gesundheitszustand? Der Gesundheitszustand der Familie?

2. Verhaltensmuster: Ernährung und Stoffwechsel
Fragen an die Eltern über das Kind:

a. Wurde das Kind gestillt oder mit der Flasche ernährt? Wie viel trinkt es ungefähr? Wie stark saugt es?
b. Wie ist sein Appetit? Gibt es Probleme beim Füttern?
c. Wie viel Nahrung nimmt das Kind innerhalb von 24 Stunden zu sich? Bekommt es Zusatzstoffe?
d. Wie verhält sich das Kind beim Essen? Hat es Lieblingsspeisen? Gibt es Konflikte wegen des Essens?
e. Wie hoch war das Geburtsgewicht? Wie viel wiegt es heute?
f. Hat das Kind Hautprobleme? Rötungen, Läsionen etc.?

Fragen an die Eltern selbst:

Wie ist Ihre Ernährungslage oder die der Familie? Gibt es Probleme?

3. Verhaltensmuster: Ausscheidung
Fragen an die Eltern über das Kind:

a. Beschreiben Sie das Stuhlausscheidungsmuster, die Häufigkeit und evtl. dabei auftretendes Unbehagen.
b. Wie oft wechseln Sie die Windeln? Wie wickeln Sie das Kind?
c. Beschreiben Sie das Urinausscheidungsmuster. Wie oft sind die Windeln nass? (Schätzwert). Wie ist der Urinfluss? Stark oder tröpfelnd?
d. Schwitzt das Kind außergewöhnlich stark? Hat es einen besonderen Geruch?

Fragen an die Eltern selbst:

Wie ist Ihr Ausscheidungsmuster? Haben Sie Probleme damit?

4. Verhaltensmuster: Aktivität und Bewegung
Fragen an die Eltern über das Kind:

a. Wie oft wird das Kind gebadet? Wann, wie, wo und mit welcher Art von Seife?
b. Wie kleiden Sie das Kind? Mit gebrauchter Kleidung? Trägt es draußen andere Sachen als drinnen?
c. Beschreiben Sie den normalen Tagesablauf des Kindes. Wie viele Stunden verbringt es im Bettchen, wird es herumgetragen, spielt es, etc. Mit welchen Spielsachen beschäftigt es sich?

d. Wie aktiv ist das Kind? Wie ausdauernd ist es?
e. Schätzen Sie das Kind als robust oder empfindlich ein?
f. Wie steht es mit seinen Selbstfürsorgefähigkeiten (beim Baden, Essen, Toilettengang, Anziehen, Kämmen)?

Fragen an die Eltern selbst:

Wie ist Ihre Tageseinteilung zwischen Aktivitäten, Sport, Freizeit, Kinderbetreuung und Haushaltsführung?

5. Verhaltensmuster: Schlaf und Ruhe

Fragen an die Eltern über das Kind:

a. Welches Schlafmuster hat das Kind? Geschätzte Schlafzeit?
b. Ist das Kind unruhig? Hat es Albträume, leidet es an Bettnässen?
c. Welche Schlafposition nimmt es ein? Bewegt es sich im Schlaf?

Fragen an die Eltern selbst:

Wie ist Ihr Schlafmuster?

6. Verhaltensmuster: Kognition und Perzeption

Fragen an die Eltern über das Kind:

a. Wie reagiert das Kind im Allgemeinen auf Stimuli?
b. Wie reagiert es auf Sprechen, Geräusche, Gegenstände, Berührung?
c. Folgt der Säugling Gegenständen mit den Augen? Wie reagiert er auf altersgemäßes Spielzeug?
d. Haben Sie Veränderungen im Lernverhalten bemerkt? Was lehren Sie dem Kind?
e. Macht es Geräusche, Sprechversuche? Wie ist sein Sprachmuster? Spricht es Wörter, Sätze?
f. Bekommt das Kind Anregungen, durch Ansprechen, Spiele, etc.?
g. Sieht und hört das Kind gut? Reagiert es auf Berührung, hat es ein gutes Bewegungsgefühl?
h. Kann das Kleinkind seinen Namen, die Uhrzeit, seine Adresse und Telefonnummer nennen?
i. Kann es seine Bedürfnisse mitteilen (Hunger, Durst, Schmerz, Unbehagen)?

Fragen an die Eltern selbst:

a. Haben Sie Probleme mit dem Sehen, Hören, Berührtwerden, etc.?
b. Fällt es Ihnen schwer, Entscheidungen zu treffen? Dinge zu beurteilen?

7. Verhaltensmuster: Selbstwahrnehmung und Selbstbild

Fragen an die Eltern über das Kind:

a. Wie ist die Grundstimmung des Kindes? Ist es leicht irritierbar?
b. Hat es ein Gefühl für seinen Wert, seine Identität, seine Fähigkeiten?

Fragen an das Kind selbst:

a. Wie fühlst du dich?
b. Hast du viele Freunde oder wenige? Mögen dich die anderen?
c. Selbstwahrnehmung: Bist du meistens „brav"? Fällt es dir schwer, „brav" zu sein?
d. Bist du manchmal einsam?
e. Fühlst du dich manchmal bedroht, hast du Angst? Selten oder häufig?

Fragen an die Eltern selbst:

a. Wie steht es mit Ihrem Selbstwertgefühl? Ihrer Identität? Halten Sie sich für kompetent?
b. Wie sehen Sie sich als Eltern?

8. Verhaltensmuster: Rolle und Beziehungen

Fragen an die Eltern über das Kind:

a. Wie ist die Struktur Ihrer Familie/Ihres Haushalts?
b. Welche Probleme oder Belastungen gibt es?
c. Wie interagieren die Familienmitglieder mit dem Kind?
d. Wie reagiert das Kind auf Trennung?
e. Ist das Kind sehr familienfixiert?
f. Wie spielt das Kind?
g. Hat es Wutanfälle, Probleme mit der Disziplin oder Schulprobleme?

Fragen an die Eltern selbst:

a. Welche Rollen nehmen Sie ein? Sind Sie damit zufrieden?
b. Wie sind Sie mit ihrer Arbeitssituation zufrieden, mit Ihrer Ehe, Ihren sozialen Beziehungen?

9. Verhaltensmuster: Sexualität und Reproduktion

Fragen an die Eltern über das Kind:

a. Fühlt es sich als Mädchen/als Junge?
b. Stellt es Fragen zur Sexualität? Wie reagieren Sie darauf?

Fragen an die Eltern selbst:

a. Falls passend: Besteht Kinderwunsch oder verhüten Sie? Heute oder früher?
b. Sind Sie mit ihrem Sexualleben zufrieden oder haben Sie Probleme?

10. Verhaltensmuster: Coping und Stresstoleranz

Fragen an die Eltern über das Kind:

a. Was löst bei dem Kind Stress aus? Wie steht es mit seiner Stresstoleranz?
b. Wie geht es mit Problemen, Frustrationen, Wut, etc., um?

Fragen an die Eltern selbst:

a. Welche Stressfaktoren gibt es in Ihrem Leben oder/und in Ihrer Familie?
b. Welche Strategien setzen Sie zur Problembewältigung ein? Bekommen Sie Unterstützung?

11. Verhaltensmuster: Werte und Überzeugungen

Fragen an die Eltern über das Kind:

a. Wie steht es mit seiner moralischen Entwicklung? Kann es Entscheidungen treffen? Wofür engagiert es sich?

Fragen an die Eltern selbst:

a. Welche Werte sind Ihnen wichtig im Leben? Spielt Religion eine Rolle? Was wünschen Sie sich für die Zukunft?
b. Falls passend: Meinen Sie, dass die Erkrankung Ihre Lebensziele beeinträchtigen wird?

12. Andere Themen:

a. Gibt es noch andere Themen, worüber Sie sprechen möchten? Haben Sie noch Fragen?

Fragebogen zum Aufnahmegespräch

a. Gesamteindruck des Kindes _____
b. Gesamteindruck der Eltern _____
c. Größe/Gewicht des Kindes _____ Strukturelles Wachstum und Entwicklung _____
d. Hautfarbe, Durchblutung, Ausschlag, Läsionen _____
e. Wenn nötig: Stuhl und Urin des Kindes _____
f. Reflexe (altersgemäße) _____
g. Atemmuster: Anzahl, Rhythmus _____
h. Herztöne: Anzahl, Rhythmus _____
i. Reaktionen des Kindes, kognitive Entwicklung _____

j. Kind: Augenkontakt, Sprachmuster, Körperhaltung ⎯⎯⎯⎯⎯⎯⎯⎯⎯⎯
k. Anlächeln (beim Säugling) ⎯⎯⎯⎯⎯⎯⎯⎯⎯⎯
l. Soziale Interaktion (beim Kleinkind): Dynamisch/schüchtern ⎯⎯⎯⎯⎯⎯⎯⎯⎯⎯
m. Wie reagiert es auf Ansprechen oder eine Aufforderung? ⎯⎯⎯⎯⎯⎯⎯⎯⎯⎯

4.3 Assessment der Familie

Die elf funktionalen Verhaltensmuster lassen sich auch auf das Assessment von Familien anwenden. Familien sind das wichtigste Klientel in der häuslichen Pflege/Gemeindepflege. In manchen Fällen ist ein Assessment der Familie angezeigt, z. B. bei der Pflege eines Säuglings oder Kleinkinds, dessen Entwicklung von der Familiensituation beeinflusst wird, oder wenn Erwachsene bestimmte Gesundheitsprobleme haben, die mit den familiären Mustern in Beziehung stehen. Folgende Richtlinien liefern Informationen über den Zustand und die Funktionstüchtigkeit einer Familie:

1. Verhaltensmuster: Wahrnehmung und Umgang mit der eigenen Gesundheit

Anamnese:
a. Wie gesund waren bislang die Familienmitglieder (in den letzten Jahren)?
b. Gab es Erkältungen im letzten Jahr? Fehlzeiten bei der Arbeit/in der Schule?
c. Was tun Sie für ihre Gesundheit? Glauben Sie, dass Ihr Verhalten Auswirkungen auf Ihre Gesundheit hat? (Sprechen Sie evt. auch über Hausmittel.)
d. Raucht jemand in der Familie? Trinkt jemand Alkohol, nimmt jemand Drogen?
e. Sind Impfungen durchgeführt worden? An wen wenden Sie sich bei gesundheitlichen Problemen? Wie oft gehen Sie zur Vorsorgeuntersuchung?
f. Hatte jemand aus der Familie in letzter Zeit einen Unfall (zu Hause, bei der Arbeit, einen Verkehrsunfall)? Falls passend z. B.: Wie sind die Medikamente und Reinigungsprodukte aufbewahrt? Gibt es lose Teppiche, die eine Rutschgefahr darstellen?
g. Fiel es Ihnen leicht, den Empfehlungen des Arztes, des Pflegepersonals oder (falls passend) Sozialarbeiter zu folgen?
h. Gibt es gesundheitsbezogene Dinge in der Familie, bei denen ich helfen könnte?

Untersuchung:
a. Gesamteindruck der Familienmitglieder und der Wohnung.
b. Falls angemessen: Aufbewahrung von Medikamenten, Stellung von Kinderbetten, Laufställchen, Herd. Rutschgefahr durch Teppiche? Andere Unfallquellen?

2. Verhaltensmuster: Ernährung und Stoffwechsel

Anamnese:
a. Beschreiben Sie den Ablauf einer normalen Mahlzeit in Ihrer Familie. Nehmen Sie zusätzlich Vitamine, Snacks, etc. zu sich?

b. Beschreiben Sie die Trinkgewohnheiten der Familie. Stehen Fruchtsäfte, alkoholfreie Getränke, Kaffee etc. zur Verfügung?
c. Wie ist der Appetit?
d. Gibt es Zahnprobleme? Pflegen Sie die Zähne regelmäßig? Gibt es in der Familie Hautprobleme? Wundheilungsprobleme?

Untersuchung:

Wenn Gelegenheit ist: Inhalt des Kühlschranks, Zubereitung der Mahlzeit, Bestandteile der Mahlzeit, etc.

3. Verhaltensmuster: Ausscheidung
Anamnese:

a. Werden in der Familie Abführmittel oder andere Hilfsmittel benutzt?
b. Gibt es Probleme bei der Abfallentsorgung?
c. Wie steht es mit den Ausscheidungen der Haustiere? Scheiden sie im Haus oder draußen aus?
d. Falls passend: Haben Sie Probleme mit Fliegen, Kakerlaken, Nagetieren?

Untersuchung:

Wenn Gelegenheit ist: Sanitäre Anlagen inspizieren, Abfallentsorgung, Entsorgung der Exkremente von Haustieren, feststellen, ob die Gefahr einer Fliegen-, Kakerlaken-, Nagetierplage besteht.

4. Verhaltensmuster: Aktivität und Bewegung
Anamnese:

a. Bewegt man sich in dieser Familie viel oder eher wenig? Treiben Sie Sport? Welchen? Wie oft?
b. Wie verbringt die Familie die Freizeit? Aktiv oder passiv?
c. Haben Sie Probleme mit dem Einkaufen (Transport der Waren), dem Budget für Essen, Kleidung, Haushaltsführung und Wohnung?

Untersuchung:

Zustand der Wohnung, persönliches Erscheinungsbild.

5. Verhaltensmuster: Schlaf und Ruhe
Anamnese:

a. Erscheinen die Familienmitglieder ausgeruht und im Stand, zur Schule oder Arbeit zu gehen?

b. Ist der Schlafbereich ausreichend groß und ruhig?
c. Findet die Familie Zeit zur Entspannung?

Untersuchung:

Wenn Gelegenheit ist: Schlafbereich und Schlafordnung der Familie ansehen.

6. Verhaltensmuster: Kognition und Perzeption

Anamnese:

a. Seh- oder Hörprobleme? Wie kommen Sie damit zurecht?
b. Musste die Familie in letzter Zeit eine größere Entscheidung treffen? Wie wurde sie getroffen?

Untersuchung:

a. Falls notwendig: Sprache, die zu Hause gesprochen wird.
b. Verständnis von abstrakten und konkreten Themen und Fragen.
c. Zur Verfügung stehendes Vokabular.

7. Verhaltensmuster: Selbstwahrnehmung und Selbstbild

Anamnese:

a. Fühlen sich die Familienmitglieder meist wohl als Familie oder eher nicht?
b. Wie ist die Grundstimmung der Familie? Glücklich? Ängstlich? Deprimiert? Was hebt die Familienstimmung?

Untersuchung:

a. Grundstimmung: nervös (5) oder entspannt (1); Gradeinteilung zwischen 1 und 5.
b. Familienmitglieder meist durchsetzungsfähig (5) oder passiv (1); Gradeinteilung zwischen 1 und 5.

8. Verhaltensmuster: Rollen und Beziehungen

Anamnese:

a. Wer gehört zur Familie oder zum Haushalt? Alter der Mitglieder und Familienstruktur? (Diagramm zeichnen).
b. Gibt es im engen oder weiteren Familienkreis Probleme, die schwer zu handhaben sind? Bei der Kindererziehung?

Wenn passend:

c. Ist Ihr Ehepartner Ihnen oder den Kindern gegenüber schon mal handgreiflich geworden?
d. Ist das Verhältnis der Familienmitglieder untereinander gut oder nicht so gut?
e. Wie ist das Verhältnis zur Verwandtschaft? Gibt es gegenseitige Unterstützung?

f. Wenn passend: Deckt Ihr Einkommen die Bedürfnisse?
g. Fühlen Sie sich an Ihrem Wohnort und in Ihrer Nachbarschaft eingebunden oder eher isoliert?

Untersuchung:

a. Interaktion zwischen den Familienmitgliedern (falls anwesend).
b. Wer hat die Führungsrolle innerhalb der Familie?

9. Verhaltensmuster: Sexualität und Reproduktion

Anamnese:

a. Falls passend (Sexualpartner/-partnerin im Haushalt oder je nach Situation): Sind ihre sexuellen Beziehungen zufrieden stellend? Gab es Veränderungen oder Probleme?
b. Wie steht es mit der Familienplanung? Verwenden Sie Verhütungsmittel? Gibt es Probleme damit?
c. Falls passend (je nach Alter der Kinder): Können Sie mit Ihren Kindern unbefangen über sexuelle Dinge sprechen?

Untersuchung:

keine

10. Verhaltensmuster: Bewältigigungsverhalten (Coping) und Stresstoleranz

Anamnese:

a. Gab es in den letzten Jahren große Veränderungen innerhalb der Familie?
b. Ist die Grundstimmung in Ihrer Familie meist eher angespannt oder entspannt? Wie lösen Sie familiäre Probleme? Ist Ihre Methode/sind Ihre Methoden meist erfolgreich?

Untersuchung:

keine

11. Verhaltensmuster: Werte und Überzeugungen

Anamnese:

a. Ist Ihre Familie mit dem Leben überwiegend zufrieden?
b. Was ist Ihnen für die Zukunft wichtig?
c. Gibt es innerhalb der Familie gewisse Regeln, die alle respektieren? Spielt Religion eine Rolle? Hilft sie, wenn Schwierigkeiten auftreten?

Untersuchung:

keine

4.4 Das Assessment von Gemeinwesen/Gemeinschaften[2]

Auch Gemeinwesen/Gemeinschaften entwickeln Gesundheitsverhaltensmuster. In manchen Bereichen der Praxis ist das Gemeinwesen der wichtigste Klient. In anderen Fällen hat eine Einzelperson oder eine Familie möglicherweise ein Problem, oder schwebt in der Gefahr, ein solches zu entwickeln, das ein Assessment bestimmter Muster innerhalb des Gemeinwesens erforderlich macht. Im Folgenden werden Leitlinien für ein umfassendes Assessment eines Gemeinwesens/einer Gemeinschaft genannt, womit, je nach Schwerpunkt des Pflegeziels, aber auch Einzelbereiche erfasst werden können.

Verhaltensmuster: Wahrnehmung und Umgang mit der eigenen Gesundheit

Anamnese (Gemeindevertretungen):

a. Wie schätzen Sie den Gesundheitszustand der Bevölkerung auf einer Skala zwischen 1 und 5 ein? (5 = Bestnote) Gibt es irgendwelche größeren Gesundheitsprobleme?
b. Gibt es weit verbreitete kulturelle Muster, die Einfluss auf Gesundheitspraktiken haben?
c. Haben die Menschen Zugang zum Gesundheitswesen und sind sie damit zufrieden?
d. Besteht Bedarf für einen bestimmten Gesundheitsdienst oder bestimmte Präventionsprogramme?
e. Hat die Bevölkerung das Gefühl, ausreichend mit Feuerwehrleuten und Polizei versorgt zu sein? Sind die Sicherheitsvorkehrungen des Gemeinwesens ausreichend?

Untersuchung (Datenmaterial des Gemeinwesens):

a. Morbiditäts-, Mortalität- und Behindertenraten (nach Altersgruppen, falls erforderlich).
b. Verkehrsunfallszahlen (nach Stadtvierteln, falls erforderlich).
c. Welche Gesundheitseinrichtungen gibt es?
d. Welche Gesundheits-, Aufklärungs-, Vorsorgeprogramme laufen zurzeit? Wie werden sie angenommen?
e. Wie ist das Zahlenverhältnis zwischen in der professionellen Gesundheitsversorgung tätigen Personen und Bevölkerung?
f. Welche Gesetze regeln den Alkoholausschank an Jugendliche?
g. Gibt es Statistiken über Haftstrafen wegen Drogenkonsum/Trunkenheit am Steuer, mit Angaben über die Altersgruppen?

---

[2] Die einzelnen Punkte zum Assessment von Gemeinwesen/Gemeinschaften sind der Arbeit von Gikow F. und Kucharski P.: *Functional Health pattern assessment of a community* entnommen. Sie wurde am 13. 11. 1984 bei der 112. Jahresversammlung der American Public Health Association in Anaheim, Kalifornien vorgestellt. Gikow und Kucharski setzten das Assessment zur Evaluierung der gesundheitsbezogenen Bedürfnisse einesGemeinwesens ein, das ihre Agentur damit beauftragt hatte.

2. Verhaltensmuster: Ernährung und Stoffwechsel

Anamnese (Gemeindevertretungen):

a. Macht die Bevölkerung überwiegend einen gut ernährten Eindruck? Auch die Kinder und alten Menschen?
b. Gibt es Ernährungshilfeprogramme oder Lebensmittelmarken? Wie werden sie genutzt?
c. Sind die Lebensmittelpreise in der Region den Einkommen angemessen?
d. Gibt es genügend Läden in für die meisten erreichbarer Nähe? Wird „Essen auf Rädern" angeboten?
e. Wie steht es mit der Wasserversorung und -qualität? Gibt es die Möglichkeit, das Wasser untersuchen zu lassen (falls viele eigene Brunnen haben)?
(Falls passend: Was kostet das Wasser? Gibt es Nutzungsbeschränkungen?)
f. Gibt es Anlass zur Besorgnis, dass das Wachstum der Gemeinde die Trink-wasserversorgung gefährden könnte?
g. Können die meisten Menschen die Kosten für die Heizung/Kühlung aufbringen?

Untersuchung:

a. Wie ist der allgemeiner Eindruck (Ernährungszustand, Zähne, dem Klima angemessene Bekleidung) von Kindern, Erwachsenen, alten Menschen?
b. Welche Nahrungsmittel werden gekauft? (Beobachtungen in Lebensmittelläden und an Kassen von Supermärkten.)
c. Wie steht es mit sog. „Junk-food"? Stehen solche Automaten in Schulen etc.?

3. Verhaltensmuster: Ausscheidung

Anamnese (Gemeindevertretungen):

a. Worin besteht die Hauptabfallmenge (Industrieabfälle, Abwässer)? Welches Entsorgungssystem, welche Recyclingmöglichkeiten gibt es? Hat die Gemeinde diesbezüglich Probleme?
b. Gibt es eine Seuchenkontrolle? Wird in Restaurants, bei Straßenhändlern etc. eine Lebensmittelüberwachung durchgeführt?

Untersuchung:

a. Sind Krankheitsstatistiken vorhanden?
b. Gibt es Aufzeichnungen über Luftverschmutzung?

4. Verhaltensmuster: Aktivität und Bewegung

Anamnese (Gemeindevertretungen):

a. Ist die Bevölkerung mit den öffentlichen Verkehrsmitteln zufrieden? Mit den Transportmitteln zur Arbeit, für die Freizeit, zu den Gesundheitseinrichtungen?

b. Gibt es Bürgerzentren und wie werden sie genutzt? Gibt es Freizeiteinrichtungen für Kinder, Erwachsene, Senioren?
c. Wie steht es mit dem Wohnen? Gibt es ausreichend und bezahlbaren Wohnraum und öffentlich geförderten Wohnungsbau?

Untersuchung:

a. Gibt es Freizeit- und Kulturangebote?
b. Gibt es Hilfsangebote für Behinderte?
c. Entspricht das Angebot an Wohnheimen, Pflegeheimen und Rehabilitationseinrichtungen dem Bedarf der Bevölkerung?
d. In welchem Zustand sind die Häuser, Gärten, Wohnblocks?
e. Sind die öffentlichen Räume belebt oder eher ruhig?

5. Verhaltensmuster: Schlaf und Ruhe

Anamnese (Gemeindevertretung):

a. Ist es in den meisten Vierteln in der Nacht ruhig?
b. Was sind die üblichen Geschäftszeiten? Gibt es Industrien mit 24-Stunden-Betrieb?

Untersuchung:

a. Wie hoch ist der Aktivitätsgrad/Lärmpegel im Geschäftsviertel? In den Wohngebieten?

6. Verhaltensmuster: Kognition und Perzeption

Anamnese (Gemeindevertretungen):

a. Ist die Bevölkerung überwiegend deutschsprachig? Oder zweisprachig?
b. Wie hoch ist der Bildungsstand?
c. Ist die Bevölkerung mit den Schulen zufrieden oder müssen Verbesserungen vorgenommen werden? Besteht Bedarf an Einrichtungen der Erwachsenenbildung und welche gibt es bereits?
d. Welche Probleme müssen von der Gemeinwesen gelöst werden? Wie läuft der Entscheidungsprozess ab? Auf welchem Weg werden hier Dinge/Veränderungen am besten durchgesetzt?

Untersuchung:

a. Wie steht es mit dem Schulangebot? Wie hoch ist die Abbruchrate an den Schulen?
b. Wie ist die Verwaltung der Gemeinde organisiert? Wie sind die Entscheidungswege?

7. Verhaltensmuster: Selbstwahrnehmung und Selbstbild

Anamnese (Gemeindevertretungen):

a. Wie ist die Lebensqualität hier? Steigt der Status des Gemeinwesens, sinkt er oder bleibt er gleich?
b. Handelt es sich um einen historischen oder recht neuen Ort?
c. Überwiegt eine bestimmte Altersgruppe?
d. Wie ist die Grundstimmung der Bevölkerung: Fröhlich, gestresst, bedrückt?
e. Verfügen die meisten Menschen über die in diesem Gemeinwesen erforderlichen Fertigkeiten?
f. Gibt es lokaltypische Ereignisse, Umzüge oder Aufmärsche?

Untersuchung:

a. Falls passend: Aus welchen Ethnien setzt sich die Bevölkerung zusammen?
b. Wie ist der sozio-ökonomische Stand?
c. Welche allgemeine Stimmung ist zu beobachten?

8. Verhaltensmuster: Rollen und Beziehungen

Anamnese (Gemeindevertretungen):

a. Kommen die Menschen hier offensichtlich gut miteinander aus? Wo treffen sich die Leute gern?
b. Hat die Bevölkerung das Gefühl, von der Regierung ernst genommen zu werden?
a. Werden Bürgerversammlungen gut besucht?
b. Gibt es genügend Arbeitsplätze/Jobs? Ist die Bezahlung angemessen? Sind die Leute mit der Art der Arbeitsplätze zufrieden oder gestresst und unzufrieden?
c. Gibt es Probleme mit Unruhen oder Gewaltausbrüchen in den einzelnen Vierteln? Gewalt in der Familie oder Probleme mit Missbrauch von Kindern, Gewalt gegen Erwachsene und alte Menschen?
d. Kommt die Gemeinde mit den Nachbargemeinden gut zurecht? Arbeiten die Menschen an öffentlichen Projekten mit?
e. Funktioniert die Nachbarschaftshilfe? Gibt es Nachbarschaftsfeste?

Untersuchung:

a. Beobachtung der Interaktionen, allgemein und bei besonderen Versammlungen.
b. Gibt es Statistiken über Gewalttätigkeiten?
c. Gibt es Statistiken über die Beschäftigungsrate, die Einkommenslage und einen Armutsbericht?
d. Wie hoch ist die Scheidungsrate?

9. Verhaltensmuster: Sexualität und Reproduktion

Anamnese (Gemeindevertretungen):

a. Wie groß ist die Durchschnittsfamilie?
b. Werden Pornographie, Prostitution o. Ä.. als Problem empfunden?
c. Möchte oder unterstützt die Bevölkerung Sexualkundeunterricht an Schulen und in öffentlichen Einrichtungen?

Untersuchung:

a. Wie groß sind die Familien und welcher Art sind die Haushalte?
b. Wie ist das Zahlenverhältnis Männer/Frauen?
c. Wie hoch ist das Durchschnittsalter der Mütter? Wie hoch ist die Mütter- und Säuglingssterblichkeit?
d. Wie hoch ist die Zahl der minderjährigen Schwangeren?
e. Wie hoch ist die Zahl der Schwangerschaftsabbrüche?
f. Gibt es statistisches Material über sexuelle Gewalt?
g. Gibt es Gesetze oder Vorschriften hinsichtlich der Information über Geburtenplanung?

10. Verhaltensmuster: Bewältigungsverhalten (Coping) und Stresstoleranz

Anamnese (Gemeindevertretungen):

a. Gibt es Bevölkerungsgruppen, die vermutlich unter Stress leiden?
b. Besteht Bedarf oder gibt es bereits Notrufe und Selbsthilfegruppen (gesundheitbezogene und andere)?

Untersuchung:

a. Gibt es statistisches Material über die Deliquenzrate, Drogensüchtige, Alkoholkranke, Selbstmordrate und psychiatrische Erkrankungen?
b. Gibt es Arbeitslosenstatistiken, aufgeschlüsselt nach ethnischen Gruppen und Geschlecht?

11. Verhaltensmuster: Werte und Überzeugungen

Anamnese (Gemeindevertretungen):

a. Werte der Bevölkerung: Was sind Ihrer Meinung nach die vier Dinge, die der hiesigen Wohnbevölkerung am wichtigsten sind? (Achten Sie auf gesundheitsbezogene Werte und Prioritäten.)
b. Engagiert sich die Bevölkerung für aktuelle Angelegenheiten oder lokale Spendenaufrufe? (Achten Sie darauf, ob gesundheitsrelevante dabei sind.)
c. Gibt es in der Gemeinwesen religiöse Gruppen und genügend Kirchen?
d. Toleriert die Bevölkerung Unterschiede oder sozial abweichendes Verhalten oder eher nicht?

Untersuchung:

a. Gibt es Bebauungspläne/Denkmalschutzvorschriften?
b. Auswertung der kommunalen Gesundheitsberichte. Welche gesundheit-politischen Ziele und Prioritäten hat sich die Gemeinde gesetzt?
c. Wie hoch ist das Budget für Gesundheit im Vergleich zum Gesamthaushalt?

Möchte man keine umfassende Studie des Gemeinwesens durchführen, können einzelne Verhaltensmuster herausgegriffen und einzeln untersucht werden.

4.5 Das Assessment von Akutkranken

Akut kranke Patienten, etwa mit *schweren* respiratorischen, kardialen, neurologischen oder psychologischen Beeinträchtigungen, sind außer Stande, ein volles Assessment der Verhaltensmuster zu absolvieren. Hat der Klient in einer kritischen Phase seiner Erkrankung nicht die Energie, Fähigkeit oder Konzentrationsspanne, Fragen zur Anamnese zu beantworten, sind oft Untersuchung und Beobachtung die wichtigsten Instrumente zum Sammeln von Daten. In der Intensivpflege tätige Krankenschwestern und -pfleger müssen Screening-Techniken anwenden und auf Hinweise häufig vorkommender Diagnosen achten. Folgende Pflegediagnosen kommen in Pflegeheimen oder Krankenhäusern oft vor:

1. Verhaltensmuster: Wahrnehmung und Umgang mit der eigenen Gesundheit

Infektionsgefahr
Gefahr einer Körperschädigung
Erstickungsgefahr

2. Verhaltensmuster: Ernährung und Stoffwechsel

Gefahr der Unterernährung
Gefahr einer Hautschädigung
Hypothermie
Ungenügende Wärmeregulation
Gefahr eines Flüssigkeitsdefizits
Aspirationsgefahr
Hyperthermie

3. Verhaltensmuster: Ausscheidung

Obstipationsgefahr/Koteinklemmung
Obstipation
Diarrhoe

4. Verhaltensmuster: Aktivität und Bewegung

Gefahr der Aktivitätsintoleranz
Aktivitätsintoleranz
Ungenügende Selbstreinigungsfunktion der Atemwege
Kontrakturgefahr
Ungenügender Atemvorgang
Erschwerte Beatmungsentwöhnung (Weaning)
Totales Selbstfürsorgedefizit (Grad III oder IV)
Beeinträchtigte Bettmobilität
Gefahr eines Immobilitätssyndroms
Dysreflexie
Ungenügende Spontanatmung
Gefahr einer peripheren neurovaskulären Dysfunktion

5. Verhaltensmuster: Schlaf und Ruhe

Schlafstörung

6. Verhaltensmuster: Kognition und Perzeption

Nicht kompensiertes Wahrnehmungsdefizit (zu spezifizieren)
Entscheidungskonflikt
Gefahr kognitiver Schädigung
Sensorische Deprivation/Überstimulation
Beeinträchtigte Denkprozesse
Schmerz

7. Verhaltensmuster: Selbstwahrnehmung und Selbstbild

Bedrohungsgefühl
Machtlosigkeit
Gestörtes Selbstwertgefühl
Angst
Hoffnungslosigkeit

8. Verhaltensmuster: Rollen und Beziehungen

Veränderte Familienprozesse
Ungelöster Unabhängigkeits-Abhängigkeitskonflikt
Vorwegnehmendes Trauern
Ungelöstes Trauern
Verändertes Rollenverhalten
Beeinträchtigte verbale Kommunikation

Schwache Eltern-Kind-Bindung
Elternrollenkonflikt

9. Verhaltensmuster: Bewältigungsverhalten (Coping) und Stresstoleranz

Unwirksames Coping
Ungenügendes familiäres Coping
Vermeidendes Coping
Posttraumatische Reaktion

10. Verhaltensmuster: Werte und Überzeugungen

Existentielle Verzweiflung

5 Der Gebrauch von Pflegediagnosen in der Pflegepraxis

Pflegediagnosen beschreiben in Verbindung mit den medizinischen Diagnosen den Schwerpunkt der meisten Pflegehandlungen. Weil Kostensenkung, Fallmanagement (Casemanagement), Leistungsberechnung, Leistungserstattung, Qualitätssicherung und Qualitätsmanagement in der Pflegepraxis eine so wichtige Rolle spielen, werden für die angeführten Pflegediagnosen und deren Klassifizierung die folgenden Anwendungsbereiche vorgeschlagen.

5.1 Pflegediagnosen und Pflegemaßnahmen im Rahmen des Pflegeprozesses

a) Der Pflegeprozess ist ein Vorgang zur Identifikation und Lösung von Problemen. Er beginnt mit dem Assessment (z. B. liefert die Informationssammlung Hinweise auf die Gesundheit des Individuums, der Familie oder des Gemeinwesens/einer sozialen Gemeinschaft). Manche Kennzeichen sind diagnostische Kennzeichen (Hauptkennzeichen), d. h. ein entscheidendes, definierendes Merkmal oder ein klinischer Indikator für einen funktionell gestörten (dysfunktionalen) oder potenziell gestörten Gesundheitszustand. Halten Sie ein diagnostisches Kennzeichen so lange für bedeutsam, bis es sich für diagnostische Zwecke als unwichtig erwiesen hat. Verwenden Sie die Titel von Pflegediagnosen als mögliche Erklärung für die Bedeutung dieser Kennzeichen. Denken Sie auch an alternative Bedeutungen für ein Kennzeichen oder eine Gruppe von Kennzeichen (z. B. Angst, Befürchtung, Depression).

b) Untersuchen Sie die wahrscheinlichsten Möglichkeiten zuerst. Stellen Sie fest, ob Hauptkennzeichen vorhanden sind oder nicht, denn sie entscheiden die Wahl eines Diagnosetitels. Die Zahl der Hauptkennzeichen ist begrenzt.

c) Forschen Sie nach den möglichen Ursachen des Problems. Bestimmen Sie die ätiologischen und/oder verbundenen Faktoren, deren Veränderung durch Pflegemaßnahmen den stärksten positiven Effekt hätte. Richten Sie Ihre Pflegemaßnahmen auf diese Faktoren zuerst (z. B. Selbstfürsorgedefizit 3. Grades, verbunden mit Aktivitätsintoleranz).

d) Vermeiden Sie voreilige Schlüsse. Versichern Sie sich, dass Hauptkennzeichen vorliegen, die Ihr diagnostisches Urteil (das Problem und dessen Ätiologie) belegen.

e) Syndrom-Pflegediagnosen weisen keine ätiologischen oder verbundenen Faktoren auf. Die wahrscheinliche Ursache ist im Titel der Pflegediagnose genannt (siehe z. B. posttraumatischer Stress Vergewaltigung, Verlegung, Immobilität).

f) Risikofaktoren sind fester Bestandteil von Risiko-Pflegediagnosen. Bestimmen Sie die Risikofaktoren, deren Veränderung das Risiko vermindern würde. Richten Sie Ihre Maßnahmen zuerst auf diese Faktoren.

Die Schlüsselrolle der Pflegediagnosen im Pflegeprozess ist aus dem nachfolgenden Schema ersichtlich.

5 Der Gebrauch von Pflegediagnosen in der Pflegepraxis

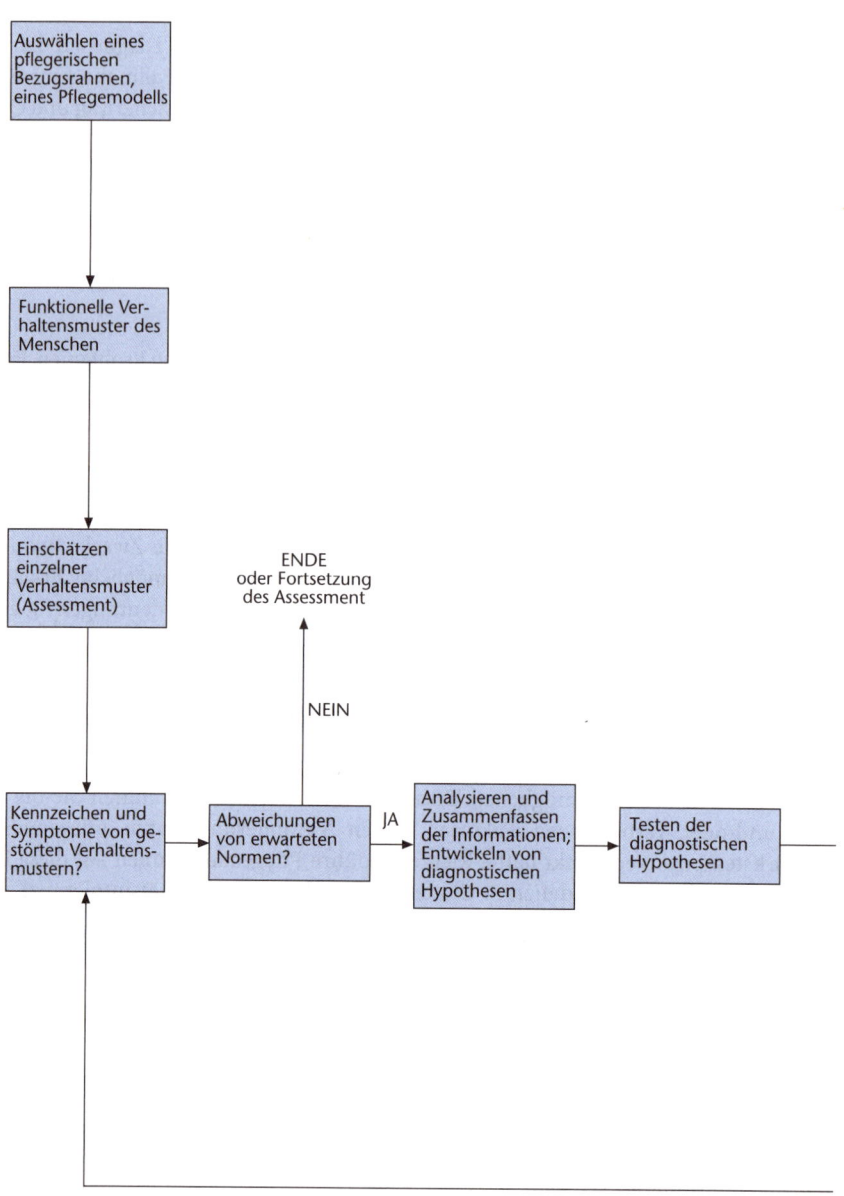

Abb. 5.1 Pflegediagnosen und weitere Elemente des Pflegeprozesses

5.1 Pflegediagnosen und Pflegemaßnahmen im Rahmen des Pflegeprozesses

Pflegeprozesses

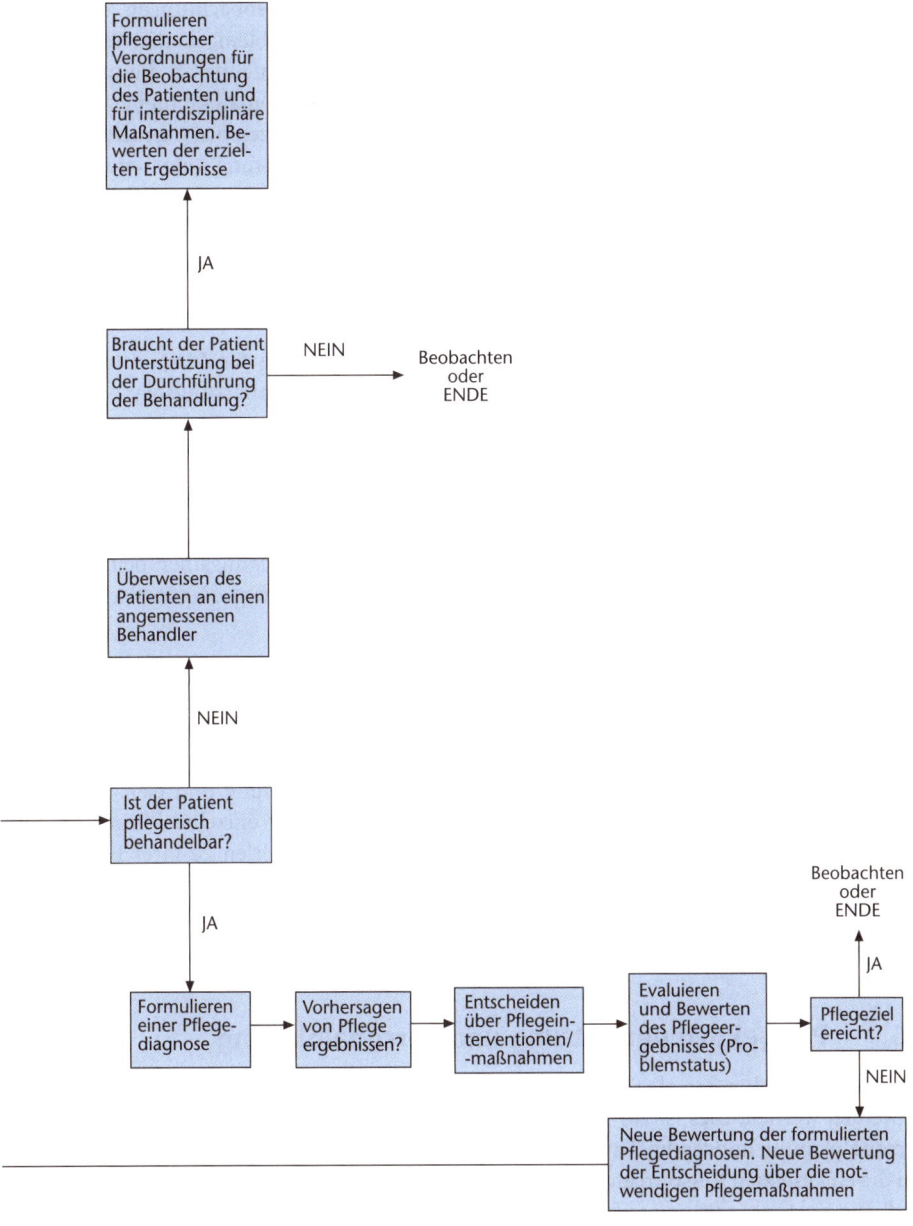

5.2 Pflegedokumentation

Verwenden Sie Pflegediagnosetitel zur Beschreibung des aktuellen oder potenziellen Pflegeproblems. Verwenden Sie die Aussagen des Patienten und Ihre Beobachtungen, um subjektive und objektive Informationen zu beschreiben (wenn ein problemorientiertes Formular verwendet wird). Ätiologische oder verbundene Faktoren dokumentieren die mögliche(n) Ursache(n) des Problems und bestimmen die Wahl der Pflegemaßnahmen im Rahmen der Pflegeplanung. (Zustände, die in den anerkannten Aufzählungen bislang nicht enthalten sind, sollten beschrieben und dann einer weiteren klinischen Prüfung unterzogen werden). Diagnosen, diagnosespezifische Maßnahmen und diagnosespezifische Pflegeziele sind in den USA so weit entwickelt, dass sie mit dem Computer verarbeitet werden können.

5.3 Kommunikation

Verwenden Sie Pflegediagnosetitel als präzise, knappe Darstellung des Zustands von Patienten bei der Dienstübergabe, bei Meldungen an die Verwaltung, Entlassungsplanungen, Pflegebegutachtungen und in Fallbesprechungen.

Verwenden Sie Pflegediagnosetitel als präzise, knappe Darstellung des Zustands von Patienten, wenn Sie den Rat einer Pflegeexpertin oder eines Pflegeexperten einholen. Jene Titel sind auch nützlich, wenn zur Behandlung einer Pflegediagnose andere Fachkräfte hinzugezogen werden müssen (z. B. Diätassistentin, Physiotherapeutin, Beschäftigungstherapeutin, Musik- oder Kunsttherapeuten). Auch im Konsultationsbericht sollten pflegediagnostische Begriffe verwendet werden.

5.4 Pflegequalität, Pflegestandards und Behandlungsrichtlinien

Verwenden Sie Pflegediagnosetitel und ihre Elemente zur Bewertung von Prozess- und Ergebnisqualität (Auditierung). Schätzen Sie die richtige Verwendung und Genauigkeit der diagnostischen Beurteilung ein. Führen Sie Pflegestandards für einzelne Pflegediagnosen ein, also Standards für Interventionen und Ergebnisse und Kriterien zu ihrer Beurteilung. Setzen Sie die Behandlungsrichtlinien um und orientieren Sie sich dabei an den Pflegediagnosen (Schmerz, Dekubitus, Ulcus, Depression usw.) die von der United States Agency for Health Care Policy and Research (AHCPR) entwickelt wurden.

5.5 Pflegekostenerstattung und Personalplanung

Pflegediagnosen können als Grundlage für die Einteilung von Patienten in Pflegekategorien verwendet werden. Dies ist zur Berechnung der Pflegekosten, der Kostenerstattung und zur Personalplanung notwendig. Um die Kosten der Dienstleistungen ermitteln zu können, müssen die eingesetzten Ressourcen genau bestimmt werden, wozu Pflegediagnosen gut geeignet sind. Die Kostenermittlung auf der Grundlage der pflegerischen und ärztlichen Diagnosen, sowie eines Akuitheitsfaktors befindet sich derzeit im Erprobungsstadium.

5.6 Fallmanagement (Case management) und Critical paths

Pflegediagnosetitel werden zusammen mit den ärztlichen Diagnosen für das Fallmanagement eingesetzt. Pflegediagnosenspezifische Pflegeziele und (ärztlich bestimmte) diagnosenspezifische Ziele werden im ergebnisorientierten Fallmanagement angewendet.

Pflegediagnosen und Ressourcen des Patienten, die im Pflegeassessment ermittelt wurden, beschreiben zum einen Variable, die den Weg (path) zur Erreichung des geplanten Behandlungsergebnisses für eine bestimmte Erkrankung beeinflussen und bilden zum anderen die Grundlage für die Entwicklung eines Critical path (mit anderen Pflegediagnosen und medizinischen Diagnosen als Variablen). Critical paths sind eine Möglichkeit, die Genesung (Zielerreichung) innerhalb eines festgelegten Zeitrahmens mit den entsprechenden Maßnahmen zu planen.

5.7 Praxisorientierte Pflegeforschung

Pflegediagnosen und ihre Elemente bieten eine präzise Zusammenfassung der Konzepte, die ihnen zugrunde liegen. Sie stehen im Mittelpunkt praxisorientierter Pflegeforschung und werden in der Pflegeforschung bei der Entwicklung von Theorien mittlerer Reichweite eingesetzt.

6 Pflegedokumentation: Formen und Fallbeispiel

Im Anschluss an das Pflegeassessment bei der Patientenaufnahme werden die Pflegediagnosen und der Behandlungsplan dokumentiert. Die Pflegedokumentation ist für Rechtsfragen, die Pflegekontinuität, die Kostenberechnung und -erstattung pflegerischer Dienstleistungen und für die Personalplanung der einzelnen Stationen von entscheidender Bedeutung. Zurzeit findet ein Umbruch statt, von der Krankengeschichte auf Papier und mit Kardexsystem hin zu computergestützten Informationssystemen.

Eine häufig angewandte Dokumentationsform, die problemorientierte Pflegedokumentation, ist sowohl für Auszubildende/Studierende als auch für Pflegeexperten nützlich und sinnvoll. Diese Form der Pflegedokumentation bietet:

1. ein Kennzeichnungssystem zum leichten Wiederauffinden von Informationen in der Patientendokumentation,
2. Prüfkriterien zur Kontrolle der eigenen diagnostischen und therapeutischen Beurteilungen,

eine Liste der Patientenprobleme (nach ihrer Wichtigkeit durchnummeriert) zur besseren Koordination der Behandlungspläne aller an der Pflege beteiligten Personen. Jede Diagnose wird mit einer Zahl versehen und in die Problemliste eingetragen. Nach der Dokumentation der Pflegeanamnese und Aufnahmeuntersuchung werden die Problemnummer, die Pflegediagnose, die klinischen Daten und der Pflegeplan dokumentiert. Richtlinien zur Dokumentation finden sich unter s. S. 49. Die Nummer einer Pflegediagnose wird für alle folgenden diesbezüglichen Aufzeichnungen verwendet. Ein Beispiel für die Aufzeichnung einer Pflegeanamnese und körperlichen Untersuchung sowie von Pflegediagnosen und Behandlungsplänen findet sich auf den Seiten s. S. 50ff.

Subjektive oder objektive Daten, die mit einer Erkrankung oder ihrer Behandlung zu tun haben, werden - nach Nummern geordnet - in das Patientendokumentationsblatt eingetragen (z. B.: Nr. 2 Diabetes mellitus). Eine Umformulierung des medizinischen Problems zur Dokumentation der entsprechenden Pflege ist nicht nötig (z. B. Veränderung des Glucosestoffwechsels oder Veränderung der Herzauswurfleistung). Tatsächlich führen Umbenennungen in einem Kennzeichnungssystem zu Kommunikations- und Übermittlungsfehlern.

In einigen Praxisfeldern wird ein Kardexsystem verwendet. Pflegediagnosen (Problem/Ätiologie), -maßnahmen und – ziele werden im Kardex aufgelistet. Auch medizinische Diagnosen, ärztliche Anordnungen und damit verbundene Pflegeanordnungen hinsichtlich der Beobachtung oder Überwachung von Medikamenten, Behandlungen, standardisierten Diagnose- und Behandlungsschemata werden ebenfalls im Kardex festgehalten. Im Kardex stehen ferner die zusätzlichen pflegerischen Verordnungen, z. B. zur Beobachtung einer Erkrankung oder zur Anpassung von Behandlungsmaßnahmen an den einzelnen Patienten.

Mit Hilfe dieser Methoden wird erreicht, dass die Krankenakte die pflegerischen Beurteilungen, Handlungen und Evaluierungen von Pflegediagnosen und ärztlichen Diagnosen widerspiegelt. Das Kardexsystem wird so zu einer schnell greifbaren Informationssammlung über alle Patientenproblemen, die eine pflegerische Beachtung erfordern.

6.1 Die problemorientierte Pflegedokumentation – Richtlinien und Prüfkriterien

Nr. *Problemnummer und Problemtitel*

Benennen Sie das Pflegeproblem mit einer klaren, eindeutigen Pflegediagnose.

Prüfen Sie, ob Ihre subjektiven (S) und objektiven (O) Informationen genügend Daten (diagnostische Kennzeichen) für die Beurteilung des Pflegeproblems enthalten.

Reichen die Informationen nicht aus, notieren Sie die möglicherweise in Betracht kommenden Pflegediagnosen oder Hauptkennzeichen und -symptome und setzen Sie das Assessment fort.

S: *Subjektive Informationen* - Notieren Sie alle verbalen diagnoserelevanten Hinweise des Patienten oder seiner Angehörigen.

Zitieren Sie die Aussagen, wenn angebracht.

Prüfen Sie, ob diese Angaben mit den objektiven Informationen übereinstimmen. Versuchen Sie, Widersprüche oder Unstimmigkeiten vor der Dokumentation aufzuklären.

O: *Objektive Informationen* – Notieren Sie alle diagnoserelevanten Hinweise, die sich aus der Beobachtung und Untersuchung des Patienten oder seiner Angehörigen, aus Beobachtungen der Umgebung und der Lebensumstände und aus Berichten anderer Pflegepersonen ergeben.

Überprüfen Sie die Informationen auf mögliche Messfehler, Vorurteile des Beobachters und Übereinstimmung mit den subjektiven Informationen. Versuchen Sie, Widersprüche oder Unstimmigkeiten vor der Dokumentation aufzuklären.

Achtung! Um ein Problem und die ätiologischen Faktoren zu benennen, müssen S-und O-Informationen ausreichend diagnostische Kennzeichen enthalten. Schlagen Sie bei den einzelnen Pflegediagnosen nach, um die unterscheidenden Merkmale einer Pflegediagnose zu überprüfen.

A: *Assessment* – Einschätzung der Pflegeprobleme. Benennen Sie ätiologische oder verbundene Faktoren, die zum Problem Nr. ... beitragen.

Verwenden Sie klare, eindeutige Begriffe.

Prüfen Sie, ob die S-und O-Informationen diagnostische Hinweise für ätiologische Faktoren liefern. Wenn nicht genügend Informationen zur Benennung ätiologischer Faktoren zur Verfügung stehen, reichen die Informationen nicht aus, notieren Sie die möglicherweise in Betracht kommenden Faktoren und setzen Sie das Pflegeassessment fort.

Das Assessment kann auch Ressourcen und Stärken des Patienten umfassen, sofern sie zur Lösung des Problems und einer prognostische Aussage beitragen.

Risikodiagnosen haben keine ätiologischen Faktoren. Die unter S und O Informationen zusammengetragenen Risikofaktoren sind Faktoren, die den Risikozustand mit bewirken. Der Pflegeplan orientiert sich an diesen Risikofaktoren.

P: *Pflegeplan* – Benennen Sie die geplanten Pflegeziele, -maßnahmen und -ergebnisse.

Pflegeziele: Benennen Sie klare, eindeutige, messbare, wichtige und erreichbare Ergebnisse für das anstehende Problem. Geben Sie einen Zeitrahmen an, in dem das Ergebnis erreicht werden soll (z. B. bis zur Entlassung, in 3 Tagen, beim nächsten Besuch in 4 Wochen). Geben Sie, wenn möglich, zeitlich abgestufte Pflegeziele vor.

Prüfen Sie, ob die Ziele dem Problem Nr. ... entsprechen.

Prüfen Sie, ob der Zeitrahmen für die Zielerreichung realistisch ist. Berücksichtigen Sie ätiologische Faktoren, die den Zeitrahmen beeinflussen können.

Pflegemaßnahmen: Benennen Sie das Ziel der Pflegemaßnahme (fakultativ). Listen Sie die einzelnen Anordnungen genau auf, auch die spezifischen Maßnahmen (mit Zeit und Häufigkeit, wenn möglich).

Prüfen Sie, ob die Pflegemaßnahmen mit der unter A genannten Problemursache übereinstimmen und auf den jeweiligen Patienten abgestimmt sind. Liegt eine Risikodiagnose ohne ätiologische Faktoren vor, prüfen Sie, ob die angeordneten Behandlungen die unter S und O angeführten Risikofaktoren vermindern.

Prüfen Sie, wie hoch die Wahrscheinlichkeit ist, dass die angeordneten Pflegemaßnahmen ihre Ziele erreichen.

Wenn Ihnen dies sinnvoll erscheint, unterteilen Sie den Pflegeplan nach behandlungsbezogenen Pflegeverordnungen (P/BX), diagnostischen Pflegeverordnungen (P/DX) und patientenschulungsbezogenen Pflegeverordnungen (P/ed).

6.2 Fallbeispiel

Es folgt ein Beispiel für die Dokumentation einer Pflegeanamnese und einer Untersuchung. Bitte beachten Sie, dass der erste Absatz aus einigen einleitenden Sätzen besteht, die den Leser/die Leserin über das Alter, Geschlecht, den Familienstand, den medizinischen Status, das allgemeine Erscheinungsbild und, wenn angemessen, über den ethnischen Hintergrund informieren. Innerhalb dieses Rahmens befinden sich Informationen, die aufzeigen, welche

6.2 Fallbeispiel

Normen angewandt werden müssen, um festzustellen, ob ein Verhaltensmuster funktional, dysfunktional oder potenziell dysfunktional ist.

Erste Krankenhauseinweisung eines 55-jährigen, verheirateten, übergewichtigen Mannes, Leiter eines deutsch-türkischen Begegnungszentrums. Er sitzt aufrecht im Bett, in verspannter Haltung und mit besorgtem Gesicht. Sein Blutdruck ist seit fünf Jahren leicht erhöht. Vor einem Jahr hatte er eine transischämische Attacke (TIA) mit 12 Stunden andauerndem Schwindel. Seither nimmt er entsprechende Medikamente. Zwei weitere Attacken klangen nach Ruhepausen wieder ab. Er kam wegen anhaltenden Schwindels und Taubheitsgefühls im linken Arm in die Notaufnahme.

6.2.1 Pflegeanamnese

Verhaltensmuster: Wahrnehmung und Umgang mit der eigenen Gesundheit

Er hielt sich für gesund, bis vor einem Jahr ein „hoher Blutdruck" diagnostiziert wurde. Er bezeichnet seinen Beruf als „anstrengend und belastend", „aber die Leute brauchen mich." Während der letzten sechs Wochen hatte er Kopfschmerzen und zwei Schwindelattacken, eine bei der Arbeit, eine, über zwei Stunden anhaltend, zu Hause. Nach einer Ruhepause seien die Symptome wieder verschwunden. Einen Arztbesuch verschob er immer wieder, da er „zu viel zu tun hatte". Er dachte an „Überarbeitung", nicht an hohen Blutdruck. Vor sechs Monaten, „als der Blutdruck runter ging und ich mich besser fühlte", setzte er selbst seine Medikamente ab und ging nicht mehr zum Hausarzt. Sagt, die Medikamente hätten ihn impotent gemacht. Heute kam er zur Notaufnahme wegen Taubheitsgefühls im linken Arm und aus Angst vor einem Schlaganfall. Seine Mutter verstarb vor 15 Monaten an einem „Schlag". Er zeigt sich sehr besorgt darüber, dass er nicht genügend auf sich selbst geachtet hatte und meint: „Ich muss lernen, wie ich damit umgehen kann." Er möchte „alles" darüber erfahren. Er fragt, ob er hier ein paar Büroarbeiten erledigen kann, wenn ihm jemand die Unterlagen bringt. Er nimmt zz. keine Medikamente, außer Alka-Selzer und einem Abführmittel, ist Nichtraucher und trinkt Alkohol nur in Gesellschaft.

Verhaltensmuster: Ernährung und Stoffwechsel

Die Untersuchung seiner Ernährungsgewohnheiten ergab eine mittlere Tagesdosis an Proteinen, eine übermäßige Aufnahme von Kohlenhydraten und Fetten und eine geringe Aufnahme ballaststoffreicher Kost in Form von Obst und Gemüse. Die Flüssigkeitsaufnahme ist mit etwa 3 Tassen Kaffee täglich gering. Keine Hinweise auf Läsionen der Mundwinkel oder Mundschleimhaut. Er hat in den letzten 15 Jahren kontinuierlich an Gewicht zugenommen. An sehr problembeladenen Tagen treten nach dem Essen Verdauungsbeschwerden und Sodbrennen auf, worauf er Alka-Selzer nimmt. Wiederholte Versuche mit einer Diät zum Abnehmen, schlugen fehl, wahrscheinlich sei „der Stress im Beruf schuld. Wenn ich abends nach Hause komme, esse ich üppig und im Lauf des Abends Süßigkeiten oder Knabberzeug.

Sein Mittagessen (belegte Brote und Kuchen) bringt er mit zur Arbeit und isst es am Schreibtisch, weil die Restaurants in der Gegend nicht gut sind.

Verhaltensmuster: Ausscheidung

Er hat normalerweise täglich Stuhlgang, aber auch zwei bis drei Mal im Monat Verstopfungen, die 2 Tage anhalten und mit hartem, anstrengendem Stuhlgang verbunden sind. Er nimmt Abführmittel und führt dieses Ausscheidungsmuster auf seine Ernährung zurück. Er ist sich bewusst, dass er sich besser ernähren sollte. Er gibt keine Probleme beim Urinieren oder bei der Kontrolle der Ausscheidungen an.

Verhaltensmuster: Aktivität und Bewegung

Er ist Zuschauer bei Sportveranstaltungen, benutzt ein Auto, geht aufgrund seines engen Zeitplans nur sehr selten zu Fuß, übt seine Tätigkeit im Sitzen aus und hält sich zu alt für körperliche Betätigungen. In den letzten Wochen hat er eine zunehmende Erschöpfung und zwei Wochen vor der Aufnahme einen zunehmenden Verlust an körperlicher Spannkraft wahrgenommen. Es besteht kein Selbstfürsorgedefizit. Er erholt sich beim Lesen von Romanen, Fernsehen und gemeinsamen Abendessen mit anderen Ehepaaren. Er wohnt in der Innenstadt in einer Wohnung im ersten Stock und fährt etwa 1 km zu seiner Arbeitsstelle.

Verhaltensmuster: Schlaf und Ruhe

Er schläft im Durchschnitt 4–6 Stunden pro Nacht, im Doppelbett mit seiner Frau, das in einem ruhig gelegenen Schlafzimmer steht. Vor dem Schlafengehen sieht er fern oder erledigt schriftliche Arbeiten für die Begegnungsstätte. Einschlafschwierigkeiten hat er einmal im Monat. Wenn er morgens aufwacht, macht er sich häufig Gedanken über arbeitsplatzbezogene Probleme.

Verhaltensmuster: Kognition und Perzeption

Seine eingeschränkte Sehfähigkeit wird mit einer Brille korrigiert, wobei sich seine Sehkraft vor einem Jahr verändert hat. Keine Veränderungen der Hörfähigkeit, des Geschmacks- oder Geruchssinns und der Gedächtnisleistung. Er sagt: „Ich könnte es nicht ertragen, mein Gedächtnis zu verlieren, etwa durch einen Schlaganfall." Lernfähigkeit: Lernt jetzt langsamer als auf dem College. Er wirkt aufgeweckt, versteht alle an ihn gerichteten Fragen. Nimmt keine Schlaf- und Beruhigungsmittel, keine anderen Arzneimittel. Im Moment hat er keine Kopfschmerzen.

Verhaltensmuster: Selbstwahrnehmung und Selbstbild

Er sieht sich selbst als jemand, der seine Sache gut machen möchte (bei der Arbeit, als Vater, Ehemann). „Manchmal glaube ich, dass es für meine Familie nicht gut ist, hier in dieser Gegend zu leben, aber bei meinem Job muss man in der Nähe der Leute sein, wenn sie Hilfe brauchen." „Wenn ich krank werde, können sie sich mal um mich kümmern, nicht ich um sie. Das wird schön."

Verhaltensmuster: Rollen und Beziehungen

Beschreibt seine Familie als glücklich und verständnisvoll, was seine arbeitsbedingten Verpflichtungen angeht. Seine Ehefrau war Sozialarbeiterin. „Die Kinder sind in Ordnung, aber mit dem jetzt zehnjährigen Peter werden wir wohl Schwierigkeiten bekommen, wenn er älter wird." „Vielleicht sollten wir aus dieser etwas heruntergekommenen Gegend wegziehen." Sein jüngerer Sohn wurde vor 4 Monaten überfallen, der 14-Jährige interessiert sich für Sport und „hat bisher keine Schwierigkeiten gemacht". Die Familie setzt sich gewöhnlich gemeinsam an einen Tisch, wenn es Probleme zu besprechen gibt. Seine sozialen Beziehungen sind „auf ein paar wenige Paare beschränkt", was ihm aber genügt. Sein Beruf erfordert 9–10 Stunden Arbeitseinsatz täglich. „Immer muss ich versuchen, Geld aufzutreiben, um das Zentrum weiter zu finanzieren". Für die Dauer seines Krankenhausaufenthalts übernimmt sein Assistent die Leitung. Er macht seine Arbeit gern und genießt es, anderen Leuten helfen zu können. Mit seinen Kollegen „kommt er gut aus". Seine Frau bestätigt, sie hätten eine enge Beziehung, sorgt sich aber um seine Gesundheit. Meint, „er kümmert sich mehr um andere Menschen als um sich selbst", was sie bewundere. Seine Frau kommt während seines Krankenhausaufenthalts gut zurecht. Sie gibt an, dass sie und die Kinder vor kurzem untersucht wurden, und dass keinerlei Gesundheitsprobleme oder erhöhte Blutdruckwerte festgestellt wurden.

Verhaltensmuster: Sexualität und Reproduktion

Der Patient hat zwei Kinder. Er gibt an, während der Bluthochdruck-Medikation impotent gewesen zu sein. Als „der Blutdruck runter ging" und er die Medikamente absetzte, sei die Potenz wieder zurückgekehrt. Er sieht in seiner sexuellen Beziehung keine Probleme.

Verhaltensmuster: Bewältigungsverhalten und Stresstoleranz

Bei der Arbeit fühlt er sich angespannt. Entspannungsübungen brachten etwas Erleichterung, aber oft fehlt im die Zeit dafür. Er meint, die beste Art, mit Problemen umzugehen sei, „sie anzugehen". Er hat Angst vor einem Schlaganfall und befürchtet, von anderen abhängig zu werden. „Was heute passiert ist, macht mir wirklich Angst". „Es gibt zu Hause und bei der Arbeit so viel zu bedenken und nun diese Blutdruckgeschichte". Einschneidende Veränderungen in seinem Leben: Sein Vater starb vor 3 Jahren, seine Mutter vor 15 Monaten an einem Schlaganfall. Er hat die Stelle am deutsch-türkischen Begegnungszentrum vor zwei Jahren übernommen, um in der Nähe seiner Mutter zu sein, die „allmählich älter wurde". Er ist zufrieden mit dieser Entscheidung.

Verhaltensmuster: Werte und Überzeugungen

„Das Leben hat es gut mit mir gemeint"; die „Ungerechtigkeit in der Gesellschaft" bewegt ihn sehr; er möchte etwas dagegen tun. Die Familie ist ihm sehr wichtig, auch seine Religion (katholisch). Gerne würde er sich in der Gemeinde mehr engagieren.

Körperliche Untersuchung

Blutdruck: 205/118 mmHg, Temperatur: 37.2 °C, Puls: 88/min., regelmäßig und kräftig, Atmung: 18/min.

Ernährung und Stoffwechsel

Haut: keine geröteten Stellen über Knochenvorsprüngen, keine Läsionen. Hauttrockenheit und Hornhaut an den Füßen sind unangenehm.

Mundschleimhaut: feucht, keine Läsionen.

Körpergewicht: 107 kg. Angegebenes Gewicht: 103 kg.

Körpergröße: 180 cm.

Aktivität und Bewegung

Gang: sicher, Körperhaltung: ausgeglichen.

Muskeltonus, Koordinationsfähigkeit: fester Händedruck re/li, kann beide Beine anheben, kann einen Bleistift fassen; Schultern und Nackenmuskulatur verspannt.

Bewegungsfähigkeit (Gelenke): leichte Anspannung beim Strecken.

Gangprothesen: keine, fehlende Körperteile: keine.

Fähigkeit zur Selbstversorgung:

Essen/Trinken: ☐   Pflege des Äußeren: ☐

Körperpflege: ☐   Allgemeine Beweglichkeit: ☐

Toilettengang: ☐   Sich kleiden: ☐

Kognition und Perzeption

Perzeption: hört Flüstern:. Liest Zeitung: mit Brille.

Sprache: deutlich und klar, Konzentrationsvermögen: gut.

Muttersprache: Deutsch, Sprachverständnis: gutes Verständnis für Fragen und Gedanken in abstrakter und konkreter Form.

Selbstwahrnehmung und Selbstbild

Allgemeine Erscheinung: gepflegtes Äußeres.

Nervös oder entspannt (Skala von 1–5): 2, wirkt angespannt; entspannt sich etwas während der Untersuchung.

Blickkontakt: ja, Aufmerksamkeit: gut.

Aktiv oder passiv (Skala von 1–5): 3.

Rollen und Beziehungen

Interaktionen: verständnisvolle Kommunikation mit der Ehefrau, beide etwas angespannt, die Kinder sind nicht anwesend.

6.2.3 Problemliste

1. Pflegediagnose: Überernährung

(S – subjektive Informationen, O – objektive Informationen, A – Assessment, PD – Pflegediagnose, P – Pflegeplan)

S: Berichtet über allzu hohen Anteil an Kohlenhydraten und Fetten bei seiner Ernährung, üppiges Abendessen, Süßigkeiten und Knabbersachen. Isst mittags belegte Brote und Kuchen am Schreibtisch. Kontinuierlicher Gewichtsanstieg in den letzten 15 Jahren. Meint er sei zu alt für körperliche Betätigung. Sitzende Arbeitsweise. Sieht Sport im Fernsehen. Fährt einen Kilometer zur Arbeitsstelle. Gibt ein Gewicht von 103 kg an.

O: 180 cm/107 kg. Trockene Haut, störende Hornhaut an den Füßen. Aktuelle Diätverordnung: 1.200 kcal.

A: Ungleichgewicht zwischen Energieaufnahme und Energieverbrauch. Berichtet von erfolglosen Versuchen, das Gewicht zu reduzieren. Möglich, dass die Beschwerden beim Gehen ihn daran hindern, sich mehr zu bewegen.

Entlassungsziele:

1. Erstellt sich mit Hilfe einer Kalorientabelle einen Diätplan mit 1.200 kcal.
2. Nennt Möglichkeiten, wie er seinen Ernährungsplan in den Alltag integrieren kann.
3. Erstellt einen Plan für mehr körperliche Betätigung und macht Angaben über den monatlich zu erzielenden Gewichtsverlust.

P: Besprechen Sie, warum die bisherigen Diätmaßnahmen erfolglos waren. Beurteilen Sie die Motivation, die Bereitschaft und die aktuellen Pläne hinsichtlich einer Gewichtsreduktion. Entwickeln Sie einen Schulungsplan zum Erreichen der gesetzten Ziele. Schlagen Sie eine Fußpflegebehandlung vor.

2. Pflegediagnose: Obstipation

S: Täglicher Stuhlgang, 2 bis 3-mal im Monat Verstopfung, die 2 Tage anhält, harter Stuhl, anstrengender Stuhlgang, Gebrauch von Abführmitteln. Führt dies auf die zu geringe Zufuhr von Ballaststoffen und zu wenig Flüssigkeitszufuhr zurück. Geht sehr wenig zu Fuß, bewegt sich kaum. Hat z. Z. keine Verstopfung.

Entlassungsziele:

1. Täglicher Stuhlgang ohne Anstrengung.
2. Erstellt einen Plan für eine erhöhte Flüssigkeits- und Ballaststoffzufuhr.

P: Tägliche Überprüfung des Ausscheidungsmusters. Bieten Sie zwischen den Mahlzeiten zusätzliche Flüssigkeit an. Besprechen Sie bei der Schulung für die Gewichtsreduktion auch die Zufuhr von Flüssigkeit und Ballaststoffen (siehe Nr.1).

3. Pflegediagnose: Bedrohungsgefühl (vor Abhängigkeit)

S: „Ich könnte es nicht ertragen, mein Gedächtnis zu verlieren, etwa durch einen Schlaganfall." „Wenn ich krank werde, können Sie sich mal um mich kümmern, nicht ich um sie. Das wird schön." Äußert die Befürchtung, einen Schlaganfall zu erleiden und abhängig zu werden. „Das heute hat mir wirklich Angst gemacht." Seine Mutter starb vor 15 Monaten an einem Schlaganfall. Sagt, dass die beste Form des Umgangs mit Problemen sei, „sie anzugehen".

O: Nacken und Hals verspannt.

A: Ist sich des Schlaganfallrisikos bewusst.

Pflegeziele für den 2. Tag:

1. Entspannte Schulter- und Nackenmuskulatur.
2. Erkennt Wege, sein Risiko, durch einen Schlaganfall abhängig zu werden, zu reduzieren.

P: Erklären Sie dem Patienten das Krankenhausumfeld und erläutern Sie die Pflegemaßnahmen (kognitive und sensorische Orientierung).

Rückenmassage 4-stündlich über 2 Tage.

Geben Sie dem Patienten Gelegenheit, seine Befürchtungen zu äußern und lenken Sie sein Denken auf das „Angehen" der Risikofaktoren. Integrieren Sie dieses Gespräch in die Besprechung des Diätplans und der Konfliktlösung.

4. Pflegediagnose: Wertekonflikt

S: Ist sehr betroffen von gesellschaftlichen Ungerechtigkeiten; möchte etwas dagegen tun. Ist Leiter eines deutsch-türkischen Begegnungszentrums in der Innenstadt. Er liebt seine Arbeit und genießt es, anderen Menschen zu helfen. Er hat gute Mitarbeiter. Seine Arbeit ist mit einem 9–10-Stunden-Tag belastend. Er muss immer Geld auftreiben, um das Haus zu finanzieren. „Meine Arbeit ist anstrengend, aber die Leute brauchen mich. Er fühlt sich bei der Arbeit angespannt, hat Entspannungstechniken ausprobiert, findet aber nicht immer Zeit dafür. Schläft 4–6 Stunden pro Nacht. Hat einmal monatlich Einschlafstörungen. Erledigt am Abend arbeitsbezogene Schreibarbeiten. Denkt nach dem Aufwachen an die Probleme bei der Arbeit.

6.2 Fallbeispiel

Seine Frau gibt an, er sorge sich mehr um andere als um sich selbst, wofür sie ihn bewundere. „Die Kinder sind in Ordnung, aber mit dem jetzt zehnjährigen Peter werden wir wohl Schwierigkeiten bekommen, wenn er älter wird". „Vielleicht sollten wir aus der etwas heruntergekommenen Gegend wegziehen. Der Zehnjährige wurde vor 4 Monaten überfallen." Sieht sich selbst als jemand, der seine Sache gut machen möchte (bei der Arbeit, als Vater und Ehemann). „Manchmal denke ich, dass es meiner Familie nicht gut tut, in dieser Gegend zu wohnen, aber bei meinem Job muss man in der Nähe der Leute sein, wenn sie Hilfe brauchen". „Es gibt zu Hause und bei der Arbeit so viel zu bedenken und jetzt diese Blutdruckgeschichte."

O: RR: 205/118 mmHg; seit 5 Jahren bestehende essentielle Hypertonie.

A: Fühlt sich verantwortlich für Arbeit, Familie und sich selbst.

Entlassungsziel:

Fasst den Vorsatz, die Verantwortungsbereiche und Prioritäten in seinem Leben kritisch zu überprüfen.

P: Schätzen Sie das Zeitbudget für die als wichtig erachteten Aktivitäten ein (Arbeit, Familie, persönliches Gesundheitsmanagement). Unterstützen Sie den Patienten bei der Klärung seiner persönlichen Werte und Prioritäten. Erläutern Sie die Wahrscheinlichkeit, dass mehr Zeiteinsatz für wichtige Lebensbereiche konfliktlösend wirkt. Besprechen Sie die Wichtigkeit eines Gesundheitsmanagements, um weiterhin anderen helfen und seine Lebensziele verwirklichen zu können.

Denken Sie an die Hinzuziehung eines Pflegeexperten.

5. Pflegediagnose: Gefahr eines Gesundheitsmanagementdefizits[2]

S: Wiederholtes Verschieben des Arztbesuchs, weil er „zu viel zu tun hatte". Schreibt Kopfschmerz und Schwindel der Überarbeitung zu. Setzte die Medikamente ab und stellte die Nachsorgeuntersuchungen ein, „als der Blutdruck runter ging". Gibt an, die RR-Medikamente hätten ihn impotent gemacht.

O: RR: 205/118 mmHg, Körpergröße: 180 cm, Gewicht: 107 kg.

A: Kann zum jetzigen Zeitpunkt für ein besseres Gesundheitsmanagement gewonnen werden, ist motiviert zu erfahren, was er für seine Gesundheit tun kann.

---

[2] Es ist auch möglich, alle anderen Probleme des Patienten unter der Pflegediagnose Gesundheitsmanagementdefizit/Wahrgenommene Verantwortung und Prioritäten zusammenzufassen. Das Pflegeziel bestünde dann darin, dem Patienten zu helfen, ein Gleichgewicht zwischen Arbeit, Familie und Verantwortung für die eigene Gesundheit herzustellen.

6 Pflegedokumentation: Formen und Fallbeispiel

Entlassungsziel:

Erklärt, wie er seine Pläne zum Erhalt seiner Gesundheit im Alltag umsetzen will (Medikamenteneinnahme, Ernährung und Bewegung, Ausscheidung und Umgang mit Wertekonflikten).

P: Schätzen Sie die Motivation und Bereitschaft des Patienten zur Verbesserung seines Gesundheitsmanagements ein. Entwickeln Sie einen Schulungsplan für einen anderen Umgang mit seiner Hypertonie, Ernährung, Bewegung, Stuhlausscheidung und seinen Wertekonflikten. (Wenn die spezifischen Medikamente usw. für die Entlassung verschrieben werden, kann der allgemeine Umgang mit seiner Hypertonie und seinen transitorischen ischämischen Attacken noch einmal besprochen werden).

6. MD: Hypertonie mit Anzeichen einer transitorischen ischämischen Attacke (TIA)

(Medizinische Diagnose [MD] vom Arzt gestellt und dokumentiert)

P: Ärztliche Anordnung: Allopurinal 300 mg 2 x tgl.; Diät: 1.200 kcal, natriumarm; RR-Kontrollen 4-stündlich; Arztbenachrichtigung, wenn der diastolische Druck > 120 mmHg beträgt und starke Kopfschmerzen und Schwindelgefühle auftreten.

Pflegerische Verordnung: Beobachtung des Patienten im Hinblick auf Muskelschwäche im Gesicht oder der Extremitäten, dann umgehend den ärztlichen Dienst benachrichtigen.

7 Pflegediagnosen nach funktionellen Verhaltensmustern

7.1 Verhaltensmuster: Wahrnehmung und Umgang mit der eigenen Gesundheit

7.1.1 Gesundheitsförderliches Verhalten (zu spezifizieren)

Definition

Zustand, bei dem ein gesunder Mensch aktiv nach Wegen sucht, sein persönliches Gesundheitsverhalten und/oder seine Umweltbedingungen zu verändern, um seinen Gesundheitszustand zu verbessern. („Gesund" heißt in diesem Zusammenhang, dass eine Person altersangemessene Krankheitsprävention betreibt, über einen guten bis ausgezeichneten Gesundheitszustand berichtet und evtl. vorhandene Zeichen und Symptome einer Erkrankung unter Kontrolle sind.)

Kennzeichen

Eines oder mehrere der folgenden Kennzeichen:

- Geäußerter oder beobachteter Wunsch, den Gesundheitszustand zu verbessern und das Wohlbefinden zu steigern
- Geäußerter oder beobachteter Wunsch, das eigene Gesundheitsverhalten besser zu kontrollieren
- Besorgte Äußerungen über die aktuellen Umweltbedingungen und deren Einfluss auf die eigene Gesundheit
- Aussagen oder Beobachtungen über mangelnde Kenntnisse der gesundheitsbezogenen Angebote des Gemeinwesens
- Gezeigter oder beobachteter Mangel an Kenntnissen über gesundheitsförderliches Verhalten

Notizen

7 Pflegediagnosen nach funktionellen Verhaltensmustern

7.1.2 Verändertes Gesundheitsverhalten (zu spezifizieren)*

Definition

Unkenntnis grundlegender Praktiken, die der Gesundheit dienen, die Unfähigkeit, mit der eigenen Gesundheit umzugehen oder sich entsprechende Hilfe zu holen (Art des Defizits spezifizieren).

Kennzeichen

Hauptkennzeichen

Eines oder mehrere der folgenden Kennzeichen:

- Beobachtetes Unwissen über grundlegende Gesundheitspraktiken (kann keine nennen)
- Geäußerte oder beobachtete Unfähigkeit, gesundheitsförderliche Praktiken in einem oder allen funktionellen Verhaltensmustern durchzuführen

Nebenkennzeichen

- Gesundheitsförderliches Verhalten in der Vergangenheit mangelhaft
- Äußert sich interessiert an Verbesserung des Gesundheitsverhaltens
- Offensichtliche Unfähigkeit, das Verhalten an interne oder externe Veränderungen anzupassen (siehe: Beeinträchtigte Anpassung)

Ätiologische oder verbundene Faktoren

- Entwicklungsrückstand
- Völliges oder teilweises Fehlen grob- und feinmotorischer Fertigkeiten
- Nichtkompensierte perzeptorisch-kognitive Behinderung (Perzeption und Urteilsvermögen)
- Unwirksames Coping (des Individuums oder der Familie)
- Lähmende existenzielle Verzweiflung
- Ungelöstes Trauern
- Geäußerter oder beobachteter Mangel an materiellen Ressourcen (Ausstattung, Finanzen oder anderer Ressourcen zur Gesunderhaltung)
- Geäußerte oder beobachtete Beeinträchtigung des persönlichen Unterstützungssystems

---

* Siehe auch: Fehlende Kooperationsbereitschaft/Gesundheitsmanagementdefizit/Ungenügendes Handhaben von Behandlungsempfehlungen.

7.1 Verhaltensmuster: Wahrnehmung und Umgang mit der eigenen Gesundheit

Risikogruppen

- Geistig behinderte Menschen
- Personen mit kognitiven Beeinträchtigungen (z. B. Schädel-Hirn-Verletzte, Alzheimer-Kranke, Demenzkranke und andere psychisch Kranke)
- Personen mit Wahrnehmungs- und Bewegungsstörungen (z. B. Hemiplegiker, Paraplegiker)

Notizen

7 Pflegediagnosen nach funktionellen Verhaltensmustern

7.1.3 Ungenügendes Handhaben von Behandlungsempfehlungen (Bereich zu spezifizieren)*

Definition

Ein Verhaltensmuster zur Steuerung oder Integration des Behandlungsprogramms für eine Krankheit oder Krankheitsspätfolgen, das spezifischen Gesundheitszielen nicht gerecht wird (zu spezifizieren: Medikamenteneinnahme, Bewegung, andere Behandlungsprogramme oder Maßnahmen zur Gesundheitsförderung oder Krankheitsprävention).

Kennzeichen

Hauptkennzeichen

- Bericht oder Beobachtung, dass bestimmte Gesundheitsziele nicht erreicht werden (Ziele zu spezifizieren)

Eines oder mehrere der folgenden Kennzeichen:

- Aussage, dass nicht versucht wurde, das Behandlungsprogramm in den Alltag zu integrieren
- Aussage, dass nicht versucht wurde, die Risikofaktoren für das Fortschreiten der Krankheit und ihrer Spätfolgen zu reduzieren

Nebenkennzeichen

- Die Lebensführung ist ungeeignet, das Ziel des Behandlungs- oder Präventionsprogramms zu erreichen (zu spezifizieren)
- Erwartete oder unerwartete Verschlimmerung der Krankheitssymptome
- Aussage über Probleme mit dem Umgang eines oder mehrerer Behandlungsprogramme für Krankheiten, Krankheitsfolgen oder zur Vorbeugung von Komplikationen
- Äußerung des Wunsches mit der Behandlung der Krankheit oder der Vorbeugung von Spätfolgen zurechtzukommen

Ätiologische oder verbundene Faktoren

- Komplexität des Behandlungsregimes
- Geringe Einsicht in die Ernsthaftigkeit der Erkrankung
- Geringe Einsicht in die eigene Anfälligkeit
- Vermutete Hindernisse (zu spezifizieren)
- Vermutung, dass die Behandlungskosten höher sind als der Nutzen
- Misstrauen (zu spezifizieren; z. B. gegenüber Behandlung, Team, Pflegekräften)
- Entscheidungskonflikt (zu spezifizieren)

---

* Siehe auch Fehlende Kooperationsbereitschaft/Gesundheitsmanagementdefizit/Verändertes Gesundheitsverhalten.

7.1 Verhaltensmuster: Wahrnehmung und Umgang mit der eigenen Gesundheit

- Finanzielle Schwierigkeiten
- Übermäßige Anforderungen an die Person /Familie
- Familienkonflikt
- Gesundheitsbezogene Verhaltensmuster der Familie (zu spezifizieren)
- Wissensdefizit (zu spezifizieren)
- Mangelnde soziale Unterstützung
- Kompliziertes Gesundheitssystem

Risikogruppen

- Personen mit neu verordnetem Behandlungsprogramm
- Geistig behinderte Personen
- Personen mit kognitiven Beeinträchtigungen (z. B. Schädel-Hirn-Verletzte, Alzheimerkranke, Demenzkranke und andere psychisch Kranke)
- Personen mit Wahrnehmungs- und Bewegungsstörungen (z. B. Hemiplegiker, Paraplegiker)

Notizen

7.1.4 Ungenügendes Handhaben von Behandlungsempfehlungen (Gefahr, zu spezifizieren)

Definition

Das Vorliegen von Risikofaktoren für ein Auftreten von Schwierigkeiten bei der Durchführung von Behandlungs- oder Präventionsprogrammen und deren Integration in den Alltag.

Risikofaktoren

- Geringe Einsicht in das Erkrankungsrisiko und die Ernsthaftigkeit der Erkrankung
- Vermutete Hindernisse (zu spezifizieren, z. B. Wertkonflikt, kultureller oder seelischer Konflikt)
- Vermutung, dass die Kosten den Nutzen übersteigen
- Misstrauen (zu spezifizieren, z. B. gegenüber der Behandlung, dem Team, dem Pflegepersonal)
- Komplexes Behandlungsregime
- Entscheidungskonflikt (zu spezifizieren)
- Finanzielle Schwierigkeiten
- Übermäßige Anforderungen an die Person/Familie
- Familienkonflikt
- Gesundheitsbezogene Verhaltensmuster der Familie (zu spezifizieren)
- Mangelnde soziale Unterstützung
- Kompliziertes Gesundheitssystem
- Schwere Depression
- Nicht kompensierter Hör- oder Sehverlust
- Nichtkompensierter Gedächtnisverlust
- Beeinträchtigte Mobilität/Koordination
- Wertkonflikt/Prioritätenkonflikt
- Verleugnung der Erkrankung

Notizen

7.1 Verhaltensmuster: Wahrnehmung und Umgang mit der eigenen Gesundheit

7.1.5 Erfolgreiches Handhaben von Behandlungsempfehlungen

Definition

Ein Verhaltensmuster, das bewirkt, dass das Behandlungsprogramm einer Krankheit oder ihrer Spätfolgen so befriedigend gesteuert und in den Alltag integriert wird, dass spezifische Gesundheitsziele erreicht werden.

Kennzeichen

- Angemessene Auswahl täglicher Aktivitäten zur Erreichung der Ziele des Behandlungs- oder Präventionsprogramms
- Krankheitssymptome bleiben im erwarteten Rahmen
- Geäußerter Wunsch, die Behandlung einer Erkrankung bewältigen und Spätfolgen verhindern zu können
- Geäußerte Absicht, die Risikofaktoren für ein Fortschreiten der Krankheit und ihrer Spätfolgen zu reduzieren

Notizen

7.1.6 Ungenügendes Handhaben von Behandlungsempfehlungen durch die Familie

Definition

Ein Verhaltensmuster, das ein Programm zur Behandlung einer Krankheit oder von Spätfolgen nur unbefriedigend steuert und in den Familienalltag integriert, wodurch spezifische Gesundheitsziele nicht erreicht werden.

Kennzeichen

- Unangemessene Aktivitäten der Familie, die ein Erreichen der Ziele des Behandlungs- oder Präventionsprogramms verhindern
- Erwartete oder unerwartete Verschlimmerung der Krankheitssymptome eines Familienmitglieds
- Mangelnde Beachtung der Krankheit und Krankheitsfolgen
- Äußerung des Wunsches, mit der Behandlung der Krankheit zurechtzukommen und Spätfolgen vorzubeugen
- Äußerung über Schwierigkeiten mit der Steuerung/Integration eines oder mehrerer Aspekte des Behandlungsprogramms oder der Vorbeugung von Komplikationen
- Äußerung, dass die Familie nichts unternommen habe, um Risikofaktoren für das Fortschreiten der Erkrankung und deren Spätfolgen zu reduzieren

Ätiologische oder verbundene Faktoren

- Kompliziertes Gesundheitssystem
- Komplexes Behandlungsregime
- Entscheidungskonflikte
- Finanzielle Schwierigkeiten
- Übermäßige Anforderungen an die Person/Familie
- Familienkonflikt

Notizen

7.1 Verhaltensmuster: Wahrnehmung und Umgang mit der eigenen Gesundheit

7.1.7 Ungenügendes Handhaben von Behandlungsempfehlungen durch das Gemeinwesen/die soziale Gemeinschaft

Definition

Ein Verhaltensmuster, das Programme zur Behandlung von Krankheiten und Krankheitsfolgen nur unbefriedigend steuert und in das Gemeindeleben integriert, wodurch spezifische Gesundheitsziele nicht erreicht werden.

Merkmale

- Mangel an Personen und Programmen, die für die Gesamtversorgung von Erkrankten verantwortlich sind
- Fehlende Fürsprecher für die Gemeindemitglieder
- Mangel an Aktivitäten des Gemeinwesens/der sozialen Gemeinschaft zur sekundären und tertiären Prävention
- Krankheitshäufigkeit liegt über der für Zahl und Zusammensetzung der Bevölkerung zu erwartenden Norm
- Unzureichende Ausstattung des Gesundheitswesens im Vergleich zu Häufigkeit und Verbreitung einer Krankheit/von Krankheiten
- Einrichtungen zur Krankenversorgung nicht erreichbar
- Überraschende Ausbreitung einer Krankheit/von Krankheiten

Notizen

7 Pflegediagnosen nach funktionellen Verhaltensmustern

7.1.8 Gesundheitsmanagementdefizit (Bereich zu spezifizieren)

Definition

Die Unfähigkeit, mit Aktivitäten zurechtzukommen, die der Gesundheitsförderung und/oder Verhütung von Erkrankungen/Behinderungen dienen und/oder deren Fortschreiten verhindern (im Bereich der medikamentösen Behandlung, des Therapieplans, der Diätvorschriften, Beobachtung und Meldung von Symptomen, Nachsorgeuntersuchungen, Gesundheitsförderung oder Krankheitsprävention).

Kennzeichen

Eines oder mehrere der folgenden Kennzeichen:

- Äußerung über oder Beobachtung von Unfähigkeit, mit dem Behandlungsprogramm zurechtzukommen
- Äußerung über oder Beobachtung von Unfähigkeit, altersgemäße und dem Entwicklungsstand entsprechende geistige oder körperliche Aktivitäten zur Gesundheitsförderung zu bewältigen
- Äußerung über oder Beobachtung von unzureichenden Aktivitäten zur Prävention von Erkrankungen oder Behinderungen, für die eine Person/Familie anfällig ist

Ätiologische oder verbundene Faktoren

- Wissensdefizit (spezifiziere Bereich)
- Prioritätensetzung (Werte)
- Pflege- und Fürsorgeprioritäten der Eltern
- Beeinträchtigte Realitätswahrnehmung
- Nicht kompensierter Gedächtnisverlust
- Beeinträchtigte körperliche Mobilität (Grad II-IV)
- Nicht kompensierte, beeinträchtigte Koordination
- Nicht kompensierte Beeinträchtigung der Wahrnehmung oder Kognition
- Aktivitätsintoleranz (Grad III oder IV)

Risikogruppen

- Personen mit neuen und/oder komplizierten Behandlungsprogrammen
- Geistig behinderte Menschen
- Personen mit kognitiven Beeinträchtigungen (z. B. Schädel-Hirn-Verletzte, Alzheimer-Kranke, Demenzkranke und andere psychisch Kranke)
- Personen mit Wahrnehmungs- und Bewegungsstörungen (z. B. Hemiplegiker, Paraplegiker)

Notizen ✍

7.1 Verhaltensmuster: Wahrnehmung und Umgang mit der eigenen Gesundheit

7.1.9 Gefahr eines Gesundheitsmanagementdefizits

Definition

Das Vorhandensein von Risikofaktoren für die Unfähigkeit, mit Aktivitäten der Gesundheitsförderung und/oder zur Verhütung von Erkrankungen/Behinderungen und/oder deren Fortschreiten zurechtzukommen (im Bereich der medikamentösen Behandlung, des Therapieplans, der Diätvorschriften, der Beobachtung und Meldung von Symptomen, der Nachsorgeuntersuchungen, Gesundheitsförderung oder Krankheitsprävention).

Risikofaktoren

- Überforderung der aktuellen oder potenziellen Fähigkeit, Prioritäten zu setzen, des Wissens, Verständnisses und/oder der motorischen Fertigkeiten zur Fortsetzung der Behandlung
- Überforderung der aktuellen oder potenziellen Fähigkeit, Prioritäten zu setzen, des Wissens, Verständnisses und/oder der motorischen Fertigkeiten für eine spezifische Gesundheitsförderung oder Krankheitsprävention
- Aktivitätsintoleranz (Grad IV)
- Nicht kompensierte Beeinträchtigung der Wahrnehmung oder Kognition
- Nicht kompensierte, beeinträchtigte Koordination
- Beeinträchtigte Mobilität (Grad II-IV)
- Nicht kompensierter Kurzzeitgedächtnisverlust
- Nicht kompensierter Hör- oder Sehverlust
- Beeinträchtigte Realitätswahrnehmung
- Schwere Depression

Notizen

7.1.10 Fehlende Kooperationsbereitschaft (Bereich zu spezifizieren)

Definition

Die Nichtbefolgung einer therapeutischen Empfehlung trotz einer auf eingehende Information hin getroffenen Entscheidung und der geäußerten Absicht, die therapeutischen Ziele zu erreichen (Im Bereich der medikamentösen Behandlung, des Therapieplans, der Diätvorschriften, Beobachtung und Meldung von Symptomen, der Nachsorgeuntersuchungen, des gesundheitsförderlichen Verhaltens).

Kennzeichen

Hauptkennzeichen

Eines oder mehrere der folgenden Kennzeichen:

- Direkte Beobachtung einer fehlenden Kooperationsbereitschaft oder Aussagen des Patienten oder seiner Angehörigen über ein Verhalten, das auf fehlende Kooperationsbereitschaft schließen lässt
- Objektive Tests, die fehlende Kooperationsbereitschaft nachweisen (physiologische Messungen, Entdeckung von Markersubstanzen)

Nebenkennzeichen

- Anzeichen der Entwicklung von Komplikationen
- Anzeichen der Verschlimmerung von Symptomen
- Nicht eingehaltene Nachsorgetermine
- Keine Behandlungsfortschritte, keine Lösung des Problems

Ätiologische oder verbundene Faktoren

- Wertkonflikt, kultureller oder seelischer Konflikt
- Wissensdefizit oder Mangel an Fertigkeiten (nicht dem normalen Entwicklungsstand entsprechend)
- Hält die Therapie für unwirksam
- Meint, nicht anfällig zu sein, hält sich für unverwundbar
- Verleugnung der Erkrankung
- Plötzliche Veränderung des Familienmusters
- Geringe Motivation

Risikogruppen

- Personen mit neuem und/oder umfangreichem Behandlungsprogramm (lange Dauer, hohe Kosten, großer Umfang)

Notizen ✍

7.1.11 Gefahr einer fehlenden Kooperationsbereitschaft (Bereich zu spezifizieren)

Definition

Vorliegen von Risikofaktoren für das Nichtbefolgen therapeutischer Empfehlungen trotz einer auf eingehende Information hin getroffenen Entscheidung und geäußerter Absicht, sie einzuhalten bzw. die therapeutischen Ziele zu erreichen.

Risikofaktoren

- Verleugnen der Erkrankung
- Hält die empfohlenen Maßnahmen für unwirksam
- Unterschätzt die Schwere des Problems oder die Risikofaktoren
- Meint, nicht anfällig zu sein
- Unzureichendes Wissen oder mangelnde Fertigkeiten (über/für die therapeutischen Empfehlungen)
- Fehlen eines Planes zur Integration der therapeutischen Empfehlungen in den Alltag
- Neues oder umfangreiches Behandlungsprogramm
- Fehlen eines Bezugssystems (unterstützende Personen)
- Vorgeschichte von fehlender Kooperationsbereitschaft bei einzelnen Aspekten des Behandlungsprogramms

Notizen

7 Pflegediagnosen nach funktionellen Verhaltensmustern

7.1.12 Infektionsgefahr (Art/Lokalisation zu spezifizieren)

Definition

Vorliegen eines erhöhten Risikos für das Eindringen pathogener Mikroorganismen in den Körper (zu spezifizieren, z. B. über Atemwege, Harnwege, Haut).

Risikofaktoren

- Gewebezerstörung (chirurgische Wunde, traumatisierte Gewebe, invasive Eingriffe, Bisse, Verbrennungen)
- Hautzerstörung (z. B. Druckgeschwür)
- Stase von Körperflüssigkeiten oder Sekreten (z. B. in Blase, Lungen, Nebenhöhlen)
- Immunsuppression (z. B. durch Chemotherapie, Steroidtherapie, Stress, Erkrankung)
- Erhöhte Exposition gegenüber pathogenen Erregern im Umfeld (Art der Erreger zu spezifizieren)
- Mangelernährung
- Leukopenie (z. B. Bestrahlung, Chemotherapie)
- Kachexie
- Auszehrung durch eine chronische Krankheit
- Veränderung der normalen Körperflora (durch Antibiotika, Virustatika, Antimykotika)
- Unzureichend erworbene Immunität
- Warme, feuchte, verdeckte Körperstellen
- Unterdrückte Entzündungsreaktion
- Einreißen von Amnionmembranen
- Veränderte Peristaltik
- Veränderung des pH-Wertes von Sekreten
- Vorliegen von Stressfaktoren
- Verminderte Bewegung der Flimmerhärchen
- Ungenügendes Wissen über die Expositionsprophylaxe gegenüber pathogenen Erregern
- Hyperglykämie
- Bestrahlungstherapie
- Verminderter Hämoglobin- und Sauerstofftransport

Notizen

7.1 Verhaltensmuster: Wahrnehmung und Umgang mit der eigenen Gesundheit

7.1.13 Gefahr einer Körperschädigung (Trauma)

Definition

Vorliegen von Risikofaktoren für eine Körperschädigung

Risikofaktoren

Kognition:

- Übermäßiger Alkoholgenuss
- Eingeschränktes Beurteilungsvermögen (durch Erkrankung, Medikamente, Austesten der Realität, Risikoverhalten)
- Sensorische oder wahrnehmungsbezogene Einschränkungen oder Verluste (Temperatur-, Tast-, Lage-, Seh-, Hörsinn)
- Desorientierung
- Ungewohnte Umgebung
- Unvermögen, Rufanlage oder Hausnotrufsytem zu bedienen

Mobilität:

- Beeinträchtigte Mobilität (zu spezifizieren, z. B. Muskelschwäche, Paralyse, Gleichgewichts- oder Koordinationsstörungen)
- Berichte über Schwindel, Synkopen

Sicherheit:

- Rauchen im Bett oder in der Nähe von Sauerstoffflaschen oder -zelten
- Mangel an Sicherheitsvorkehrungen, Sicherheitserziehung
- Betreten unbeleuchteter Räume
- Verwendung von beschädigtem Besteck, Geschirr oder beschädigten Gläsern
- Gebrauch zu dünner oder abgenutzter Topflappen oder Schutzhandschuhe
- Fahren von Autos mit Sicherheitsmängeln, Fahren unter Alkohol-, Drogen-/Medikamenteneinfluss
- Zu schnelles Fahren oder Fahren ohne notwenige Sehhilfe
- Nichtbenutzen oder falsches Anlegen von Sicherheitsgurten oder Schutzhelmen
- Übermäßig langes Sonnenbaden, Benutzen von Solarien

Kindersicherheit:

- Baden in sehr heißem Wasser, unbeaufsichtigtes Baden von Kleinkindern
- Experimentieren mit Chemikalien oder Benzin, Kontakt mit Säuren oder Laugen
- Spielen oder Arbeiten an Fahrbahnen (Straßen, Wegen, Bahngleisen)
- Spielen mit Streichhölzern, Kerzen, Zigaretten, Feuerwerkskörpern, Schießpulver, scharfkantigem Spielzeug
- Kinder unter 12 Jahren auf dem Beifahrersitz, nicht in Kindersitzen angeschnallte Kleinkinder im Auto

- Kinder, die an ungesicherten Treppen oder Türen spielen
- Leicht entflammbare Kinderkleidung oder Spielsachen

Umgebung/Umfeld:

- Hin und her rutschen auf grobem Bettzeug und Zerren an Bettfixiergurten
- Hohe Betten
- Rutschige, verschmutzte oder verstellte Flure, Treppen, Gehwege (nass, frisch gewachst, Schnee, Eis)
- Nicht rutschfest fixierte Teppiche, instabile oder fehlende Treppengeländer, wacklige Leitern oder Stühle
- Badewannen ohne Haltegriffe oder rutschfeste Matten
- Ungesicherte elektrische Leitungen
- Offen herumliegende Messer
- Unverschlossen aufbewahrte Waffen oder Munition
- Große, vom Dach herunterhängende Eiszapfen
- Überlastete Sicherungskästen, defekte Steckdosen, durchgescheuerte Drähte, defekte elektrische Vorrichtungen
- Über die Herdkante stehende Topfgriffe
- Gaslecks, die sich entzünden können, verzögertes Anspringen von Gasbrennern oder – Öfen, verbrauchte Fette, die auf dem Herd gesammelt werden
- Wohnviertel mit hoher Kriminalitätsrate, schlechtem Straßenzustand und ungesicherten Fußgängerüberwegen
- Arbeiten an gefährlichen Maschinen, Kontakt mit sich schnell bewegenden Maschinenteilen, Fließbändern, Flaschenzügen
- Unangemessen gelagerte brennbare, korrodierende Materialien (Streichhölzer, Öllappen, Lauge
- Fehlende finanzielle Mittel zum Kauf von Sicherheitsausrüstung oder für Reparaturen

Notizen

7.1 Verhaltensmuster: Wahrnehmung und Umgang mit der eigenen Gesundheit

7.1.14 Gefahr eines perioperativen Lagerungsschadens

Definition

Vorliegen von Risikofaktoren für eine Körperschädigung im Umfeld einer Operation.

Risikofaktoren

- Sensorische/wahrnehmungsbezogene Störungen durch eine Anästhesie
- Desorientiertheit
- Immobilisierung
- Muskelschwäche
- Adipositas
- Auszehrung, Kachexie
- Ödeme

Notizen

7.1.15 Vergiftungsgefahr

Definition

Vorliegen von Risikofaktoren, die die Gefahr erhöhen, Medikamente oder gefährliche Substanzen in toxischen Dosen versehentlich einzunehmen oder diesen ausgesetzt zu sein.

Risikofaktoren

- Verminderte Sehkraft
- Kognitive Beeinträchtigung oder emotionale Schwierigkeiten
- Ablaugen, Abbeizen, Ablösen von Farbe oder Putz in Gegenwart von Kleinkindern
- Platzierung oder Lagerung von gefährlichen Produkten in Reichweite von Kindern oder verwirrten Personen
- Aufbewahrung von Medikamenten in nicht verschlossenen Schränken, die für Kinder oder verwirrte Personen zugänglich sind
- Schadstoffexponierte Arbeitsplätze ohne angemessene Sicherheitsvorkehrungen
- Große Arzneimittelbestände im Haus
- Fehlende Aufklärungsprogramme zu den Themen „Sicherheit" oder „Medikamente/Arzneimittelmissbrauch"
- Verfügbarkeit von illegalen Drogen, die möglicherweise mit giftigen Zusätzen gestreckt wurden
- Chemische Kontamination von Nahrungsmitteln oder Trinkwasser
- Ungeschützter Kontakt mit Schwermetallen oder Chemikalien
- Streichen, Lackieren usw. in schlecht belüfteten Räumen oder ohne wirksamen Atemschutz
- Vorhandensein von Giftpflanzen
- Luftschadstoffe
- Geldmangel

Notizen

7.1 Verhaltensmuster: Wahrnehmung und Umgang mit der eigenen Gesundheit

7.1.16 Erstickungsgefahr

Definition

Vorliegen von Risikofaktoren für eine versehentliche Unterbrechung der Atemluftzufuhr.

Risikofaktoren

- Verminderte Geruchswahrnehmung
- Kognitive Beeinträchtigung oder emotionale Schwierigkeiten
- Beeinträchtigte Mobilität (im Bett, beim Gehen)
- Fehlen von Sicherheitserziehung oder Sicherheitsvorkehrungen
- Laufen lassen eines Automotors in geschlossener Garage
- Kissen im Bettchen eines Säuglings
- Säuglinge, die allein aus einer im Bettchen abgestützten Trinkflasche trinken
- Eine um den Hals des Kleinkindes gehängte Schnullerkette
- Kinder, die mit Plastiktüten spielen oder kleine Gegenstände in Mund oder Nase stecken
- Ausrangierte oder nicht benutzte Kühlschränke oder Kühltruhen ohne entfernte Türen
- Unbeaufsichtigte Kinder in Badewannen oder Schwimmbädern
- Gaslecks in Wohnungen
- Benutzung von Ölöfen ohne Abluftvorrichtung
- Schlucken von großen Bissen

Notizen

7 Pflegediagnosen nach funktionellen Verhaltensmustern

7.1.17 Veränderter Selbstschutz (zu spezifizieren)

Definition

Verminderte Fähigkeit, sich selbst vor inneren oder äußeren Bedrohungen, wie Krankheiten oder Verletzungen, zu schützen.

Kennzeichen

- Geschwächte Abwehrkraft
- Beeinträchtigte Wundheilung
- Veränderte Blutgerinnung
- Unangemessene Reaktion auf Stress
- Neurosensorische Veränderungen
- Frösteln, Schwitzen
- Dyspnoe, Husten
- Juckreiz
- Unruhe
- Schlaflosigkeit, Erschöpfung, Anorexie, Schwäche
- Immobilität
- Desorientierung
- Druckgeschwüre

Ätiologische und verbundene Faktoren

- Alkoholabusus
- Unzureichende Ernährung

Risikogruppen

- Personen mit abnormen Blutwerten (Leukopenie, Thrombozytopenie, Anämie, Gerinnungsstörung)
- Personen mit bestimmten medikamentösen Therapien (Zytostatika, Kortikoide, Immunsuppression, Antikoagulanzien, Thrombolyse)
- Personen mit bestimmten Behandlungen (Operation, Bestrahlung, Krebsbehandlung, bei Störung des Immunsystems)

Notizen

7.1 Verhaltensmuster: Wahrnehmung und Umgang mit der eigenen Gesundheit

7.1.18 Energiefeldstörung

Definition

Unterbrechung des Energieflusses, der das Wesen eines jeden Menschen umgibt, was zu einer Disharmonie von Körper, Seele und/oder Geist führt.

Kennzeichen

- Temperaturveränderung (Wärme/Kälte)
- Visuelle Veränderungen (Körperbild/Hautfarbe)
- Unterbrechung des Energiefelds (Leere/Blockade/Spitze/Anschwellen)
- Bewegung (Welle/Spitze/Kribbeln/Prickeln/Verdichtung/Fließen)
- Geräusche (Klänge/Worte)

Notizen

7.2 Verhaltensmuster: Ernährung und Stoffwechsel

7.2.1 Überernährung

Definition

Zufuhr von Kalorien, die den Stoffwechselbedarf weit übersteigt.

Kennzeichen

- Trizeps-Hautfalte dicker als 15 mm bei Männern und 25 mm bei Frauen
- Berichte oder Beobachtungen über gestörtes Essverhalten
- Sitzende Lebensweise
- Körpergewicht mehr als 20% über dem Idealgewicht (Adipositas) oder
- Körpergewicht 10%-20% über dem Idealgewicht nach Größe und Körperbau (Übergewicht)

Ätiologische oder verbundene Faktoren

- Ungleichgewicht zwischen Nahrungsaufnahme und Energieverbrauch
- Gestörtes Essverhalten (beschrieben oder beobachtet)
  - Nahrungsaufnahme begleitet von anderen Aktivitäten
  - Konzentration der Nahrungsaufnahme am Abend
  - Essen in Reaktion auf äußere Anreize (z. B. Tageszeit, Gemeinschaftsereignis)
  - Sitzende Lebensweise (Kalorienzufuhr höher als der -verbrauch)

Risikogruppen

- Personen mit Übergewicht/Adipositas in der Kindheit
- Emotionale Störungen, belastende Lebenssituationen
- Verstärkte sitzende Lebensweise (z. B. durch Rollstuhlpflichtigkeit)

Notizen

7.2 Verhaltensmuster: Ernährung und Stoffwechsel

7.2.2 Gefahr der Überernährung

Definition

Vorliegen von Risikofaktoren für eine Kalorienzufuhr, die den Stoffwechselbedarf übersteigt.

Risikofaktoren

- Gestörtes Essverhalten (beschrieben oder beobachtet)
  - Nahrungsaufnahme begleitet von anderen Aktivitäten
  - Konzentration der Nahrungsaufnahme am Abend
  - Essen als Reaktion auf äußere Reize (z. B. Tageszeit, Gemeinschaftsereignis)
  - Essen als Reaktion auf innere Reize (z. B. Angst, Depression)
- Sitzende Lebensweise
- Beschriebenes oder beobachtetes Übergewicht bei einem Elternteil oder beiden Elternteilen, erbliche Veranlagung
- Schnelles Durchschreiten der Wachstumsphasen bei Säuglingen oder Kleinkindern
- Kalorienzufuhr höher als der Energieverbrauch während der Spätschwangerschaft, frühen Kindheit und Adoleszenz
- Gestörte psychische Konditionierung in Bezug auf Nahrungsmittel (Einsatz von Nahrungsmitteln zur Belohnung oder als Trost)
- Häufige, kurz aufeinander folgende Schwangerschaften, beschriebenes oder beobachtetes höheres Ausgangsgewicht gleich zu Beginn der Schwangerschaft
- Geldmangel (Wahl billiger, kalorienreicher Nahrungsmittel)

Notizen

7 Pflegediagnosen nach funktionellen Verhaltensmustern

7.2.3 Mangelernährung (zu spezifizieren)

Definition

Unzureichende Nahrungsaufnahme, die den Stoffwechselbedarf nicht deckt.

Kennzeichen

Hauptkennzeichen

- Gewichtsverlust (mit oder ohne angemessene Nahrungszufuhr), Körpergewicht 20 % oder mehr unter dem Idealgewicht
- Berichte oder Beobachtungen über eine unzureichende Nahrungsaufnahme, die den minimalen täglichen Nährstoffbedarf nicht deckt.

Nebenkennzeichen

- Erschöpfung
- Brüchige Kapillaren
- Blasse Konjunktiven und Mundschleimhaut
- Starker Haarausfall, schwacher Muskeltonus
- Lebhafte Darmgeräusche, Bauchkrämpfe, -schmerzen
- Diarrhoe und/oder Fettstühle

Ätiologische oder verbundene Faktoren

- Missempfindungen/Schmerzen in der Mundhöhle
- Schmerzen beim Kauen (Karies)
- Verändertes oder fehlendes Geschmacksempfinden
- Unfähigkeit, sich Nahrungsmittel zuzubereiten oder zu verschaffen
- Wissensdefizit (täglicher Nährstoffbedarf)
- Finanzielle Beschränkungen
- Soziale Isolation
- Anorexie, Angst vor dem Sättigungsgefühl, frühes Sättigungsgefühl
- Suchtstoffabhängigkeit
- Emotionaler Stress
- Besondere Ernährungsgewohnheiten, Einhaltung besonderer Diäten
- Muskelschwäche (Kauen, Schlucken)

Risikogruppen

- Personen mit gesteigertem Stoffwechsel
- Personen mit Absorptionsstörungen

Notizen

7.2.4 Gedeihstörung beim Erwachsenen*

Definition

Progressive funktionale Verschlechterung körperlicher und kognitiver Art. (Verbunden mit einer Erkrankung mehrerer Körpersysteme, die auf medizinische Maßnahmen nicht mehr anspricht. Der Zustand kann, wenn frühzeitig erkannt, mit psychosozialen Pflegemaßnahmen beeinflusst werden.)

Kennzeichen

- Anorexie (Appetitverlust), Patient verschmäht die angebotenen Mahlzeiten, sagt, er habe keinen Appetit, sei nicht hungrig, oder „Ich mag nicht essen"
- Ungenügende Nährstoffaufnahme. Isst weniger als seinen Körperbedürfnissen entspricht, isst nichts oder nur sehr wenig von den täglichen Mahlzeiten (verzehrt z. B. weniger als 75 % des Normalbedarfs bei jeder oder der meisten Mahlzeiten)
- Gewichtsverlust (gesunkenes Körpergewicht gemessen am Ausgangsgewicht, z. B. 5 % unbeabsichtigter Gewichtsverlust in 1 Monat, 10 % unbeabsichtigter Gewichtsverlust in 6 Monaten)
- Körperlicher Abbau (Abbau der körperlichen Funktionen, Anzeichen von Erschöpfung, Austrocknung, Harn- und Stuhlinkontinenz, oft auch Verschlechterung eines chronischen Gesundheitsproblems, wie Herzversagen, Pneumonie, Harntraktinfektionen)
- Kognitiver Abbau (Abbau der geistigen Fähigkeiten mit folgenden Anzeichen: Probleme, angemessen auf externe Stimuli zu reagieren, Schwierigkeiten beim logischen Denken, Entscheidungen zu treffen, Dinge zu beurteilen, Gedächtnis- und Konzentrationsstörung, verminderte Perzeption)
- Abbau der sozialen Fertigkeiten/sozialer Rückzug (merklich weniger Versuche, an Gemeinschaftsaktivitäten teilzunehmen, z. B. weniger verbale Kommunikation mit dem Personal, mit Angehörigen und Freunden; geringe Teilnahme an den Aktivitäten des täglichen Lebens und Aktivitäten, die der Person früher Freude gemacht haben)
- Selbstfürsorgedefizit (z. B. Vernachlässigung der körperlichen Sauberkeit oder Erscheinung, Schwierigkeiten bei der Ausführung einfacher Selbstfürsorgetätigkeiten, Vernachlässigung des Wohnumfelds und/oder der finanziellen Verpflichtungen, Apathie, die sich durch ein Fehlen von Anzeichen gefühlsmäßiger Beteiligung am täglichen Leben und an der Umgebung zeigt)
- Depression (Veränderte Stimmungslage): Patient äußert, er sei „deprimiert" und/oder weist eines oder mehrere der folgenden Kennzeichen auf:
  - Gefühle von Traurigkeit, Niedergeschlagenheit, Stimmungstief
  - Verlust von Interesse an angenehmen Ablenkungen, wie Essen, Sex, Arbeit
  - Freundschaften, Angehörigen, Hobbys oder Unterhaltung
  - Apathie, Lethargie, Erschöpfung

---

* Diese Diagnose erfüllt die Kriterien eines Syndroms.

– Scheint deprimiert (z. B. verbringt viel Zeit im Bett, mit zur Wand gedrehtem Gesicht), äußert den Wunsch zu sterben
– Hilflosigkeit

Risikogruppen

▶ Hauptsächlich zu beobachten bei älteren Menschen, die
  1. an verschiedenen Systemerkrankungen leiden und auf medizinische Interventionen nicht mehr ansprechen
  2. die mit deren Folgeproblemen zurechtkommen müssen
  3. deren Fähigkeit, für sich selbst zu sorgen, deutlich herabgesetzt ist

Notizen

7.2.5 Unwirksames Stillen

Definition

Die von der Mutter oder dem Neugeborenen/Kleinkind erfahrene Unzufriedenheit mit dem oder Schwierigkeiten beim Stillvorgang.

Kennzeichen

Hauptkennzeichen

Bericht oder Beobachtung einer oder mehrerer der folgenden Unzufriedenheiten oder Schwierigkeiten:

- Tatsächlich unzureichende oder als unzureichend wahrgenommene Milchmenge, Unfähigkeit des Säuglings, die Mutterbrust richtig zu fassen
- Keine beobachtbaren Zeichen einer Oxytocinausschüttung
- Beobachtbare Zeichen einer ungenügenden Nahrungsaufnahme des Säuglings
- Zu kurze oder nicht ausreichende Gelegenheit, an der Brust zu saugen
- Ungenügende Leerung der Brüste beim Stillen
- Anhaltend wunde Brustwarzen über die erste Stillwoche hinaus
- Der Säugling ist unruhig und weint innerhalb der ersten Stunde nach dem Stillen, reagiert nicht auf beruhigende Maßnahmen
- Der Säugling windet sich und weint an der Brust, sträubt sich gegen das Anlegen

Nebenkennzeichen

- Frühere Misserfolge beim Stillen

Ätiologische oder verbundene Faktoren

- Mangelnde Kenntnisse über das Stillen
- Unterbrechung beim Stillen
- Ängstlichkeit der Mutter, mütterliche Ambivalenz
- Unreife oder Fehlbildung des Säuglings
- Brustanomalie der Mutter, frühere Brustoperation
- Säugling erhält zusätzlich Flaschennahrung
- Schlechter Saugreflex des Säuglings
- Fehlende Unterstützung des Partners, der Familie

Notizen

7 Pflegediagnosen nach funktionellen Verhaltensmustern

7.2.6 Unterbrochenes Stillen

Definition

Unterbrechung des Stillens, als Folge der Unfähigkeit, den Säugling an die Brust anzulegen, oder weil es nicht ratsam erscheint zu stillen.

Kennzeichen

Hauptkennzeichen

- Der Säugling bekommt keine Milch bei allen oder manchen Stillvorgängen
- Wunsch der Mutter, den Säugling weiter zu stillen und ihm ihre Milch (gelegentlich) bereitzustellen, obwohl die Umstände dagegen sprechen

Nebenkennzeichen

- Mangelnde Kenntnisse über das Abpumpen und die Aufbewahrung der Muttermilch

Ätiologische und verbundene Faktoren

- Trennung von Mutter und Kind
- Erkrankung der Mutter oder des Kindes
- Berufstätigkeit der Mutter
- Notwendigkeit, das Kind abrupt abzustillen
- Frühgeburt, Unreife des Kindes

Notizen

7.2.7 Erfolgreiches Stillen*

Definition

Zustand, bei dem die Mutter-Kind-Einheit/die Familie beim Stillvorgang eine angemessene Geschicklichkeit und Zufriedenheit zeigt.

Kennzeichen

Hauptkennzeichen

- Die Mutter ist fähig, das Kind so anzulegen, dass es erfolgreich saugen kann
- Der Säugling ist nach dem Stillen zufrieden
- Altersgemäße Gewichtsentwicklung des Säuglings
- Säugling saugt/schluckt regelmäßig und ausdauernd
- Erfolgreiche Mutter-Kind-Kommunikation (Bonding), erkennbar an den Reaktionen des Säuglings und der Interpretation und Reaktion der Mutter

Nebenkennzeichen

- Zeichen/Symptome einer Oxytocinausschüttung (Milcheinschießen)
- Altersentsprechende Ausscheidungsmuster des Säuglings
- Bestreben des Säuglings, gestillt zu werden
- Äußerung der Mutter über Zufriedenheit mit dem Stillvorgang
- Grundlegendes Wissen über das Stillen vorhanden
- Normale Brust
- Normaler Mund-Rachen-Raum des Kindes
- Gestationsalter des Kindes über 34 Wochen
- Hilfe und soziale Unterstützung vorhanden
- Zuversicht und Selbstvertrauen der Mutter

Notizen

---

* Diese Pflegediagnose beschreibt kein Problem oder Risiko. Wie bei anderen Gesundheitszuständen oder Vorgängen ist ein regelmäßiges Assessment ratsam.

7.2.8 Beeinträchtigte Nahrungsaufnahme des Säuglings*

Definition

Zustand, bei dem der Säugling eine eingeschränkte Fähigkeit zu saugen oder eine eingeschränkte Koordinationsfähigkeit beim Saug-Schluck-Vorgang aufweist.

Kennzeichen

- Unfähigkeit des Kindes, mit dem Saugen zu beginnen oder Saugschwäche des Kindes
- Unfähigkeit des Kindes, das Saugen, Schlucken und Atmen zu koordinieren

Risikogruppen

- Frühgeborene
- Säuglinge mit neurologisch bedingten Beeinträchtigungen/Entwicklungsstörungen (zu spezifizieren)
- Verlängerte Nahrungskarenz
- Anatomische Anomalie (z. B. Lippen-, Gaumen-, Kieferspalte)
- Orale Überempfindlichkeit

Notizen

---

* Dieser Zustand ist häufig Gegenstand pflegerischer Interventionen (d. h. der ätiologische/verbundene Faktor).

7.2 Verhaltensmuster: Ernährung und Stoffwechsel

7.2.9 Schluckstörung (nicht kompensiert)

Definition

Eingeschränkte Fähigkeit, Flüssigkeiten und/oder feste Nahrungsmittel willentlich vom Mund in den Magen zu befördern.

Kennzeichen

Hauptkennzeichen

- Beobachtete oder berichtete Schluckschwierigkeiten:
  - Husten/Erstickungsanfälle beim Schlucken
  - Verbleib von Nahrungsbestandteilen in der Mundhöhle (Wangentaschen)

Nebenkennzeichen

- Vorliegen einer Aspiration

Ätiologische oder verbundene Faktoren

- Nicht kompensierte perzeptorische und motorische Schwächen/Verluste
- Erschöpfung
- Geröteter, gereizter Mund- und Rachenraum
- Eingeschränkte Aufmerksamkeit, Bewusstseinseinschränkung

Risikogruppen

- Personen mit neuromuskulären oder perzeptorischen Beeinträchtigungen (z. B. vermindertem oder fehlendem Schluckreflex, verminderter Kraft oder Dehnung der Kau- und Schluckmuskulatur, bei Fazialisparese)
- Personen mit mechanischen Obstruktionen (z. B. Ödemen, Tracheostoma, Tumor)

Notizen

7 Pflegediagnosen nach funktionellen Verhaltensmustern

7.2.10 Übelkeit

Definition

Unangenehmes, in Wellen auftretendes Gefühl im Schlund, Epigastrium oder dem ganzen Abdomen, das zu Erbrechen führen kann oder auch nicht.

Kennzeichen

- Äußerung über „Übelkeit" oder „Drang zu Erbrechen"
- Tritt meist vor dem Erbrechen auf, aber auch nach dem Erbrechen oder ohne Erbrechen
- Wird begleitet von Blässe, kalter, feuchter Haut, vermehrtem Speichelfluss, Tachykardie, Gastrostase und Diarrhoe
- Begleitet von Schluckbewegungen ausgelöst durch die Skelettmuskulatur

Ätiologische oder verbundene Faktoren

- Irritation des Gastrointestinalsystems
- Stimulation der neuropharmakologischen Mechanismen

Risikogruppen

- Chemotherapie
- Nachwirkung einer Anästhesie

Notizen

7.2 Verhaltensmuster: Ernährung und Stoffwechsel

7.2.11 Aspirationsgefahr

Definition

Vorliegen von Risikofaktoren, die das Eindringen von Sekreten aus Magen, Rachen und Mund oder festen/flüssigen Nahrungsmitteln in den tracheobronchialen Raum begünstigen.

Risikofaktoren

- Schluckstörung
- Beeinträchtigter Bewusstseinszustand
- Verminderter oder unterdrückter Husten- oder Schluckreflex
- Situationen, die eine Hochlagerung des Oberkörpers behindern
- Unvollständiger Schluss des Kardiasphinkters
- Tracheostomie, Magensonde oder endotrachealer Tubus
- Sondenernährung
- Verabreichung von Medikamenten
- Erhöhter Magendruck
- Erhöhter Restmageninhalt
- Verzögerte Entleerung des Magens
- Operation oder Trauma im Gesichts-, Mund- oder Halsbereich
- Kieferverdrahtung
- Anfälle
- Erbrechen

Notizen

7.2.12 Veränderte Mundschleimhaut (zu spezifizieren)

Definition
Verletzung/Veränderung der Lippen und Schleimhaut der Mundhöhle.

Kennzeichen
- Stomatitis
- Hyperämie/Rötung der Mundschleimhaut
- Mundgeruch
- Ödem der Mundschleimhaut oder des Zahnfleischs
- Äußerung des Patienten über schlechten Geschmack im Mund, Schwierigkeiten beim Essen oder Schlucken
- Eitrige Absonderungen
- Schmerzen oder Missempfindung im Mund
- Glatte, atrophische, berührungsempfindliche Zunge, zerfurchte Zunge
- Mundtrockenheit
- Knötchen auf der Schleimhaut
- Verletzungen oder Ulzerationen der Mundschleimhaut (weiße Plaques, schwammige Stellen oder weißes, dickliches Exsudat, Bläschen, Knötchen oder Papeln)
- Zahnfleischschwund (Taschen tiefer als 4 mm)
- Blasses Zahnfleisch, blasse Schleimhaut
- Über den normalen Entwicklungsstand hinaus vergrößerte Tonsillen
- Rote oder bläuliche Gewebeverdichtungen, z. B. Hämangiom
- Abschuppungen

Ätiologische oder verbundene Faktoren
- Ineffektive Mund- und Zahnpflegepraktiken
- Chemische Reizungen der Mundhöhle (z. B. durch Alkohol, Tabak, säurehaltige Nahrungsmittel, Inhalationsmittel)
- Dehydratation (übermäßiger Flüssigkeitsverlust, z. B. durch Schwitzen, Erbrechen)
- Mundatmung
- Unterernährung oder Vitaminmangel
- Stress, Depression
- Beeinträchtigte Abwehrkräfte
- Medikamentennebenwirkungen
- Verminderte/fehlende Speichelproduktion
- Keine Möglichkeit zur selbständigen Mundpflege
- Kein Zugang zu professioneller Pflege
- Mechanische Reizungen der Mundhöhle (endotracheale Sonden, Magensonde, schlecht sitzende Zahnprothesen, Zahnspangen, durch Beißen oder Kauen)

7.2 Verhaltensmuster: Ernährung und Stoffwechsel

Risikogruppen

- Personen mit Operationen oder Verletzungen der Mundhöhle
- Lippen-, Kiefer- oder/und Gaumenspalte
- Bestrahlungen (von Kopf, Hals, Mund) oder Chemotherapie
- Verlust des sozialen Unterstützungssystems
- Altersbedingter Verlust von Binde-, Fett- oder Knochengewebe
- Frauen mit herabgesetztem Hormonspiegel

Notizen

7.2.13 Beeinträchtigte Zahnentwicklung

Definition

Unterbrechung der Zahnentwicklung oder des Zahnens oder Störung des Zahnaufbaus.

Kennzeichen

- Fehlen von einzelnen Zähnen, lockere Zähne, völliges Fehlen von Zähnen
- Zahnschmerzen
- Hitze- oder Kälteempfindlichkeit
- Vermehrte Bildung von Plaques
- Karies der Zahnwurzel oder -krone
- Mundgeruch
- Verfärbung von Porzellanzahnfüllungen
- Vermehrte Kalkablagerung
- Abgenutzte oder abgeriebene Zähne
- Zahnfraktur
- Erosion von Zahnfüllungen
- Asymmetrischer Gesichtsausdruck
- Unvollständige, nicht altersentsprechende Bildung der Milchzähne oder der bleibenden Zähne
- Schlechte Zahnstellung, schlechter Kieferschluss
- Verfrühter Verlust der Milchzähne

Ätiologische oder verbundene Faktoren

- Ineffektive Zahn- und Mundhygiene
- Keine Möglichkeit zur selbständigen Mundpflege (zu spezifizieren)
- Kein Zugang zu professioneller Pflege oder keine Finanzierungsmöglichkeit
- Mangelernährung, Fehlernährung
- Verfrühter Verlust der Milchzähne
- Übermäßige Einnahme von Fluor
- Chronisches Erbrechen
- Chronischer Tabak-, Tee-, Kaffee-, Rotweingenuss
- Wissensdefizit (Zahngesundheit)
- Übermäßiger Gebrauch aufrauender Zahnputzmittel, Zähneknirschen

Notizen

7.2 Verhaltensmuster: Ernährung und Stoffwechsel

7.2.14 Flüssigkeitsdefizit*

Definition

Herabgesetzte, unter der persönlichen Norm liegende intravaskuläre, interstitielle und/oder intrazelluläre Flüssigkeitsmenge. (Das bezieht sich auf Dehydratation, Wasserverlust allein, ohne Veränderung des Natriumspiegels)

Kennzeichen

- Durst
- Plötzlicher Gewichtsverlust
- Hypotension
- Erhöhte Pulsfrequenz
- Oligurie
- Stärkere Urinkonzentration, erhöhtes spezifisches Gewicht
- Erhöhte Körpertemperatur
- Verminderte Pulsfüllung, verminderter Pulsdruck
- Veränderungen des Bewusstseinszustands
- Trockene Haut und Schleimhäute
- Verminderter Hautturgor
- Schwäche
- Verminderte Venenfüllung
- Erhöhter Hämatokrit

Ätiologische oder verbundene Faktoren

- Aktiver Verlust von Körperflüssigkeiten (z. B. durch Verbrennungen, Blutungen, Diarrhoe, Drainagen)
- Störungen der Flüssigkeitsabsorption
- Hypermetabolische Zustände (Hyperthermie usw.)
- Extremes Alter/Gewicht

Notizen

_____

* Bei dieser Diagnose Arzt hinzuziehen.

7.2.15 Gefahr eines Flüssigkeitsdefizits

Definition

Vorliegen von Risikofaktoren für die Verminderung von Körperflüssigkeiten (vaskuläre, zelluläre oder intrazelluläre Dehydratation).

Risikofaktoren

- Beeinträchtigte Fähigkeit zur Flüssigkeitsaufnahme
- Übermäßiger Flüssigkeitsverlust auf natürlichem Weg (beschreiben, z. B. Diarrhoe)
- Flüssigkeitsverlust über künstliche Ableitungen (beschreiben, z. B. Sonden, Katheter)
- Übermäßiger unmerklicher Flüssigkeitsverlust durch die Haut
- Störungen, die den Zugang zu Flüssigkeit, das Schlucken oder die Absorption verhindern (z. B. körperliche Immobilität, Bewusstlosigkeit)
- Medikamente (z. B. Diuretika)
- Faktoren, die den Flüssigkeitsbedarf beeinflussen (z. B. hypermetabolische Zustände, Fieber, trockene, heiße Umgebung)
- Altersextreme
- Wissensdefizit (täglicher Flüssigkeitsbedarf)
- Häufigere Urinausscheidung
- Körpergewichtsextreme

Notizen

7.2.16 Flüssigkeitsüberschuss*

Definition

Erhöhte isotonische Flüssigkeitsretention.

Kennzeichen

- Plötzliche Gewichtszunahme
- Flüssigkeitsaufnahme höher als Flüssigkeitsabgabe
- Elektrolytveränderungen
- Erhöhter ZVD
- Dritter Herzton (S3, Galopp)
- Veränderungen des Blutdrucks
- Abnorme Atemgeräusche (Knistern, Rasseln)
- Dyspnoe (Kurzatmigkeit), Orthopnoe
- Pleuraerguss
- Lungenstau, Veränderung des Pulmonalarteriendrucks
- Leberstau, positiver hepatojugulärer Reflex
- Anasarka, Oligurie, Veränderungen des spezifischen Uringewichts
- Elektrolytveränderungen, Azotämie
- Verminderter Hämoglobinspiegel und Hämatokritwert
- Veränderung des Bewusstseinszustands (Unruhe)

Ätiologische oder verbundene Faktoren

- Übermäßige Zufuhr von Natrium (z. B. Übermaß isotonischer Infusionslösungen)
- Übermäßige Flüssigkeitszufuhr
- Gestörte Regulierungsmechanismen

Risikogruppen

- Patienten mit Nierenversagen
- Patienten mit kongestivem Herzversagen
- Patienten mit Leberzirrhose
- Patienten mit Cushing-Syndrom

Notizen ✎

_____
_____
_____

---

* Bei dieser Diagnose Arzt hinzuziehen.

7.2.17 Gefahr einer Störung des Flüssigkeitsgleichgewichts

Definition

Gefahr eines verminderten, erhöhten oder schnell wechselnden Austauschs von intravaskulärer, interstitieller und/oder intrazellulärer Flüssigkeit.

Risikofaktoren

- Große invasive Eingriffe

Notizen

7.2.18 Hautschädigung*

Definition

Beschädigung der Haut und/oder Epidermis (siehe auch Druckgeschwür).

Kennzeichen

- Verletzung der Hautoberfläche
- Zerstörung der Hautschichten
- Schädigung der Körperstrukturen (tiefe Ulzeration)

Ätiologische oder verbundene Faktoren

- Durchblutungsveränderungen, veränderte Stoffwechsellage
- Hypo- oder Hyperthermie
- Feuchtigkeit
- Veränderung des Hautturgors, der Hautelastizität
- Veränderungen des Ernährungszustands (Adipositas, Kachexie)
- Pigmentveränderung
- Entwicklungsbezogene Faktoren, psychogene Faktoren

Risikogruppen

- Personen, die körperlich immobil sind
- Personen mit Wahrnehmungs- und Bewegungsstörungen (z. B. Apoplexkranke, Rückenmarkverletzte)
- Bewusstlose Personen
- Adipöse Personen
- Kachektische Personen
- Personen mit immunologischen Störungen
- Personen, die bestrahlt werden

Notizen

---

* Siehe auch Dekubitus, Stadium II-IV.

7 Pflegediagnosen nach funktionellen Verhaltensmustern

7.2.19 Gefahr einer Hautschädigung*

Definition

Vorliegen von Risikofaktoren für die Ausbildung von Hautulzerationen/-abschürfungen. Verwenden Sie ein Instrument zur Einschätzung des Risikos (z. B. die Braden-Skala).

Risikofaktoren

- Unfähigkeit, mindestens alle 1,5–2 h einen Lagewechsel durchzuführen (beeinträchtigte Mobilität, Immobilisierung)
- Gerötete Hautareale (veränderte Gewebedurchblutung), insbesondere über Knochenvorsprüngen
- Äußerungen über Schmerzen und Unbehagen an bestimmten Stellen, insbesondere über Knochenvorsprüngen (mögliche tiefreichende Gewebeschädigung)
- Scherkräfte, Druck, Reibung (Fixiergurte, anhaltender Druck durch Gipsverband)
- Ernährungsmangel (z. B. Protein-, Ascorbinsäuremangel)
- Exkrete/Sekrete auf der Haut
- Knochenvorsprünge
- Veränderungen des Hautturgors (der Hautelastizität)
- Veränderte Hautsensibilität, kognitive Beeinträchtigung (z. B. veränderte Bewusstseinslage)
- Veränderte Stoffwechsellage, Anämie
- Durchblutungsveränderung, Ödem, Arteriosklerose
- Psychogene Faktoren
- Hohe Luftfeuchtigkeit und -temperatur
- Hypo- oder Hyperthermie
- Medikamente (die Hautschädigungen verursachen)
- Pigmentveränderungen
- Vermindertes Fettgewebe, Knochenvorsprünge
- Immunologische Faktoren
- Irritierende chemische Substanzen auf der Haut
- Bestrahlung

Notizen ✍

---

* Siehe auch Dekubitus Grad I.

7.2.20 Dekubitus (Stadium zu spezifizieren)*

Definition

Beschädigung der Hautintegrität, meist über Knochenvorsprüngen, in Verbindung mit lang andauerndem Liegen oder Sitzen (Stadium zu spezifizieren).

Kennzeichen

- Ulzerationen (Verletzung der Hautoberfläche, Zerstörung der Hautschichten, meist über Knochenvorsprüngen) und/oder
- Äußerungen über Schmerzen, Unbehagen oder Taubheitsgefühl über Knochenvorsprüngen ohne äußerliche Hautbeschädigung (tiefer Dekubitus)

Stadium I: Gerötete Hautareale, keine Hautverletzung (anhaltende Rötung der intakten Haut. Zu beachten: Eine reaktive Hyperämie kann normalerweise über einen Zeitraum auftreten, der $^1/_2$ bis $^3/_4$ der Zeit entspricht, die die Hautdurchblutung durch Druckeinwirkung unterbrochen war. Dieser Zustand sollte nicht mit einem Dekubitus im Stadium I verwechselt werden).

Stadium II: Gerötete Hautareale, kleine Hautulzerationen. (Partieller Verlust der Hautdicke, der Epidermis und/oder Dermis umfasst. Die Ulzeration ist oberflächlich und erscheint klinisch wie eine Abschürfung, Blase oder ein flacher Krater.)

Stadium III: Tiefe Ulzeration mit Sekretabgabe nach außen, keine Nekrosen. (Vollständiger Hautverlust mit Schädigung oder Nekrose des subkutanen Gewebes bis zur Faszie, jedoch nicht weiter. Die Ulzeration erscheint klinisch wie ein tiefer Krater mit oder ohne Unterhöhlung des umliegenden Gewebes.)

Stadium IV: Tiefe Ulzeration, nekrotische Hautareale. (Vollständiger Hautverlust mit weitreichender Gewebezerstörung, Gewebenekrose oder Schädigung der Muskulatur, des Knochens oder der umliegenden Strukturen, der Sehne und/oder Gelenkkapsel.) Zu beachten: Unterhöhlungen des umliegenden Gewebes und Taschenbildungen können ebenfalls im Stadium IV auftreten.

Ätiologische oder verbundene Faktoren

- Langanhaltende Druckeinwirkung
- Reibung, Scherkräfte
- Immobilität
- Inkontinenz

---

* Adaptiert aus Praxisrichtlinien Nr. 3. Dekubitus bei Erwachsenen, USDHHS, Agency for Health Care Policy und Research, Rockville, MD, 1992. Siehe dort für Erkennung, Prophylaxe, Diagnose und Behandlungsrichtlinien. Holen Sie ärztlichen Rat ein, falls Pflegemaßnahmen erfolglos bleiben und der Dekubitus in die Stadien III oder IV fortschreitet.

7 Pflegediagnosen nach funktionellen Verhaltensmustern

- Unterernährung (Protein-, Vitamin-C-Mangel)
- Sensomotorische Einschränkungen
- Kognitive Beeinträchtigungen

Risikogruppen

- Personen mit Hemiplegie, Hemiparese, Tetraplegie (z. B. Apoplex, Rückenmarkverletzung)
- Personen, die aufgrund orthopädischer Probleme immobilisiert sind (z. B. Oberschenkelhalsbruch)
- Personen mit Bettruhe (z. B. Intensivpflege)

Notizen

7.2 Verhaltensmuster: Ernährung und Stoffwechsel

7.2.21 Gewebeschädigung (Art zu spezifizieren)

Definition

Schädigung der Schleimhaut, Hornhaut, Oberhaut oder Subkutis (Gewebeart und Schädigung zu spezifizieren).

Kennzeichen

▶ Beschädigtes oder zerstörtes Gewebe (Hornhaut, Schleimhaut, Oberhaut oder Subkutis)

Ätiologische oder verbundene Faktoren

▶ Veränderte Durchblutung
▶ Mangelernährung oder Überernährung
▶ Flüssigkeitsdefizit oder Flüssigkeitsüberschuss
▶ Wissensdefizit
▶ Beeinträchtigte körperliche Mobilität
▶ Reizstoffe:
 – Chemische Reizstoffe (Körperausscheidungen, Sekrete, Medikamente)
 – Thermische Reize (Temperaturextreme)
 – Mechanische Reizung (Druck, Scherkräfte, Reibung)
 – Strahlen (einschließlich therapeutischer Bestrahlung)

Notizen

7.2.22 Latex-Allergie

Definition

Allergische Reaktion auf Latex-Gummiprodukte.

Kennzeichen

Reaktion Typ I:

- Sofortige Reaktion

Reaktionen Typ II:

- Exzem
- Irritation, Rötung, Risse der Haut, aufgesprungene Haut oder Blasen
- Reaktion auf Zusatzmittel verursacht Missempfindung (z. B. Thiurame, Carbamate)
- Verzögertes Auftreten (nach Stunden)
- Keine Reaktion des Immunmechanismus

Ätiologische oder verbundene Faktoren

- Latex-Produkte

Notizen

7.2.23 Gefahr einer Latex-Allergie

Definition

Risiko einer allergischen Reaktion auf Latex-Gummi-Produkte.

Risikofaktoren

- Zahlreiche chirurgische Eingriffe, besonders in der Kindheit (z. B. Spina bifida)
- Allergie auf Bananen, Avocados, Citrusfrüchte, Kiwis, Walnüsse
- Berufsgruppen, die täglich mit Latex in Berührung kommen (z. B. Mediziner, Pflegekräfte, Zahnärzte)
- Zustände, die eine fortlaufende oder intermittierende Katheterisierung erfordern
- Allergie auf Weihnachtssterne (Poinsettia, Euphorbia pulcherrima)
- Frühere Allergien oder früheres Asthma

Notizen

7.2.24 Ungenügende Wärmeregulation

Definition

Körpertemperatur, die zwischen Hypothermie und Hyperthermie schwankt.

Kennzeichen

- Schwankungen der Körpertemperatur über und unter die Normaltemperatur (siehe Kennzeichen von Hypothermie und Hyperthermie)

Ätiologische oder verbundene Faktoren

- Wechselnde Temperaturen der Umgebung

Risikogruppen

- Trauma oder Erkrankung, die das Temperaturregulationszentrum beeinflusst
- Altersextreme (Frühgeburten, unreife Neugeborene, sehr alte Menschen)

Notizen

7.2.25 Hyperthermie

Definition
Erhöhung der Körpertemperatur über das Normalmaß.

Kennzeichen

Hauptkennzeichen

▶ Anstieg der Körpertemperatur über das altersentsprechende Normalmaß

Nebenkennzeichen

▶ Gerötete Haut
▶ Überwärmte Haut
▶ Erhöhte Atemfrequenz
▶ Tachykardie
▶ Krampfanfälle/Fieberkrämpfe (als Folgeerscheinung)

Ätiologische oder verbundene Faktoren

▶ Exposition einer heißen Umgebung
▶ Übermäßige körperliche Aktivität
▶ Medikamente/Anästhesie
▶ Unangemessene Kleidung
▶ Krankheit oder Verletzung
▶ Dehydratation
▶ Unfähigkeit/verminderte Fähigkeit zu schwitzen

Notizen

7.2.26 Hypothermie

Definition

Verminderung der Körpertemperatur unter das Normalmaß

Kennzeichen

Hauptkennzeichen

- Absinken der Körpertemperatur unter das Normalmaß

Nebenkennzeichen

- Leichtes Frösteln
- Kühle Haut, leichte Blässe, Gänsehaut
- Verlangsamte kapilläre Füllung
- Tachykardie; zyanotische Nagelbetten
- Erhöhter Blutdruck

Ätiologische oder verbundene Faktoren

- Exposition einer kühlen oder kalten Umgebung
- Krankheit oder Trauma
- Unfähigkeit/verminderte Fähigkeit zu frösteln
- Unterernährung, verminderte Stoffwechselrate, Inaktivität, Alterungsprozesse
- Schädigung des Hypothalamus

Notizen

7.2.27 Gefahr einer veränderten Körpertemperatur*

Definition

Vorliegen von Risikofaktoren, die die Aufrechterhaltung der Körpertemperatur innerhalb normaler Grenzen gefährden.

Risikofaktoren

- Krankheit oder Verletzung, die die Temperaturregulation beeinträchtigen
- Veränderte Stoffwechselrate
- Dehydratation
- Altersextreme
- Sedativa, Anästhesie
- Medikamente, die eine Gefäßverengung oder -weiterung bewirken
- Exposition einer kühlen/kalten oder warmen/heißen Umgebung
- Inaktivität oder extreme Aktivität
- Eine der Umgebungstemperatur nicht angemessene Kleidung
- Körpergewichtsextreme

Notizen

---

* Siehe auch ungenügende Wärmeregulation.

7.3 Verhaltensmuster: Ausscheidung

7.3.1 Objektive Obstipation

Definition

Verminderte Defäkationsfrequenz und schwierige oder unvollständige Ausscheidung von hartem, trockenem Stuhl.

Kennzeichen

Hauptkennzeichen

- Verminderte Defäkationsfrequenz
- Harter, trockener, geformter Stuhl oder kein Stuhlgang möglich
- Äußerungen über ein Völlegefühl oder Druck im Rektum

Nebenkennzeichen

- Pressen beim Stuhlgang
- Schmerzhafte Defäkation
- Druckempfindliches Abdomen mit oder ohne palpierbare Muskelresistenz; Abdominalschmerzen
- Aufgeblähtes Abdomen, palpierbare Masse im Rektum, palpierbare Masse im Abdomen
- Erhöhter Abdominaldruck
- Dumpfes Geräusch beim Abklopfen des Abdomens, kollernde Darmgeräusche, lebhafte oder geringe Darmgeräusche
- Flatulenz
- Weicher, pastöser Stuhl im Rektum
- Anorexie, Kopfschmerz, Verdauungsstörung, allgemeine Mattigkeit
- Übelkeit, Erbrechen
- Hellrotes Blut im Stuhl
- Schwarzer Stuhl oder Teerstuhl

Bei alten Menschen (zusätzlich)

- Veränderung des Bewusstseinsstatus
- Harninkontinenz
- Unerklärliche Stürze
- Erhöhte Körpertemperatur

Ätiologische oder verbundene Faktoren
Funktionale Faktoren:

- Gewohnheitsmäßiges Ignorieren des Stuhldrangs

- Unangemessene Toilettengewohnheiten (Rechtzeitigkeit, Haltung bei der Defäkation, fehlende Privatsphäre, unregelmäßige Ausscheidungsgewohnheiten)
- Ungenügende körperliche Aktivität
- Schwache Abdominalmuskulatur

Psychologische Faktoren:

- Depression
- Emotionaler Stress
- Verwirrtheit

Mechanische Faktoren:

- Adipositas
- Hämorrhoiden

Risikofaktoren

Pharmakologische Faktoren:

- Überdosis Laxanzien
- Antilipämische Wirkstoffe
- Calciumcarbonat, aluminiumhaltige Antazida
- Nichtsteroidale antiinflammatorische Wirkstoffe
- Opiate, Sedativa, Antidepressiva, Phenothiazide
- Anticholinergika, Bismutsalze
- Diuretika, Sympathomimetika, Calciumblocker

Mechanische Faktoren:

- Rektumabszess oder - ulcus, Analfissuren, Tumor, Analstriktur
- Schwangerschaft
- Megakolon (Hirschsprung-Krankheit)
- Störung der Elektrolyte
- Rektalprolaps
- Vergrößerte Prostata
- Neurologische Störung
- Retrozele
- Postoperative Obstruktion

Notizen

7.3.2 Subjektive Obstipation

Definition

Selbstdiagnose einer Obstipation und Sicherstellung der täglichen Defäkation durch Laxanzien, Einläufe und/oder Suppositorien.

Kennzeichen

- Erwartung, täglich Stuhlgang zu haben, was zu einem übermäßigen Gebrauch von Laxanzien, Einläufen und/oder Suppositorien führt
- Erwartung, dass der Stuhlgang immer zur selben Zeit erfolgt

Ätiologische oder verbundene Faktoren

- Kulturelle Gesundheitsvorstellungen, Familienmeinung
- Fehleinschätzung
- Beeinträchtigte Denkprozesse

Notizen

7.3.3 Intermittierende Obstipationsmuster

Definition
Regelmäßig auftretende, nicht pathologisch bedingte Perioden von hartem, trockenem Stuhl oder Perioden ohne Stuhlausscheidung.

Kennzeichen

Hauptkennzeichen

- Berichtete oder beobachtete Episoden von hartem, trockenem Stuhl oder ohne Stuhlausscheidung, die 2 bis 3-mal im Monat oder häufiger auftreten
- Pressen beim Stuhlgang

Nebenkennzeichen

- Schmerzhafte Defäkation
- Äußerungen über ein abdominelles oder rektales Völlegefühl, aufgeblähtes Abdomen, Rückenschmerz
- Äußerungen über ein Druckgefühl im Rektum
- Gebrauch von Laxanzien
- Kopfschmerzen
- Gestörter Appetit
- Bauchschmerzen, -krämpfe
- Palpierbare Masse
- Übelkeit

Ätiologische oder verbundene Faktoren

- Ballaststoffarme Kost
- Geringe Flüssigkeitsaufnahme
- Geringe körperliche Bewegung
- Regelmäßige Anwendung von Einläufen, Laxanzien

Risikogruppen

- Personen mit Hämorrhoiden
- Personen, die Antazida einnehmen
- Personen mit therapeutisch verordneter Bettruhe

Notizen

7.3.4 Gefahr einer Obstipation

Definition

Vorliegen von Risikofaktoren für eine geringere Defäkationsfrequenz und schwierige oder unvollständige Ausscheidung von hartem, trockenem Stuhl.

Kennzeichen

Ernährungsfaktoren:

- Dehydratation, ballaststoffarme Kost, unzureichende Essgewohnheiten, Änderung der gewohnten Speisen und Essrituale
- Verminderte Beweglichkeit des Gastrointestinaltrakts
- Schlechter Zustand der Zähne oder schlechte Mundpflege
- Geringe Flüssigkeitsaufnahme

Funktionelle Faktoren:

- Geringe körperliche Bewegung, unzuträgliche Toilettengewohnheiten (z. B. Rechtzeitigkeit), Haltung bei der Defäkation, fehlende Privatsphäre, unregelmäßige Stuhlausscheidung, Schwäche der Abdominalmuskeln, gewohnheitsmäßiges Ignorieren des Stuhldrangs, neue Umgebung)

Psychologische Faktoren:

- Depression, emotionaler Stress, Verwirrtheit

Pharmakologische Faktoren:

- Aluminiumhaltige Antazida, Anticholinergika, Antikonvulsiva, Antidepressiva, antilipämische Substanzen, Bismutsalze, Calciumcarbonat, Calciumblocker, Diuretika, übermäßiger Gebrauch von Laxanzien, Eisensalze, nichtsteroidale antiinflammatorische Wirkstoffe, Opiate, Phenothiazide, Sedativa, Sympathomimetika

Mechanische Faktoren:

- Adipositas, Schwangerschaft, postoperative Obstruktion, Prostatavergrößerung, Rektalprolaps, Rektozele, Rektum- oder Analstriktur, Tumor, Gehirnschlag, Rektumabszess oder ulcus, Störung des Elektrolythaushalts, Rektal- oder Analfissur, Hämorrhoiden, Megakolon (Hirschsprung-Krankheit)

Notizen

7.3.5 Diarrhoe

Definition

Häufige Ausscheidung von dünnflüssigem, ungeformtem Stuhl.

Kennzeichen

- Starke Darmgeräusche
- Starker Stuhldrang
- Bauchschmerzen
- Bauchkrämpfe

Ätiologische oder verbundene Faktoren

- Laxanzienabusus
- Sondenernährung
- Reise (pathogene Keime in Lebensmitteln und Wasser)
- Alkoholabusus
- Stress oder Angst

Risikogruppen

- Personen mit infektiösen Prozessen
- Personen, die bestimmte Medikamente einnehmen
- Personen mit Parasitenbefall
- Personen, die Toxinen ausgesetzt sind
- Personen mit Entzündungszuständen
- Personen, die einer Ansteckung ausgesetzt sind
- Personen mit irritiertem Darm
- Personen, die bestrahlt werden
- Personen mit Absorptionsproblemen

Notizen

7.3.6 Stuhlinkontinenz

Definition
Veränderung des gewohnten Defäkationsmusters durch unfreiwilligen Stuhlabgang.

Kennzeichen

Hauptkennzeichen

- Unfreiwilliger Stuhlabgang

Nebenkennzeichen

- Aussagen, dass der Stuhlgang nicht gehalten werden kann
- Nichtbeachtung des Stuhldrangs
- Nichterkennen des Stuhldrangs
- Berichte von Unfähigkeit, die Füllung des Rektums zu spüren
- Erkennen der rektalen Füllung bei Unfähigkeit, geformten Stuhl auszuscheiden
- Ununterbrochener Abgang von weichem Stuhl
- Fäkalgeruch
- Mit Fäkalien verschmutzte Kleidung oder Bettwäsche
- Gerötete Perianalhaut
- Stuhldrang

Verbundene Faktoren

- Umgebungsfaktoren (z. B. unerreichbare Toilette)
- Kognitive Beeinträchtigung
- Abnorm hoher Abdominal- oder Intestinaldruck
- Laxanzienabusus, Ernährungsgewohnheiten
- Immobilität, generell geschwächter Muskeltonus (z. B. Abdomen, Perineum, Darmsphinkter)
- Impaktierter Stuhl
- Unvollständige Darmentleerung

Risikogruppen

- Personen mit chronischer Diarrhoe
- Personen mit Rektalsphinkteranomalie
- Personen mit kolorektalen Läsionen
- Personen mit gestörter Darmfüllungskapazität
- Personen, die bestimmte Medikamente einnehmen
- Personen mit einer Schädigung der oberen/unteren motorischen Nerven

7.3.7 Verändertes Urinauscheidungsmuster

Definition

Unfreiwilliger Abgang von Urin in einigermaßen voraussagbaren Zeitabständen, wenn eine bestimmte Füllung der Blase erreicht ist.

Kennzeichen

- Inkontinenz
- Harndrang
- Nykturie
- Verzögertes Wasserlassen
- Häufiges Wasserlassen
- Dysurie
- Harnverhalt

Verbundene Faktoren

- Infektion des Harntrakts
- Anatomische Obstruktion
- Multikausalität
- Sensomotorische Störung

Notizen

7.3.8 Funktionelle Inkontinenz

Definition

Die Unfähigkeit einer sonst kontinenten Person, die Toilette so rechtzeitig zu erreichen, dass es nicht zu einem unfreiwilligen Urinabgang kommt.

Kennzeichen

- Berichte von unfreiwilligem Urinabgang bevor die Toilette erreicht wurde
- Person spürt den Harndrang, doch die Zeit zum Erreichen der Toilette ist zu kurz, so dass es zu unkontrollierter Entleerung kommt
- Ist nur am frühen Morgen kontinent
- Völlige Blasenentleerung möglich

Ätiologische oder verbundene Faktoren

- Neuromuskuläre Behinderungen
- Sehprobleme
- Kognitionsstörung
- Psychologische Faktoren
- Neue Umgebung
- Schwache Beckenmuskulatur und Stützmuskulatur

Notizen

7.3.9 Reflexinkontinenz

Definition

Unfreiwilliger Abgang von Urin in einigermaßen voraussagbaren Zeitabständen, immer dann, wenn eine bestimmte Blasenfüllung erreicht ist.

Kennzeichen

Hauptkennzeichen

- Voraussagbares Blasenentleerungsmuster
- Kein Harndrang, fehlendes Gefühl der Blasenfüllung, keine Wahrnehmung der Blasenfüllung
- Unfähigkeit, die Blasenentleerung willentlich zu steuern

Nebenkennzeichen

- Harndrang ohne willentliche Steuerung der Blasenkontraktion
- Mit einer vollen Blase einhergehende Empfindungen, wie Schwitzen, Unruhe, abdominales Unbehagen
- Unvollständige Entleerung mit Läsion über dem sakralen Miktionszentrum
- Vollständige Entleerung mit Läsion über dem Miktionszentrum des Rückenmarks

Ätiologische oder verbundene Faktoren

- Wissensdefizit (z. B. über Blasenfunktion)

Risikogruppen

- Personen mit einer neurologischen Beeinträchtigung über dem sakralen Miktionszentrum oder dem Miktionszentrum des Rückenmarks (z. B. Myelomeningozele)

Notizen

7.3.10 Streßinkontinenz

Definition

Unkontrollierbarer Urinabgang von weniger als 50 ml, der bei erhöhtem Abdominaldruck auftritt.

Kennzeichen

Hauptkennzeichen

- Berichtetes oder beobachtetes Harnträufeln bei erhöhtem intraabdominellem Druck (Niesen, Husten, Lachen, Aufstehen von einem niedrigen Stuhl)

Nebenkennzeichen

- Berichte über Harndrang
- Ausscheidungsfrequenz häufiger als zweistündlich

Ätiologische oder verbundene Faktoren

- Schwache Beckenmuskulatur und schwaches Stützgewebe
- Überdehnung zwischen den Entleerungen
- Hoher intraabdomineller Druck (z. B. durch Adipositas)

Risikogruppen

- Personen mit erhöhtem intraabdominellem Druck (z. B. Schwangerschaft)
- Personen mit unvollständiger Blasenentleerung
- Personen mit altersbedingten degenerativen Veränderungen der Beckenmuskulatur und des Stützgewebes

Notizen

7.3 Verhaltensmuster: Ausscheidung

7.3.11 Dranginkontinenz

Definition

Unfreiwilliger Urinabgang, der rasch nach einem starken Harndrang auftritt.

Kennzeichen

Hauptkennzeichen

- Unfähigkeit, die Toilette rechtzeitig vor dem Urinabgang zu erreichen
- Harndrang nicht einhalten/unterdrücken können

Nebenkennzeichen

- Ausscheidungsfrequenz häufiger als zweistündlich
- Blasenkontraktion oder -spasmus
- Nykturie (öfter als zweimal pro Nacht)
- Entleerung in kleinen Mengen (unter 10 ml) oder großen Mengen (über 550 ml)

Risikogruppen

- Personen mit Blasenspasmen (z. B. Irritation der Blasenausdehnungsrezeptoren bei Blaseninfektion)
- Personen mit verringertem Blasenfüllungsvermögen (z. B. aufgrund früherer Entzündungen im kleinen Becken, abdomineller Eingriffe, Dauerkatheter)

Notizen

7 Pflegediagnosen nach funktionellen Verhaltensmustern

7.3.12 Gefahr einer Dranginkontinenz

Definition

Gefahr eines unfreiwilligen Urinabgangs, verbunden mit plötzlichem starkem Harndrang.

Riskiofaktoren

- Ungünstige Ausscheidungsgewohnheiten
- Medikamentenwirkungen (Coffein, Alkohol)
- Hyperreflexie des Detrusors durch Zystitis
- Schwacher Detrusor mit gestörter Kontraktionsfähigkeit
- Unfreiwillige Sphinkterentspannung
- Geringe Blasenkapazität
- Urethritis
- Tumoren, Nierensteine
- Störungen des zentralen Nervensystems/des Rückenmarks über dem Miktionszentrum

Notizen

7.3.13 Totale Inkontinenz

Definition
Ständiger und nicht vorhersehbarer Harnabgang.

Kennzeichen
Hauptkennzeichen

- Konstanter Abgang von Urin zu unvorhersehbaren Zeiten, ohne Blasenfüllung oder unwillkürliche Blasenkontraktion oder -krämpfe
- Fehlendes Empfinden für die Blasenfüllung
- Fehlendes Bewusstsein für die Inkontinenz

Nebenkennzeichen

- Nykturie
- Erfolglose Inkontinenzbehandlung

Ätiologische oder verbundene Faktoren

- Neuropathie, z. B. Verhinderung der Weiterleitung des Blasenfüllungsreflexes durch Trauma der Rückenmarknerven
- Neurologische Störung, die die Urinausscheidung zu unvorhersehbaren Zeiten auslöst
- Unwillkürliche Kontraktion des Detrusors infolge eines chirurgischen Eingriffs

Notizen

7.3.14 Harnverhalt*

Definition

Unvollständige Entleerung der Blase.

Kennzeichen

Hauptkennzeichen

- Blasenüberdehnung
- Häufige, geringe oder fehlende Urinausscheidung
- Restharn (100 ml oder mehr) nach Katheterisierung

Nebenkennzeichen

- Inkontinenz durch Überlaufblase
- Aussage über das Gefühl einer vollen Blase
- Harnträufeln
- Dysurie

Ätiologische oder verbundene Faktoren

- Hoher urethraler Druck (durch einen schwachen Detrusor)
- Blockade des Urinabflusses

Risikogruppen

- Personen mit unterbrochenem Reflexbogen
- Personen mit zu kräftigem Sphinkter

Notizen

---

* Bei dieser Diagnose Arzt hinzuziehen.

7.4 Verhaltensmuster: Aktivität und Bewegung

7.4.1 Aktivitätsintoleranz (Grad zu spezifizieren)

Definition

Abnorme Reaktion auf energieverbrauchende körperliche Bewegung bei notwendigen oder erwünschten Alltagsaktivitäten.

Kennzeichen*

- Äußerungen über Dyspnoe/Kurzatmigkeit oder Beobachtung von Atemnot in Verbindung mit körperlicher Aktivität
- Berichte über Erschöpfung (in Zusammenhang mit anderen Kennzeichen bewerten)
- Veränderung der Herzfrequenz (besonders bei Herz- und Atemproblemen)
- Muskelschwäche, Unwohlsein, Schmerzen (besonders bei neuromuskulären Problemen und Problemen des Bewegungsapparates) und/oder als Reaktion auf eine energieverbrauchende Aktivität
- Herzfrequenz sinkt nicht innerhalb von ca. 3 min auf den Ausgangswert ab

Sofortige Beachtung und Bewertung erfordern:

- Berichte über Unwohlsein/Brustschmerzen in Verbindung mit körperlicher Aktivität (Grad der Aktivität zu spezifizieren)
- Arrhythmien in Verbindung mit körperlicher Aktivität
- Anstieg des diastolischen Blutdrucks über 15 mm Hg in Verbindung mit körperlicher Aktivität
- EKG-Veränderungen, die auf eine Ischämie hinweisen, in Verbindung mit körperlicher Aktivität
- Blutdruck steigt unter körperlicher Belastung nicht an
- Ruhedyspnoe (außer wenn dies für die betreffende Person der Normalzustand ist)

Grad I: Patient geht auf einer Ebene im normalen Tempo, gerät jedoch stärker als normal außer Atem, wenn er einen oder mehrere Treppenabsätze hinaufsteigt

Grad II: Patient geht auf ebener Strecke langsam ca. 150 m weit oder steigt einen Treppenabsatz hinauf, ohne stehen bleiben zu müssen

Grad III: Patient geht auf gerader Ebene nicht mehr als 15 m weit, ohne stehen bleiben zu müssen, oder ist nicht in der Lage, einen Treppenabsatz hinaufzusteigen, ohne anzuhalten

Grad IV: Dyspnoe und Erschöpfung im Ruhezustand

---

* Obwohl es eine Reihe von pflegebezogenen Untersuchungen gibt, stimmen deren Ergebnisse mit manchen Indikatoren nicht überein. Deshalb ist Vorsicht angebracht. Bei Verdacht auf Intoleranz sollte die Aktivität eingestellt werden.

Ätiologische oder verbundene Faktoren

- Allgemeine Schwäche
- Sitzende Lebensweise

Risikogruppen

- Personen mit einem Ungleichgewicht zwischen Sauerstoffzufuhr und Sauerstoffbedarf (z. B. kardiovaskuläre, pulmonale altersbedingte Veränderungen)
- Personen unter Belastungssteigerung (z. B. Herz-Kreislauf- oder andere Rehabilitationsmaßnahmen)
- Personen mit lang anhaltender Bettruhe oder Immobilität, mit schlechter körperlicher Kondition

Notizen

7.4 Verhaltensmuster: Aktivität und Bewegung

7.4.2 Gefahr der Aktivitätsintoleranz

Definition

Vorliegen von Risikofaktoren für abnorme Reaktionen auf energieverbrauchende körperliche Bewegungen.

Risikofaktoren

- Schlechte körperliche Kondition (lang anhaltende Bettruhe, Inaktivität)
- Dokumentierte Atemprobleme
- Dokumentierte Herzprobleme
- Früher schon aufgetretene Aktivitätsintoleranz
- Teilnahme an einem Kurs zum Training körperlicher Leistungsfähigkeit
- Wunsch oder Notwendigkeit, sich körperlich stärker zu betätigen
- Allgemeine Schwäche (chronische Krankheit)

Notizen

7.4.3 Erschöpfung

Definition
Überwältigendes, anhaltendes Gefühl der Ermattung mit verminderter körperlicher und geistiger Leistungsfähigkeit.

Kennzeichen

Hauptkennzeichen
- Äußerungen über einen anhaltenden und überwältigenden Energie- und Kräftemangel
- Unfähigkeit, die gewohnten Alltagsaktivitäten durchzuführen (körperliche Aktivität, notwendige Tätigkeiten, geringere berufliche Leistungskraft)

Nebenkennzeichen
- Verstärktes Ruhebedürfnis, Unfähigkeit, die Kräfte im Schlaf zu regenerieren
- Benommenheit, Müdigkeit, Teilnahmslosigkeit
- Gereiztheit
- Verminderte Konzentrationsfähigkeit
- Verminderte Libido
- Schuldgefühle wegen Vernachlässigung der Pflichten

Ätiologische und verbundene Faktoren

Physiologische Faktoren:
- Schlafmangel
- Schlechte körperliche Kondition
- Mangelernährung
- Vermehrte körperliche Anstrengung

Psychologische Faktoren:
- Stress
- Angst
- Depression
- Langweiliger Lebensstil

Situationsbedingte Faktoren:
- Negative Lebensereignisse
- Krankheitszustände
- Schwangerschaft

7.4 Verhaltensmuster: Aktivität und Bewegung

Umgebungsbedingte Faktoren:

- Licht, Lärm zur Schlafenszeit
- Luftfeuchtigkeit
- Lufttemperatur

Risikogruppen

- Personen mit Anämien
- Kranke
- Schwangere

Notizen ✎

7.4.4 Beeinträchtigte körperliche Mobilität (Grad zu spezifizieren)

Definition

Eingeschränkte Fähigkeit, sich unabhängig und zielgerichtet in der Umgebung zu bewegen.

Kennzeichen

Hauptkennzeichen

- Unfähigkeit, sich zielgerichtet in der Umgebung zu bewegen
- Beeinträchtigte Standfestigkeit bei der Durchführung von Alltagsaktivitäten
- Verminderte Muskelkontrolle, -kraft oder -masse

Nebenkennzeichen

- Veränderungen des Gangs, z. B. verringerte Gehgeschwindigkeit, Schwierigkeiten bei den ersten Schritten, kleine Schritte, Schlurfen, deutliche Seitenneigung
- Zögern, sich in Bewegung zu setzen, z. B. aus Angst, körperlicher Schwäche
- Findet Ersatz für Bewegung, z. B. Festhalten an einer Aktivität, vermehrte Aufmerksamkeit gegenüber Aktivitäten anderer, Kontrollverhalten, konzentriert sich auf Aktivitäten, die vor der Krankheit oder Behinderung ausgeführt werden konnten

Klassifikation der Funktionsgrade:

Grad 0: Kann alle Bewegungen selbstständig durchführen.

Grad I: Benötigt Hilfsmittel oder andere Vorrichtungen.

Grad II: Ist darauf angewiesen, dass eine oder mehrere Personen helfen, beaufsichtigen oder anleiten.

Grad III: Benötigt sowohl Unterstützung durch eine andere Person als auch Hilfsmittel oder -vorrichtungen.

Grad IV: Ist vollständig abhängig und kann bei den Bewegungen nicht mithelfen.

Ätiologische oder verbundene Faktoren

- Aktivitätsintoleranz (z. B. durch Bewegung ausgelöste Kurzatmigkeit, beschränkte kardiovaskuläre Belastbarkeit)
- Gelenksteifheit oder Kontrakturen (eingeschränkter Bewegungsgrad)
- Schmerzen, körperliche Beschwerden
- Beeinträchtigung des Bewegungsapparats (z. B. Osteoporose)
- Neuromuskuläre Beeinträchtigung (z. B. Störung der Fein- oder Grobmotorik, unkontrollierte ruckartige Bewegungen, durch Bewegung ausgelöster Tremor)
- Perzeptorisch-kognitive Beeinträchtigung (z. B. verzögerte Reaktionszeit)

7.4 Verhaltensmuster: Aktivität und Bewegung

▶ Depressive Verstimmung oder Angst
▶ Sitzende Lebensweise, Bewegungsarmut, schlechte körperliche Kondition
▶ Körpermassenindex BMI 75 % über der altersgemäßen Norm
▶ Verordnete Bewegungseinschränkungen, z. B. körperliche Fixierung oder medikamentöse Ruhigstellung, Bettruhe, mechanische Vorrichtungen zur Verhinderung von Bewegung, therapeutische Ruhigstellung

Notizen

7 Pflegediagnosen nach funktionellen Verhaltensmustern

7.4.5 Beeinträchtigte Mobilität im Bett (Grad zu spezifizieren)

Definition

Eingeschränkte Fähigkeit, ohne Hilfe die Körperposition zu verändern.

Kennzeichen

Eines oder mehrere der folgenden Kennzeichen:

- Unfähigkeit, sich von einer zur anderen Seite zu drehen
- Unfähigkeit, sich aus der Rückenlage aufzusetzen oder sich vom Sitzen in die Rückenlage zu begeben
- Unfähigkeit, selbstständig im Bett hoch zu rutschen
- Unfähigkeit, sich aus der Rückenlage auf den Bauch zu drehen oder aus der Bauchlage in die Rückenlage
- Unfähigkeit, sich aus der Rückenlage zum längeren Sitzen aufzurichten oder sich vom längeren Sitzen in die Rückenlage zu begeben

Klassifikation der Funktionsgrade:

Grad 0: Kann alle Bewegungen selbstständig durchführen.

Grad I: Benötigt Hilfsmittel oder andere Vorrichtungen.

Grad II: Ist darauf angewiesen, dass eine oder mehrere Personen helfen, beaufsichtigen oder anleiten.

Grad III: Benötigt sowohl Unterstützung durch eine andere Person als auch Hilfsmittel oder -vorrichtungen.

Grad IV: Ist vollständig abhängig und kann bei den Bewegungen nicht mithelfen.

Ätiologische oder verbundene Faktoren

- keine

Risikogruppen

- Personen mit Lähmungen
- Personen im Koma
- Deutlich geschwächte Personen
- Personen mit deutlichem Übergewicht

Notizen ✎

7.4.6 Transferdefizit (Grad zu spezifizieren)

Definition

Eingeschränkte Fähigkeit, sich ohne Hilfe von einer Stelle zu einer anderen Stelle in der Nähe zu bewegen.

Kennzeichen

Eines oder mehrere der folgenden Kennzeichen:

▶ Unfähigkeit, sich vom Bett zum Stuhl und vom Stuhl ins Bett zu begeben
▶ Unfähigkeit, sich auf eine Toilette oder einen Toilettenstuhl zu setzen und wieder zu erheben
▶ Unfähigkeit, sich in die Badewanne oder unter die Dusche zu begeben
▶ Unfähigkeit, sich zwischen unterschiedlichen Höhenniveaus hin und her zu bewegen
▶ Unfähigkeit, sich vom Rollstuhl in ein Auto und aus dem Auto in den Rollstuhl zu begeben
▶ Unfähigkeit, sich vom Stuhl auf den Boden und vom Boden auf den Stuhl zu begeben
▶ Unfähigkeit, sich vom Stehen auf den Boden und vom Boden aus in den Stand zu begeben

Klassifikation der Funktionsgrade

Grad 0: Kann alle Bewegungen selbstständig durchführen.

Grad I: Benötigt Hilfsmittel oder andere Vorrichtungen.

Grad II: Ist darauf angewiesen, dass eine oder mehrere Personen helfen, beaufsichtigen oder anleiten.

Grad III: Benötigt sowohl Unterstützung durch eine andere Person als auch Hilfsmittel oder -vorrichtungen.

Grad IV: Ist vollständig abhängig und kann bei den Bewegungen nicht mithelfen.

Ätiologische oder verbundene Faktoren

▶ keine

Risikogruppen

▶ Personen mit Lähmungen
▶ Personen mit sensorischen Beeinträchtigungen peripherer Körperteile
▶ Deutlich geschwächte Personen
▶ Personen mit deutlichem Übergewicht

Notizen ✎

7 Pflegediagnosen nach funktionellen Verhaltensmustern

7.4.7 Beeinträchtigte Rollstuhlmobilität

Definition

Eingeschränkte Fähigkeit, sich ohne Hilfe mit dem Rollstuhl zu bewegen.

Kennzeichen

Eines oder mehrere der folgenden Kennzeichen:

- Eingeschränkte Fähigkeit, einen mechanischen oder Elektro-Rollstuhl auf einer ebenen oder unebenen Fläche zu bewegen
- Eingeschränkte Fähigkeit, einen mechanischen oder Elektro-Rollstuhl auf einer aufsteigenden oder absteigenden Fläche zu bewegen
- Eingeschränkte Fähigkeit, mit dem Rollstuhl einen Bordstein zu überwinden

Ätiologische oder verbundene Faktoren

- keine

Risikogruppen

- Personen mit sensorischen oder neuromuskulären Einschränkungen (z. B. Rückenmarkverletzte, Muskeldystrophie, Schlaganfall)
- Deutlich geschwächte Personen
- Personen mit schwerer Arthritis

Notizen

7.4.8 Beeinträchtigte Gehfähigkeit (Grad zu spezifizieren)

Definition

Eingeschränkte Fähigkeit, sich selbstständig zu Fuß in der Umgebung zu bewegen (oder mit einem Hilfsmittel, z. B. Stock, Krücken, Gehwagen).

Kennzeichen

Eines oder mehrere der folgenden Kennzeichen:

- Unfähigkeit, Treppen zu steigen
- Unfähigkeit, eine erforderliche Strecke zu gehen
- Unfähigkeit, auf einer ansteigenden oder abschüssigen Strecke zu gehen
- Unfähigkeit, auf einer unebenen Fläche zu gehen
- Unfähigkeit, Bordsteine zu überwinden

Klassifikation der Funktionsgrade:

Grad 0: Kann alle Bewegungen selbstständig durchführen.

Grad I: Benötigt Hilfsmittel oder andere Vorrichtungen.

Grad II: Ist darauf angewiesen, dass eine oder mehrere Personen helfen, beaufsichtigen oder anleiten.

Grad III: Benötigt sowohl Unterstützung durch eine andere Person als auch Hilfsmittel oder -vorrichtungen.

Grad IV: Ist vollständig abhängig und kann bei den Bewegungen nicht mithelfen.

Ätiologische oder verbundene Faktoren

- keine

Risikogruppen

- Personen mit deutlichem Übergewicht
- Personen mit sensomotorischen Beeinträchtigungen
- Personen mit schwerer Arthritis
- Deutlich geschwächte Personen
- Personen mit amputierten Gliedmaßen

Notizen

7 Pflegediagnosen nach funktionellen Verhaltensmustern

7.4.9 Gefahr eines Immobilitätssyndroms

Definition

Vorliegen von Risikofaktoren für eine Beeinträchtigung von Körpersystemen durch verordnete oder nicht zu vermeidende Bewegungseinschränkung der Skelettmuskulatur.

Risikofaktoren

- Personen mit Lähmungen
- Mechanische Ruhigstellung (z. B. Gipsverband an den unteren Extremitäten, Streckverband, Infusionsschläuche)
- Verordnete Ruhigstellung
- Personen mit veränderter Bewusstseinslage
- Personen mit schwerer Depression

Notizen

7.4 Verhaltensmuster: Aktivität und Bewegung

7.4.10 Kontrakturgefahr

Definition

Vorliegen von Risikofaktoren, die zu einer Verkürzung von Sehnen an den beweglichen Gelenken (Rücken, Nacken, obere und untere Extremitäten) führen können.

Risikofaktoren

- Verlust der willentlichen Kontrolle über die Körperhaltung
- Gelenkbeugung in sitzender oder liegender Haltung über einen längeren Zeitraum
- Spastizität
- Äußerungen über Schmerzen oder Unbehagen bei Bewegungen
- Auferlegte Einschränkungen der Gelenkbeweglichkeit (z. B. durch Gipsverband oder Extension)
- Abnorme Körperhaltung aufgrund psychosozialer Faktoren oder kognitiver Defizite

Notizen

7 Pflegediagnosen nach funktionellen Verhaltensmustern

7.4.11 Totales Selbstfürsorgedefizit (Grad zu spezifizieren)

Definition

Unfähigkeit, Nahrung selbstständig aufzunehmen, die Körperpflege durchzuführen, zur Toilette zu gehen, sich zu kleiden und sein Äußeres zu pflegen.

Kennzeichen

- Beobachtung der Unfähigkeit zu essen, Körperpflege durchzuführen, zur Toilette zu gehen, selbstständig sein Äußeres zu pflegen oder zuverlässiger Bericht darüber (siehe Kennzeichen für jedes Selbstfürsorgedefizit ab S. 139ff.

Klassifikation der Funktionsgrade:

Grad 0: Kann alle Bewegungen selbstständig durchführen.

Grad I: Benötigt Hilfsmittel oder andere Vorrichtungen.

Grad II: Ist darauf angewiesen, dass eine oder mehrere Personen helfen, beaufsichtigen oder anleiten.

Grad III: Benötigt sowohl Unterstützung durch eine andere Person als auch Hilfsmittel oder -vorrichtungen.

Grad IV: Ist vollständig abhängig und kann bei den Bewegungen nicht mithelfen.

Ätiologische oder verbundene Faktoren

- Aktivitäts-/Belastungsintoleranz, reduzierte Körperkraft und Ausdauer
- Schmerzen oder körperliche Beschwerden
- Nicht kompensierte perzeptorisch-kognitive Beeinträchtigung (zu spezifizieren)
- Nicht kompensierte neuromuskuläre Beeinträchtigung (zu spezifizieren)
- Nicht kompensierte Beeinträchtigung des Bewegungsapparates (zu spezifizieren)
- Starke Angst
- Depression
- Hindernisse in der Umgebung

Notizen ✍

7.4 Verhaltensmuster: Aktivität und Bewegung

7.4.12 Selbstfürsorgedefizit: Körperhygiene (Grad zu spezifizieren)

Definition

Eingeschränkte Fähigkeit, Aktivitäten der Körperpflege auszuführen oder zu Ende zu führen.

Kennzeichen

Eingeschränkte Fähigkeit, sich ganz oder teilweise zu waschen und eines oder mehrere der folgenden Kennzeichen:

- Eingeschränkte Fähigkeit, sich Waschwasser zu verschaffen
- Eingeschränkte Fähigkeit, zur Waschstelle zu gelangen (Badewanne, Dusche, Waschbecken)
- Eingeschränkte Fähigkeit, mit Hilfe des Wasserhahns den Wasserdurchfluss oder die -temperatur zu regulieren

Klassifikation der Funktionsgrade

Grad 0: Kann alle Bewegungen selbstständig durchführen.

Grad I: Benötigt Hilfsmittel oder andere Vorrichtungen.

Grad II: Ist darauf angewiesen, dass eine oder mehrere Personen helfen, beaufsichtigen oder anleiten.

Grad III: Benötigt sowohl Unterstützung durch eine andere Person als auch Hilfsmittel oder -vorrichtungen.

Grad IV: Ist vollständig abhängig und kann bei den Bewegungen nicht mithelfen

Ätiologische oder verbundene Faktoren

- Aktivitäts-/Belastungsintoleranz, reduzierte Körperkraft und/oder Ausdauer
- Schmerzen oder körperliche Beschwerden
- Nicht kompensierte neuromuskuläre Beeinträchtigung (zu spezifizieren)
- Nicht kompensierte perzeptorisch-kognitive Beeinträchtigung (zu spezifizieren)
- Nicht kompensierte Beeinträchtigung des Bewegungsapparats (zu spezifizieren)
- Starke Angst
- Depression
- Hindernisse in der Umgebung

Notizen

7 Pflegediagnosen nach funktionellen Verhaltensmustern

7.4.13 Selbstfürsorgedefizit: Kleiden/Pflege des Äußeren (Grad zu spezifizieren)

Definition

Eingeschränkte Fähigkeit, sich zu kleiden und seine äußere Erscheinung zu pflegen oder diese Aktivitäten zu Ende zu führen.

Kennzeichen

Hauptkennzeichen

Die eingeschränkte Fähigkeit,

- Kleidungsstücke auszuwählen
- Kleidungsstücke zu fassen
- Kleidungsstücke für den Oberkörper anzulegen oder auszuziehen
- Kleidungsstücke für den Unterkörper anzulegen oder auszuziehen (Socken und Schuhe anziehen)
- Kleidungsstücke zu schließen und Reißverschlüsse zu benutzen

Nebenkennzeichen

Die eingeschränkte Fähigkeit,

- an Kleidungsstücke zu gelangen oder sie zu wechseln (situationsabhängig)
- sein Äußeres in einem gepflegten Zustand zu halten

Klassifikation der Funktionsgrade:

Grad 0: Kann alle Bewegungen selbstständig durchführen.

Grad I: Benötigt Hilfsmittel oder andere Vorrichtungen.

Grad II: Ist darauf angewiesen, dass eine oder mehrere Personen helfen, beaufsichtigen oder anleiten.

Grad III: Benötigt sowohl Unterstützung durch eine andere Person als auch Hilfsmittel oder -vorrichtungen.

Grad IV: Ist vollständig abhängig und kann bei den Bewegungen nicht mithelfen.

Verbundene Faktoren

- Aktivitäts-/Belastungsintoleranz, reduzierte Körperkraft und/oder Ausdauer
- Schmerzen, körperliche Beschwerden
- Nicht kompensierte perzeptorisch-kognitive Beeinträchtigung
- Nicht kompensierte neuromuskuläre Beeinträchtigung

7.4 Verhaltensmuster: Aktivität und Bewegung

- Nicht kompensierte Beeinträchtigung des Bewegungsapparates
- Starke Angst
- Situationsbedingte Depression
- Geringe oder fehlende Motivation

Notizen

7.4.14 Selbstfürsorgedefizit: Nahrungsaufnahme (Grad zu spezifizieren)

Definition

Eingeschränkte Fähigkeit, Aktivitäten zur Nahrungsaufnahme durchzuführen oder zu Ende zu bringen.

Kennzeichen

Hauptkennzeichen

- Unfähigkeit, Nahrung von einem Gefäß zum Mund zu führen

Nebenkennzeichen

- Unfähigkeit, das Essen mundgerecht herzurichten
- Verpackungen zu öffnen
- die Nahrung mit dem Besteck zu fassen und mit dem Besteck umzugehen
- eine Tasse oder ein Glas zu fassen
- Speisen sicher aufzunehmen
- genügend Nahrungsmittel aufzunehmen

Klassifikation der Funktionsgrade:

Grad 0: Kann alle Bewegungen selbstständig durchführen.

Grad I: Benötigt Hilfsmittel oder andere Vorrichtungen.

Grad II: Ist darauf angewiesen, dass eine oder mehrere Personen helfen, beaufsichtigen oder anleiten.

Grad III: Benötigt sowohl Unterstützung durch eine andere Person als auch Hilfsmittel oder -vorrichtungen.

Grad IV: Ist vollständig abhängig und kann bei den Bewegungen nicht mithelfen.

Ätiologische oder verbundene Faktoren

- Aktivitäts-/Belastungsintoleranz, reduzierte Körperkraft und/oder Ausdauer
- Schmerzen, körperliche Beschwerden
- Nicht kompensierte perzeptorisch-kognitive Beeinträchtigung
- Nicht kompensierte neuromuskuläre Beeinträchtigung
- Nicht kompensierte Beeinträchtigung des Bewegungsapparates
- Starke Angst
- Hindernisse in der Umgebung
- Situationsbedingte Depression
- Geringe oder fehlende Motivation

7.4 Verhaltensmuster: Aktivität und Bewegung

7.4.15 Selbstfürsorgedefizit: Toilettenbenutzung (Grad zu spezifizieren)

Definition

Unfähigkeit, Ausscheidungsaktivitäten auf der Toilette zu verrichten oder zu Ende zu führen.

Kennzeichen

Hauptkennzeichen

Unfähigkeit,

- zur Toilette/ zum Toilettenstuhl zu gelangen
- nach der Ausscheidung die Intimpflege durchzuführen
- sich zur Ausscheidung auszuziehen
- sich von der Toilette/dem Toilettenstuhl wieder zu erheben

Nebenkennzeichen

- Eingeschränkte Fähigkeit, auf der Toilette/dem Toilettenstuhl zu sitzen
- Eingeschränkte Fähigkeit, die Toilettenspülung zu betätigen oder den Toilettenstuhl zu leeren

Klassifikation der Funktionsgrade

Grad 0: Kann alle Bewegungen selbstständig durchführen.

Grad I: Benötigt Hilfsmittel oder andere Vorrichtungen.

Grad II: Ist darauf angewiesen, dass eine oder mehrere Personen helfen, beaufsichtigen oder anleiten.

Grad III: Benötigt sowohl Unterstützung durch eine andere Person als auch Hilfsmittel oder -vorrichtungen.

Grad IV: Ist vollständig abhängig und kann bei den Bewegungen nicht mithelfen.

Ätiologische oder verbundene Faktoren

- Transferdefizit
- Aktivitäts-/Belastungsintoleranz, reduzierte Körperkraft und/oder Ausdauer
- Schmerzen oder körperliche Beschwerden
- Nicht kompensierte perzeptorisch-kognitive Beeinträchtigung (zu spezifizieren)
- Nicht kompensierte neuromuskuläre Beeinträchtigung (zu spezifizieren)
- Nicht kompensierte Beeinträchtigung des Bewegungsapparates (zu spezifizieren)
- Starke Angst
- Depression
- Hindernisse in der Umgebung

7.4.16 Entwicklungsverzögerung: Selbstfürsorgefähigkeiten (Grad zu spezifizieren)

Definition

Zustand, bei dem eine Person Abweichungen von den altersentsprechenden Normen für Selbstfürsorgefähigkeiten aufweist.

Kennzeichen

Hauptkennzeichen

- Verzögerte Entwicklung oder Schwierigkeiten bei der Durchführung alters- oder entwicklungsentsprechender Selbstfürsorgefähigkeiten (Nahrungsaufnahme, Körperpflege, Toilettenbenutzung, sich kleiden und Pflege des Äußeren)

Nebenkennzeichen

- Verflachte Gefühle
- Teilnahmslosigkeit
- Verminderte Reaktionen auf Umweltreize

Ätiologische oder verbundene Faktoren

- Reizarme Umgebung (sozial, körperlich)
- Mangelnde Motivation und Anreize aus der Umgebung
- Unangemessene Pflege/Fürsorge:
  - Gleichgültigkeit
  - Widersprüchliches Verhalten
  - Mehrere Pflege-/Bezugspersonen
- Trennung von Bezugspersonen
- Auswirkungen von körperlichen Behinderungen
- Verordnete Abhängigkeit, erlernte Hilflosigkeit

Notizen

7.4 Verhaltensmuster: Aktivität und Bewegung

7.4.17 Verzögerte postoperative Genesung

Definition

Erhöhte Zahl der Tage, die eine Person nach einer Operation benötigt, um Aktivitäten zu beginnen und durchzuführen, die Leben, Gesundheit und Wohlbefinden erhalten.

Kennzeichen

- Schwierigkeiten, sich zu fortzubewegen
- Person braucht Hilfe, um Selbstfürsorgeaktivitäten zu Ende zu bringen
- Erschöpfung
- Äußerungen über Schmerzen und körperliche Beschwerden
- Wiederaufnahme der Arbeit oder des Spiels (beim Kind) wird hinausgeschoben
- Äußerungen, dass mehr Zeit zur Genesung gebraucht wird
- Anzeichen einer Unterbrechung des Heilungsprozesses der Operationswunde (z. B. Rötung, Verhärtung, Nässen, Immobilität)

Ätiologische oder verbundene Faktoren

In der Entwicklung

Notizen

7.4.18 Verändertes Wachstum und veränderte Entwicklung*

Definition

Zustand, bei dem eine Person von altersentsprechenden Normen abweicht.

Kennzeichen

- Verzögerung oder Schwierigkeiten bei der Durchführung von altersentsprechenden Fertigkeiten (motorisch, sozial oder auf das Ausdrucksvermögen bezogen)
- Verändertes Körperwachstum
- Unfähigkeit, altersentsprechende Selbstfürsorgeaktivitäten oder Aktivitäten der Selbstkontrolle durchzuführen

Ätiologische oder verbundene Faktoren

- Unangemessene Pflege/Fürsorge
  - Gleichgültigkeit
  - Widersprüchliches Verhalten
  - Mehrere Pflege-/Bezugspersonen
- Trennung von Bezugspersonen
- Mangelnde Motivation und Anreize aus der Umgebung
- Auswirkungen von körperlichen Behinderungen
- Verordnete Abhängigkeit

Notizen

---

* Siehe Entwicklungsverzögerung (Selbstfürsorge, soziale Fertigkeiten, Kommunikationsfertigkeiten).

7.4 Verhaltensmuster: Aktivität und Bewegung

7.4.19 Gefahr einer veränderten Entwicklung

Definition

Gefahr einer Verzögerung von 25 % oder mehr in einem oder mehreren Bereichen des sozialen oder selbstregulierenden Verhaltens oder kognitiver, sprachlicher, grob- oder feinmotorischer Fertigkeiten.

Risikofaktoren

Körperliche Faktoren:

- Mangelernährung, Gedeihstörung
- Krampfanfälle
- Positiver Drogentest
- Gehirnschaden (z. B. postnatale Hämorrhagie, Kindsmisshandlung durch Schütteln oder sexuellen Missbrauch, Unfall)
- Hör- oder Sehstörung oder häufige Mittelohrentzündung
- Apparate-Abhängigkeit
- Bleivergiftung
- Frühgeburt
- Chemotherapie, Bestrahlung

Psychosoziale Faktoren:

- Deprivation
- Gewalt
- Verhaltensstörungen
- Naturkatastrophen
- Psychische/geistige Krankheit, Entwicklungsrückstand, schwere Lernstörung der Pflegeperson
- Pflege- oder Adoptivkind

Vorgeburtliche Faktoren:

- Alter der Mutter unter 15 oder über 35 Jahre
- Drogensucht
- Genetische oder endokrine Störungen
- Ungünstige Ernährung der Mutter
- Fehlende, zu späte oder mangelhafte Schwangerenberatung
- Analphabetismus, Armut

Notizen

7.4.20 Gefahr eines veränderten Körperwachstums

Definition
Gefahr eines nicht altersgemäßen körperlichen Wachstums (disproportioniertes Wachstum).

Risikofaktoren
Körperliche Faktoren:

- Mangelernährung
- Ungünstiges Ernährungsverhalten
- Anorexie
- Unersättlicher Appetit
- Infektion
- Chronische Erkrankung
- Bleivergiftung
- Frühgeburt

Psychosoziale Faktoren:

- Deprivation
- Gewalt
- Naturkatastrophen
- Missbrauch durch die Pflegeperson
- Psychische/geistige Erkrankung, Entwicklungsrückstand, schwere Lernprobleme der Pflegeperson

Vorgeburtliche Faktoren:

- Kongenitale oder genetische Störungen
- Mütterliche Ernährung
- Mehrlingsschwangerschaft
- Kontakt mit teratogenen (eine Fehlbildung auslösenden) Substanzen
- Drogenkonsum oder – sucht der Mutter

Notizen

7.4 Verhaltensmuster: Aktivität und Bewegung

7.4.21 Beschäftigungsdefizit

Definition

Verminderte Durchführung von Aktivitäten zur Erholung oder Freizeitgestaltung.

Kennzeichen

Hauptkennzeichen

- Geäußerter Wunsch, etwas zu tun, z. B. lesen
- Aussage, dass gewohnte Hobbys oder Aktivitäten nicht ausgeübt werden können (z. B. im Krankenhaus)

Nebenkennzeichen

- Äußerungen über Langeweile oder „Nickerchen" während des Tages

Ätiologische oder verbundene Faktoren

- Apathie durch langandauernden Krankenhausaufenthalt
- Umgebungsbedingter Mangel an Abwechslung und ablenkender Beschäftigung

Risikogruppen

- Personen, die sich regelmäßig langwierigen Therapien unterziehen müssen
- Chronisch Kranke
- Personen mit hohen beruflichen oder familiären Anforderungen

Notizen

7.4.22 Beeinträchtigte Haushaltsführung
(leicht, mittel, schwer, potenziell, permanent)

Definition

Unfähigkeit, die unmittelbare Umgebung ohne Hilfe sicher und wachstumsfördernd zu gestalten.

Kennzeichen

- Haushaltsmitglieder berichten von Schwierigkeiten, die Wohnung in behaglichem Zustand zu erhalten
- Haushaltsmitglieder bitten um Unterstützung im Haushalt

Und eines oder mehrere der folgenden Kennzeichen:

- Unordnung, anhaltende Hygieneprobleme, Verseuchung oder Infektionen
- Starke Geruchsentwicklung, Ansammlung von Schmutz, Speiseresten oder Abfällen
- Unangemessene Raumtemperatur, schmutziges oder nicht vorhandenes Geschirr, Kleider oder Wäsche
- Überforderte Familienmitglieder, (z. B. erschöpft, besorgt, verängstigt)
- Mangel an notwendigen Gerätschaften oder Hilfsmitteln
- Haushaltsmitglieder berichten von bestehenden Schulden oder finanziellen Sorgen

Ätiologische oder verbundene Faktoren

- Krankheiten oder Verletzungen eines Familienmitglieds oder der ganzen Familie
- Unzureichendes soziales Unterstützungssystem
- Geldmangel
- Unkenntnis der Ressourcen in der Nachbarschaft
- Beeinträchtigte kognitive oder emotionale Fähigkeiten
- Wissensdefizit (Bereich zu spezifizieren)
- Fehlende Vorbilder

Risikogruppen

- Personen mit chronischen, auszehrenden Krankheiten, die zur Erschöpfung führen
- Personen, die nie an einem guten Beispiel Haushaltsführung gelernt haben

Notizen

7.4 Verhaltensmuster: Aktivität und Bewegung

7.4.23 Erschwerte Beatmungsentwöhnung

Definition

Unfähigkeit, sich an ein niedrigeres Niveau der maschinellen Atemunterstützung anzupassen, was zu einer Unterbrechung und Verlängerung der Entwöhnung vom Beatmungsgerät (Weaningprozess) führt (schwach, mäßig, schwer).

Kennzeichen

Hauptkennzeichen

Schwache Entwöhnungsreaktion:

Patient reagiert auf die reduzierte maschinelle Atemunterstützung mit

- Unruhe
- Leichtem Anstieg der Atemfrequenz im Vergleich zum Ausgangswert

und macht folgende Angaben oder Beobachtungen:

- Anzeichen von erhöhtem Sauerstoffbedarf, Atembeschwerden, Erschöpfung,
- Wärmegefühl
- Erkundigt sich, ob der Respirator richtig funktioniert
- Erhöhte Konzentration auf die Eigenatmung

Mäßige Entwöhnungsreaktion:

Patient reagiert auf die reduzierte maschinelle Atemunterstützung mit

- Leichtem Anstieg des Blutdruckes < 20 mm Hg im Vergleich zum Ausgangswert
- Leichtem Anstieg der Herzfrequenz < 20 Schläge/min im Vergleich zum
- Ausgangswert
- Anstieg der Atemfrequenz < 5 Atemzüge/min im Vergleich zum Ausgangswert

und mit einem oder mehreren der folgenden Kennzeichen:

- Übermäßige Wachsamkeit gegenüber Aktivitäten in seiner Nähe
- Unfähigkeit, auf die Anweisungen der Person, die die Beatmungsentwöhnung durchführt, zu reagieren
- Unfähig zur Kooperation
- Besorgnis
- Schwitzen
- Weit aufgerissene Augen (erschrockener Blick)
- Verminderte auskultatorisch feststellbare Lungenbelüftung
- Veränderung der Hautfarbe (Blässe, leichte Zyanose)
- Leichter Einsatz der Atemhilfsmuskulatur

Schwere Entwöhnungsreaktion:

Patient reagiert auf die Reduzierung der maschinellen Atemunterstützung mit

- Agitiertheit
- Verschlechterung der arteriellen Blutgaswerte im Vergleich zum Ausgangswert
- Erhöhung der Blutdruckwerte > 20 mm Hg im Vergleich zum Ausgangswert
- Erhöhung der Herzfrequenz > 20 Schläge/min im Vergleich zum Ausgangswert
- Deutlicher Steigerung der Atemfrequenz im Vergleich zum Ausgangswert

und einem oder mehreren der folgenden Kennzeichen:

- Starkes Schwitzen
- Voller Einsatz der Atemhilfsmuskulatur beim Atmen
- Flache, schnappende Atmung
- Paradoxe Bauchatmung
- Unkoordinierte Atemzüge mit dem Beatmungsgerät
- Getrübte Bewusstseinslage
- Zusätzliche Atemzüge, Röcheln, hörbare Atemwegssekretion
- Zyanose

Nebenkennzeichen

- Abhängigkeit vom Respirator > 1 Woche
- Mehrere erfolglose Versuche der Entwöhnung vom Respirator in der Vergangenheit

Ätiologische oder verbundene Faktoren

Körperliche Faktoren:

- Ungenügende Selbstreinigungsfunktion der Atemwege
- Schlafstörung
- Unzureichende Ernährung
- Unkontrollierte Schmerzen oder Beschwerden

Psychische Faktoren:

- Wissensdefizit (Entwöhnungsprozess, Patientenrolle)
- Gefühl, nicht ohne Gerät atmen zu können
- Geringe Motivation
- Herabgesetztes Selbstwertgefühl
- Furcht
- Hoffnungslosigkeit
- Mangelndes Vertrauen in die Pflegekraft

7.4 Verhaltensmuster: Aktivität und Bewegung

Situationsbedingte Faktoren:

- Unkontrollierte Perioden eines erhöhten Energiebedarfs
- Zu schnelle Verringerung der Beatmungsunterstützung
- Unzureichende soziale Unterstützung
- Ungünstige Umgebungsbedingungen (z. B. laute, hektische Umgebung, negative Ereignisse im Zimmer, nicht ausreichende Zahl von Pflegekräften im Verhältnis zu den Patienten, zu lange Abwesenheit der Pflegekraft vom Patientenbett, nicht vertrautes Pflegepersonal)

Risikogruppen

- Personen mit einer lang andauernden Abhängigkeit vom Respirator
- Personen mit einer schweren chronischen Lungenerkrankung

Notizen

7.4.24 Ungenügende Spontanatmung*

Definition

Herabgesetzte Energie oder Energiereserven, was dazu führt, dass eine Person die lebensnotwendige Atmung nicht mehr aufrechterhalten kann.

Kennzeichen

- Dyspnoe
- Erhöhte Stoffwechselrate
- Vermehrte Unruhe
- Besorgnis
- Vermehrter Einsatz der Atemhilfsmuskulatur
- Verminderung des Atemzugvolumens
- Erhöhte Herzfrequenz
- Verminderung von PO_2
- Erhöhung von PCO_2
- Verminderung der arteriellen Sauerstoffsättigung
- Verminderte Kooperation

Ätiologische oder verbundene Faktoren

- Stoffwechselfaktoren (zu spezifizieren)
- Erschöpfung der Atemmuskulatur

Notizen

---

* Falls diagnostiziert, Arzt hinzuziehen.

7.4.25 Ungenügende Selbstreinigungsfunktion der Atemwege

Definition

Unfähigkeit, Sekrete und Verlegungen der Atemwege wirkungsvoll zu entfernen.

Kennzeichen

Hauptkennzeichen

- Abnorme Atemgeräusche (Lokalisation zu spezifizieren): Rasseln, Knistern, Giemen, Brummen, Pfeifen
- Unfähigkeit, die Atemwege zu reinigen, Husten wirkungslos oder nicht vorhanden

Bis hin zu

- Berichten des Patienten über Kurzatmigkeit oder Atembeschwerden
- Notwendigkeit, häufig abzusaugen
- Atemfrequenzanstieg (Tachypnoe) oder Veränderung der Atemtiefe
- Hypoxie

Nebenkennzeichen

- Belastungs- oder Ruhedyspnoe
- Hyperkapnie
- Zyanose

Ätiologische oder verbundene Faktoren

- Unproduktiver Husten
- Vermehrte zähflüssige Sekretion
- Schwinden der Körperkräfte oder Erschöpfung
- Schmerzen (Lokalisation zu spezifizieren)
- Künstlicher Atemweg

Risikogruppen

- Personen mit Obstruktionen der Atemwege
- Personen mit Infektionen der Atemwege
- Personen mit perzeptorisch-kognitiven Beeinträchtigungen
- Verletzte, traumatisierte Personen

Notizen

7.4.26 Ungenügender Atemvorgang

Definition

Ein- und/oder Ausatemvorgang, der nicht ausreicht, die zelluläre Sauerstoffversorgung aufrechtzuerhalten.

Kennzeichen

Hauptkennzeichen

- Berichte des Patienten über Kurzatmigkeit oder Atembeschwerden
- Belastungs- oder Ruhedyspnoe
- Einsatz der Atemhilfsmuskulatur
- Hypoxie
- Unruhe
- Hyperkapnie
- Berichte des Patienten über Angst/Besorgnis

Nebenkennzeichen

- Atmen mit Lippenbremse
- Reizbarkeit
- Verminderte Thoraxbewegungen, verlängerte Ausatmungsphase
- Zyanose
- Husten
- Nasenflügelatmung
- Abnorme arterielle Blutgaswerte
- Fremitus
- Erhöhter Thoraxdurchmesser
- Einnahme der Kutscherhaltung

Ätiologische oder verbundene Faktoren

- Angst
- Schwinden der Körperkräfte oder Erschöpfung
- Schmerzen
- Wissensdefizit (über Kompensationsmöglichkeiten)

Risikogruppen

- Personen mit neuromuskulären Beeinträchtigungen
- Personen mit einer Beeinträchtigung des Bewegungsapparates
- Personen mit einer perzeptorisch-kognitiven Beeinträchtigung
- Personen mit ermüdeter Atemhilfsmuskulatur

7.4 Verhaltensmuster: Aktivität und Bewegung

- Personen mit deformierter Brustwand
- Personen mit Hyperventilationssyndrom
- Hyperventilierende Personen

Notizen

7 Pflegediagnosen nach funktionellen Verhaltensmustern

7.4.27 Beeinträchtigter Gasaustausch*

Definition
Störung des Sauerstoff- und/oder Kohlendioxidaustausches in den Alveolarkapillaren.

Kennzeichen
- Hypoxie
- Patient berichtet über Kurzatmigkeit oder Atembeschwerden
- Belastungs-/oder Ruhedyspnoe
- Hyperkapnie
- Unruhe
- Veränderung der Atemfrequenz oder - tiefe (zu spezifizieren)
- Verwirrtheit, Somnolenz, Irritierbarkeit
- Unnormale Blutgaswerte, unnormaler arterieller pH-Wert
- Kopfschmerz beim Erwachen

Ätiologische oder verbundene Faktoren
- Ungleichgewicht zwischen Ventilation und Perfusion
- Veränderung an den Alveolarkapillaren

Notizen ✎

---

* Falls diagnostiziert, Arzt hinzuziehen.

7.4.28 Verminderte Herzleistung

Das vom Herzen ausgeworfene Blut genügt den metabolischen Anforderungen des Körpers nicht.

Kennzeichen

- Schwankende Blutdruckwerte
- Jugularvenenstau
- Verminderung des peripheren Pulsschlags
- Arrhythmien
- Farbveränderung der Haut und der Schleimhäute
- Erschöpfung, Schwäche
- Oligurie
- Rasselgeräusche
- Unruhe
- Veränderung des Bewusstseinszustandes
- Synkope, Schwindel
- Husten, schaumiges Sputum
- Ödeme
- Galopprhythmus
- Erhöhter Druck der Lungenarterie
- Auswurfleistung < 40 %

Notizen

7 Pflegediagnosen nach funktionellen Verhaltensmustern

7.4.29 Durchblutungsstörung (zu spezifizieren)*

Definition

Reduzierung der Blutversorgung mit Sauerstoff und Nährstoffen, die durch ein Defizit der kapillären Blutversorgung ausgelöst wird (zu spezifizieren: zerebral, kardiopulmonal, renal, gastrointestinal und/oder peripher).

Kennzeichen

Periphere Kennzeichen:

- Kalte Extremitäten
- Extremitäten verfärben sich bei Tieflagerung blau oder livide, werden blass bei Hochlagerung, Farbe kehrt bei Flachlagerung nicht wieder zurück
- Abgeschwächte arterielle Pulse
- Glänzende Hautoberfläche
- Mangel an Flaumbehaarung (Lanugo)
- Runde Narben bedeckt mit atrophierter Haut
- Gangrän
- Langsam wachsende trockene, dicke, brüchige Nägel
- Claudicatio
- Blutdruckveränderungen in den Extremitäten
- Auskultatorische Geräusche
- Verzögerte Wundheilung bei Verletzungen

Renale Kennzeichen:

- Hämaturie
- Oligurie oder Anurie
- Erhöhter Blut-Harnstoffwert/Kreatininwert

Gastrointestinale Kennzeichen:

- Lebhafte oder fehlende Darmgeräusche
- Übelkeit
- Geblähter Bauch
- Abdominalschmerz oder -berührungsempfindlichkeit

Zerebrale Kennzeichen:

- Sprachstörungen
- Pupillenveränderungen

---

* Falls diagnostiziert, Arzt hinzuziehen.

7.4 Verhaltensmuster: Aktivität und Bewegung

- Schwäche oder Paralyse der Extremitäten
- Veränderter Geisteszustand
- Schluckstörung
- Verhaltensänderungen

Kardiopulmonale Kennzeichen:

- Kapillarfüllungszeit >3 s
- Abnorme arterielle Blutgaswerte
- Brustschmerz, Dyspnoe
- Dunkle Vorahnung
- Arrhythmien

Ätiologische und verbundene Faktoren

- Unterbrechung der arteriellen Durchblutung
- Unterbrechung der venösen Durchblutung
- Gasaustauschprobleme
- Hypovolämie oder Hypervolämie

Notizen

7.4.30 Dysreflexie

Definition

Lebensbedrohliche, ungehemmte Sympathikusreaktion des vegetativen Nervensystems auf einen schädlichen Reiz bei einer Rückenmarkverletzung in Höhe von Th_7 oder darüber.

Kennzeichen

- Wirbelsäulenverletzung in Höhe von Th_7 oder darüber
- Anfallsweise Blutdruckerhöhung (plötzlich periodisch ansteigender Blutdruck, systolischer Blutdruck über 140 mm Hg und diastolischer Blutdruck über 90 mm Hg)
- Schwitzen (oberhalb der Verletzung)
- Kopfschmerzen (diffuser Schmerz an verschiedenen Stellen des Kopfes, nicht begrenzt auf bestimmte Nervenabschnitte)
- Bradykardie oder Tachykardie (Pulsfrequenz < 60 oder > 100 Schläge pro Minute)
- Rote Flecken auf der Haut oberhalb der Verletzung
- Frösteln, Gänsehaut, wenn die Haut sich abkühlt
- Parästhesien, verschwommenes Sehen
- Horner-Syndrom (Pupillenverengung, Ptosis, Enophthalamus, manchmal fehlende Schweißsekretion auf der betroffenen Gesichtshälfte)
- Metallgeschmack im Mund
- Brustschmerz

Ätiologische oder verbundene Faktoren

- Blasenüberdehnung
- Blähungen
- Hautreizung

Notizen ✍

7.4 Verhaltensmuster: Aktivität und Bewegung

7.4.31 Gefahr einer Dysreflexie des autonomen Nervensystems

Definition

Gefahr einer ungehemmten Sympathikusreaktion des vegetativen Nervensystems bei einer Rückenmarkverletzung in Höhe von Th_7 oder darüber (nach einem spinalen Schock).

Risikofaktoren

Körperliche Faktoren:

- Blasenüberdehnung, -spasmus
- Obstipation, Einläufe, Stimulation (digital, instrumental)
- Schmerzhafte oder irritierende Stimuli unterhalb der Verletzungsstelle
- Gastrointestinale Erkrankung (z. B. Magenulcus, Ösophagusreflux)
- Schwankungen der Körpertemperatur
- Menstruation, Sexualverkehr, Ejakulation
- Stimulierung der Haut (Dekubitus, eingewachsener Zehennagel, Verbände, Verbrennungen, Ausschlag), Überbein
- Entzündung des Nebenhodens, Urethritis, Harntraktinfektion

Situationsbedingte Faktoren:

- Lagerung, Bewegungsübungen, Schwangerschaft, Wehen und Geburtsvorgang, Medikamentenwirkungen (Medikamente gegen Blutstau, Sympathomimetika, Vasokonstriktoren, Nachlassen der Narkosewirkung)
- Einengende Kleidung
- Knochenbrüche
- Tiefe Venenthrombose
- Ovarialzyste
- Operative Eingriffe

Notizen

7.4.32 Unausgereifte kindliche Verhaltensorganisation

Definition

Desintegrierte psychologische und verhaltensbezogene Reaktionen auf die Umgebung.

Kennzeichen

Kennzeichen des Regulationssystems:

- Irritierbarkeit
- Unfähigkeit des autonomen Nervensystems, angemessen zu reagieren:
  - Herzfrequenz (z. B. Bradykardie, Tachykardie, Arrhythmien)
  - Atemfrequenz (z. B. Bradypnoe, Tachypnoe, Apnoe)
  - Hautfärbung (z. B. blass, zyanotisch, fleckig, gerötet)
- Sauerstoffsättigungsgrad des Blutes herabgesetzt
- Probleme beim Füttern (z. B. Aspiration oder Erbrechen)
- Körperliche Signale (starrer Blick, nach Luft schnappen, Schluckauf, Husten, Niesen, Gähnen, Seufzen, schlaffer Kiefer, offener Mund, herausgestreckte Zunge)
- Fehlernährung

Kennzeichen des motorischen Systems:

- Erhöhter oder herabgesetzter Muskeltonus, Schlaffheit
- Tremor, Zusammenzucken, schreckhafte, nervöse, unkoordinierte Bewegungen
- Hyperextension der Arme, Beine, Finger, geballte Hände oder Hände am Gesicht, veränderte primitive Reflexe

Kennzeichen der Organisation des Schlaf-Wach-Zustands:

- Diffuser oder unklarer Schlaf, schneller Wechsel zwischen Schlaf- und Wachzustand
- Halbwachzustand (starrer Blick, abgewandter Blick)
- Irritiertes oder panisches Weinen

Kennzeichen des Aufmerksamkeits-Interaktionssystems:

- Abnorme Reaktion auf sensorische Stimuli (z. B. schwer zu beruhigen, Unfähigkeit, die Aufmerksamkeit zu halten)

Ätiologische oder verbundene Faktoren

- Schmerzen
- Orale oder motorische Probleme
- Invasive oder schmerzhafte Eingriffe

7.4 Verhaltensmuster: Aktivität und Bewegung

- Mit der Pflegeperson verbundene Faktoren:
  - Falsche Interpretation der Äußerungen
  - Wissensdefizit (Reaktionen, Äußerungen)
- Umweltstimulation

Risikogruppen

Pränatal: kongenitale oder genetische Störungen, Missbildung

Postnatal: Unreife, Frühgeburt

Individuelle Faktoren: Gestationsalter, Konzeptionsalter, Unreife des Nervensystems, Krankheit

Notizen ✎

7.4.33 Gefahr einer unausgereiften kindlichen Verhaltensorganisation

Definition
Gefahr einer Desintegration physiologischer und verhaltensbezogener Reaktionen des Neugeborenen auf die Umwelt.

Risikofaktoren
- Schmerzen
- Orale oder motorische Probleme
- Überstimulation durch die Umgebung
- Fehlende Geborgenheit, Fehlen von Begrenzungen
- Invasive oder schmerzhafte Eingriffe und Prozeduren

Notizen

7.4 Verhaltensmuster: Aktivität und Bewegung

7.4.34 Möglichkeit einer verbesserten kindlichen Verhaltensorganisation

Definition

Ein zufrieden stellendes Verhaltensmuster der Modulation von physiologischen und verhaltensbezogenen Funktionssystemen eines Neugeborenen, das im Hinblick auf eine Integration von Umgebungsreizen noch verbessert werden kann (z. B. autonomes System, motorisches System, Zustandsorganisation, regulatorisches System, Aufmerksamkeit und Interaktion).

Kennzeichen

- Stabile physiologische Normalwerte
- Klare, beständige Schlaf-Wach-Zustände
- Ausführung selbstregulierenden Verhaltens
- Reaktion auf visuelle/akustische Reize

Ätiologische oder verbundene Faktoren

- Unreife, Frühreife
- Schmerzen

Notizen

7.4.35 Gefahr einer peripheren neurovaskulären Störung*

Definition

Vorliegen von Risikofaktoren für die Unterbrechung der Durchblutung, des Empfindungsvermögens oder der Bewegungsfähigkeit einer Extremität.

Risikofaktoren

- Ruhigstellung, Immobilisierung
- Mechanischer Druck (z. B. Stauschlauch, Blutdruckmanschette, Gips oder Schiene, Verband oder Fixiergurte)
- Orthopädischer operativer Eingriff
- Trauma
- Verbrennungen
- Gefäßverschluss
- Frakturen

Notizen

---

* Die Diagnose umfasst drei Schwerpunkte (Nährstoffversorgung des Gewebes, Empfindungsvermögen und Bewegungsfähigkeit) und kann daher als potenziell gestörtes Ernährungs-, Stoffwechsel-,. Wahrnehmungs- oder Aktivitätsmuster gesehen werden.

7.4 Verhaltensmuster: Aktivität und Bewegung

7.4.36 Herabgesetztes intrakranielles Anpassungsvermögen

Definition

Wiederholter unangemessener Anstieg des intrakraniellen Drucks in Reaktion auf schädigende oder nicht schädigende Stimuli, wegen fehlender Anpassung des intrakraniellen Volumens durch die Flüssigkeitsregulationsmechanismen.

Kennzeichen

- Wiederholter Anstieg von 10 mm Hg auf einen externen Stimulus von mehr als 5 min
- Ausgangswert des intrakraniellen Drucks 10 mm Hg
- Unverhältnismäßig starker Anstieg des intrakraniellen Drucks infolge eines einmaligen Stimulus aus der Umgebung (z. B. Stillvorgang)
- Erhöhte P2-Wellen des intrakraniellen Drucks
- Abweichung beim Volumen-Druck-Reaktionstest
- Große Amplitude der intrakraniellen Druckwellen

Ätiologische oder verbundene Faktoren

- Herabgesetzte zerebrale Durchblutung 50–60 mm Hg
- Anhaltender Anstieg des intrakraniellen Drucks von 10–15 mm Hg
- Systemische Hypotension mit intrakranieller Hypertension

Risikogruppen

Personen mit Hirnverletzungen

Notizen

7.5 Verhaltensmuster: Schlaf und Ruhe

7.5.1 Schlafstörung (Art zu spezifizieren)

Definition

Unterbrechung der Schlafzeit und -qualität, die Unbehagen verursacht und die erwünschten Lebensaktivitäten beeinträchtigt. (Siehe auch andere Diagnosen zur Beschreibung der Störung, z. B. Unterbrochenes Schlafmuster, Schlafmusterumkehr, Einschlafstörung, Schlafmangel.)

Kennzeichen

Hauptkennzeichen

- Klagen darüber, nicht ausgeruht zu sein

und eines oder mehrere der folgenden Kennzeichen:

- Berichte über Unterbrechungen des gewohnten Schlafmusters, häufige Unterbrechungen des Schlafes
- Klagen über Einschlafschwierigkeiten (verzögerter Schlafbeginn)
- Umkehr des Schlaf-Wach-Rhythmus

Nebenkennzeichen

- Berichte des Patienten über Erschöpfungszustände
- Verminderung der Leistungsfähigkeit (Arbeit, Schule, Zuhause)
- Zunehmende Reizbarkeit, Unruhe
- Frühes Erwachen
- Häufiges Gähnen, Lethargie
- Dunkle Ringe unter den Augen
- Desorientiertheit (zunehmend)
- Interesselosigkeit, Teilnahmslosigkeit
- Ausdrucksloses Gesicht
- Belegte Stimme mit schlechter Aussprache und falscher Wortwahl
- Herabhängen des Augenlids (Ptosis)
- Leichter, vorübergehender Nystagmus
- Leichter Tremor der Hand
- Halluzinationen, Delirium, Wahnvorstellungen

Ätiologische oder verbundene Faktoren

- Körperliches Unbehagen (zu spezifizieren)
- Familiäre Belastungen
- Umgebungsveränderungen oder Veränderung von Gewohnheiten

7.5 Verhaltensmuster: Schlaf und Ruhe

- Schichtdienst mit häufigem Schichtwechsel
- Langeweile während des Tages, Untätigkeit
- Sorgen, Befürchtungen (zu spezifizieren)
- Angst (persönliche Belastung)
- Gefühl von körperlicher Verletzbarkeit
- Nykturie

Risikogruppen

- Personen, die einer „Rund-um-die-Uhr-Therapie" ausgesetzt sind (z. B. Maßnahmen und Medikamentengaben während der normalen Schlafzeit).
- Personen mit nächtlichen Dyspnoeattacken

Notizen

7.5.2 Schlafentzug

Definition

Zwei bis drei Tage anhaltende Periode ohne anhaltende, natürliche Zustände relativer Bewusstlosigkeit (Schlaf).

Kennzeichen

- Klagen darüber, nicht ausgeruht zu sein
- Bericht über eine seit 2 bis 3 Tagen andauernde, geringere Schlafdauer als gewohnt (nach Möglichkeit von anderer Person bestätigt)

und eines oder mehrere der folgenden Kennzeichen:

- Stimmungsschwankungen/-veränderungen
- Reizbarkeit, Unruhe, Angst
- Erschöpfung, Lethargie, Schläfrigkeit untertags
- Konzentrationsstörungen, bis zu Verschlechterung der körperlichen und geistigen Leistungsfähigkeit und Desorientiertheit
- Wahrnehmungsstörungen (z. B. gestörtes Körpergefühl, Trugbilder, Gefühl zu schweben, Halluzinationen, akute Verwirrtheit)
- Vorübergehende Wahnvorstellungen, mit Erregtheit oder Aggression
- Vorübergehender Nystagmus, Händezittern

Ätiologische oder verbundene Faktoren

- Unterbrechungen des Schlafes (zu spezifizieren, z. B. Umgebungslärm, ungewohnte oder bequeme Schlafumgebung)
- Angst
- Befürchtungen (zu spezifizieren), Wachsamkeit
- Mangelhaftes Schmerzmanagement
- Medikamente mit schlafstörender Wirkung
- Aktivitäten, Arbeiten vor der Schlafenszeit
- Berufliche Belastungen, Schichtdienst mit häufigem Schichtwechsel

Notizen

7.5.3 Einschlafstörung

Definition
Unfähigkeit, zur erwarteten Zeit einzuschlafen.

Kennzeichen
Hauptkennzeichen
- Wiederholte Klagen über die Unfähigkeit einzuschlafen (nach 30 bis 40 min Wartezeit)

Nebenkennzeichen
- Klagen darüber, nicht ausgeruht zu sein
- Reizbarkeit
- Erschöpfung
- Zunehmende Konzentrationsstörungen, Desorientiertheit und Minderung der geistigen und körperlichen Leistungsfähigkeit

Ätiologische oder verbundene Faktoren
- Angst
- Befürchtungen (zu spezifizieren)
- Medikamente
- Aktivitäten oder Arbeiten vor der Schlafenszeit
- Schichtdienst mit häufigem Schichtwechsel

Notizen

7.5.4 Umkehr des Schlaf-Wach-Rhythmus

Definition
Veränderung des Schlaf-Wach-Zyklus mit überwiegendem Tagesschlaf.

Kennzeichen

Hauptkennzeichen

- Häufige Schlafphasen und Nickerchen während des Tages, verbunden mit der Unfähigkeit, nachts zu schlafen
- Munter während der Nacht (mitunter auch aktiv sein)

Nebenkennzeichen

- Stimmungsschwankungen/-veränderungen
- Nächtliche Reizbarkeit

Ätiologische oder verbundene Faktoren

- Geringe körperliche Aktivität und Bewegung während des Tages
- Beschäftigungsdefizit
- Befürchtungen oder Wachsamkeit

Risikogruppen

- Ältere Menschen

Notizen

7.6 Verhaltensmuster: Kognition und Perzeption

7.6.1 Schmerz (Art und Ort zu spezifizieren)

Definition

Verbale Mitteilung über starke Schmerzbeschwerden oder entsprechende Indikatoren. Art und Ort zu spezifizieren (Gelenk-, Rücken-, Kopf-, Knieschmerz).

Kennzeichen

▶ Klagen über starke Beschwerden (Schmerz)

und eines oder mehrere der folgenden Kennzeichen:

▶ Schonhaltung, Schützen der betreffenden Körperpartie
▶ Erhöhung des Muskeltonus
▶ Schmerzverzerrtes, maskenhaftes Gesicht (glanzlose Augen, niedergeschmettertes, gerädertes Aussehen, fixierte oder zerstreute Bewegungen, Grimassieren)
▶ Unruhe, Reizbarkeit
▶ Vegetative Reaktionen, die bei chronischen, dauerhaften Schmerzen nicht beobachtet werden (Schwitzen, Veränderungen von Blutdruck und Pulsfrequenz, Pupillenerweiterung, erhöhte oder erniedrigte Atemfrequenz)
▶ Starke Selbstbezogenheit
▶ Verengte Sichtweise (veränderte Zeitwahrnehmung, Rückzug von sozialen Kontakten, beeinträchtigte Denkprozesse)
▶ Teilnahmslosigkeit bis zu Erstarrung

Ätiologische oder verbundene Faktoren

▶ Wissensdefizit (Schmerzmanagement)

Risikogruppen

▶ Personen nach einer Operation (z. B. schmerzende Operationswunde)
▶ Personen mit Arthritis (z. B. Gelenkschmerz)
▶ Personen mit Herzerkrankungen (z. B. retrosternaler Brustschmerz)
▶ Personen, die gefährlichen Substanzen oder Bedingungen ausgesetzt sind (biologischer, chemischer, physikalischer, psychischer Stress), nach einem Trauma oder einer Verletzung

Notizen

7.6.2 Chronischer Schmerz (Art und Ort zu spezifizieren)

Definition

Starke Beschwerden (Schmerzen), die über 6 Monate anhalten. Art und Ort zu spezifizieren (Gelenk-, Rücken- Kopf-, Knieschmerz).

Kennzeichen

- Berichte, Klagen oder Beobachtung über das Vorhandensein starker Beschwerden (Schmerzen)
- Starke Beschwerden über mehr als 6 Monate

und eines oder mehrere der folgenden Kennzeichen:

- Schonhaltung
- Veränderte Fähigkeit, zuvor ausgeübte Aktivitäten weiter auszuüben
- Furcht vor erneuter Verletzung
- Schmerzverzerrtes, maskenhaftes Gesicht
- Physischer oder sozialer Rückzug
- Anorexie
- Gewichtsveränderung, Schlafmangel

Ätiologische oder verbundene Faktoren

- Wissensdefizit (über Management chronischer Schmerzen)

Risikogruppen

- Personen mit chronischen körperlichen/psychosozialen Behinderungen (zu spezifizieren, z. B. Krebserkrankung)

Notizen ✎

7.6 Verhaltensmuster: Kognition und Perzeption

7.6.3 Mangelndes Schmerzmanagement (akute, chronische Schmerzen)

Definition

Fehlende oder unzureichende Nutzung von Techniken oder Hilfsmitteln zur Schmerzreduzierung (z. B. Umgang mit Bitten um Schmerzmedikation, Timing, Lagerung, Ablenkung).

Kennzeichen

- Verzögertes Verlangen nach Schmerzmedikamenten, mangelnde Nutzung von Lagerungsmöglichkeiten, Ablenkung oder anderen Schmerzkontrolltechniken
- Verbale Mitteilung oder kodierte Äußerungen über Schmerzen

und eines oder mehrere der folgenden Kennzeichen:

- Schonhaltung, Schützen der betreffenden Körperpartie
- Starke Selbstbezogenheit
- Verengte Sichtweise (z. B. veränderte Zeitwahrnehmung, Rückzug von sozialen Kontakten, beeinträchtigte Denkprozesse)
- Schmerzverzerrtes, maskenhaftes Gesicht (glanzlose Augen, niedergeschmettertes, gerädertes Aussehen, fixierte oder zerstreute Bewegungen, Grimassieren)
- Erhöhter Muskeltonus bis zur Erstarrung

Ätiologische oder verbundene Faktoren

- Wissensdefizit (zu spezifizieren)

Risikogruppen

- Personen nach einer Operation (z. B. Schmerzen an der OP-Wunde)
- Personen mit Arthritis (z. B. Gelenkschmerz)
- Personen mit Herzerkrankungen (z. B. retrosternaler Brustschmerz)
- Personen, die gefährlichen Substanzen oder Bedingungen ausgesetzt sind (biologischer, chemischer, physikalischer, psychischer Stress)
- nach einem Trauma

Notizen

7.6.4 Nicht kompensiertes Wahrnehmungsdefizit (Art/Grad zu spezifizieren)*

Definition

Nicht kompensiertes Nachlassen des Sehvermögens, Gehörs, Tastsinns, Geschmackssinns, Geruchs- oder Bewegungssinns (Grad des Nachlassens zu spezifizieren).

Kennzeichen

Sehvermögen

- Unfähigkeit, Gedrucktes zu lesen oder Objekte und Personen zu identifizieren

Gehör

- Unfähigkeit, geflüsterte Laute oder normal geäußerte Worte zu identifizieren

Tastsinn

- Unfähigkeit, zwischen verschiedenen Qualitäten oder Tastempfindungen zu unterscheiden oder das Fehlen von Tastempfindungen

Geruchssinn

- Unfähigkeit, Gerüche zu identifizieren

Bewegungssinn

- Unfähigkeit, das Ausmaß, die Richtung oder das Gewicht von Bewegungen des Körpers oder von Körperteilen zu identifizieren

Notizen ✎

_____
_____
_____
_____
_____
_____

---

* Dieser Zustand ist häufig Gegenstand pflegerischer Interventionen (d.h. der ätiologische/verbundene Faktor).

7.6.5 Veränderte Wahrnehmung: Reizüberflutung (oder Sensorische Überstimulation)

Definition

Zustand, bei dem die Umgebungsreize oder Dauerreize aus der Umgebung das gewohnte Maß überschreiten.

Kennzeichen

Hauptkennzeichen

- Gestörte Wahrnehmung sensorischer Reize
- Die Menge oder Komplexität der Sinnesreize übersteigt das gewohnte oder erwünschte Maß (gelegentlich oder dauerhaft)
- Vorliegen anhaltender, intensiver und/oder gleich bleibender Außenreize (Motor, Monitor, Licht, Stimmen)

Nebenkennzeichen

- Verminderte Urteilsfähigkeit, Problemlösungsfähigkeit und/oder Arbeitsleistung
- Berichte über Schlafstörungen, Albträume
- Desorientierung (vorübergehend oder allgemein)
- Kurze Aufmerksamkeitsspanne
- Unruhe, erhöhter Muskeltonus
- Klagen über Erschöpfung
- Gereiztheit, Angst
- Aussagen über Gefühle des Kontrollverlusts

Ätiologische oder verbundene Faktoren

- Personen mit verminderten kognitiven Fähigkeiten (z. B. Kopfverletzung)
- Personen mit geringer Stresstoleranz
- Personen unter intensivmedizinischer Überwachung

Notizen

7.6.6 Veränderte Wahrnehmung: Reizarme Umgebung (oder Sensorische Deprivation)

Definition

Zustand, bei dem die Umgebungsreize und sozialen Stimuli das gewohnte Maß unterschreiten.

Kennzeichen

Hauptkennzeichen

- Die Menge der sensorischen Außenreize unterschreitet das gewohnte oder erwünschte Maß (akustische, visuelle, propriozeptive, realitätsorientierende oder zeitorientierende Stimuli)
- Desorientierung oder Verwirrtheit (gelegentlich, allgemein, nächtlich) und/oder
- Halluzinationen, Delirium, Paranoia

Nebenkennzeichen

- Teilnahmslosigkeit
- Angst

Ätiologische oder verbundene Faktoren

- Isolierung (einschränkende, restriktive Umgebung)
- Therapeutische Einschränkungen (zu spezifizieren: Isolierung, Intensivpflege, Bettruhe, Extension, behindernde Erkrankung, Inkubator)
- Sozial einschränkende Umgebung (zu spezifizieren: Institutionalisierung, ans Haus gebunden sein, Altersschwäche, Kleinkind-Deprivation)
- Nicht kompensierte Hör- und Sehbehinderungen
- Beeinträchtigte verbale Kommunikation

Risikogruppen

- Personen mit angeborenen oder erworbenen Wahrnehmungsstörungen
- Sozial isolierte Personen
- Therapiebedingt isolierte Personen

Notizen

7.6 Verhaltensmuster: Kognition und Perzeption

7.6.7 Neglect, halbseitig*

Definition

Zustand, bei dem ein Mensch eine Körperhälfte nicht bewusst wahrnimmt und sie nicht beachtet.

Kennzeichen

Hauptkennzeichen

- Mangelnde Lagerung der betroffenen Seite und/oder nicht ausreichende Vorsichtsmaßnahmen für die betroffene Seite
- Die betroffene Seite ignoriert konsequent die Stimuli:
  - Schaut nicht zur betroffenen Seite, ignoriert Gegenstände auf der betroffenen Seite
  - Lässt Essen auf der Tellerhälfte der betroffenen Seite unberührt

Nebenkennzeichen

- Unzureichende Selbstfürsorge der betroffenen Seite (Waschen, Rasieren, Kleiden)

Risikogruppen

- Personen mit Apoplex oder anderen neurologischen Erkrankungen

Notizen

---

* Dieser Zustand ist häufig Gegenstand pflegerischer Interventionen (d.h. der ätiologische/verbundene Faktor).

7.6.8 Wissensdefizit (Bereich zu spezifizieren)

Definition

Unfähigkeit, krankheitsbezogene Behandlungsverfahren, -techniken und/oder gesundheitsbezogene Selbstfürsorgeaktivitäten zu nennen oder zu erklären (Bereich des Wissensdefizits zu spezifizieren, z. B. Insulinbehandlung, Bewegungsprogramm, Diätempfehlungen).

Kennzeichen

Hauptkennzeichen

- Aussagen über mangelndes Wissen
- Äußerungen lassen auf unvollständiges Erinnern, Fehldeutung oder Missverstehen der Information schließen
- Unzulängliches Ausführen eines Tests oder unzulängliche Durchführung einer Fertigkeit
- Falsche Beantwortung einer Frage
- Unfähigkeit, eine Anweisung zu befolgen

Nebenkennzeichen

- Bitten um Information
- Nichtbefolgen gesundheitsbezogener Verhaltensempfehlungen
- Unangemessene oder übertriebene Verhaltensweisen (z. B. hysterisch, feindselig, agitiert, teilnahmslos)

Ätiologische oder verbundene Faktoren

- Geringe Bereitschaft, Informationen aufzunehmen (z. B. aus Angst)
- Mangelndes Interesse
- Geringe Lernmotivation
- Nicht kompensierter Gedächtnisverlust
- Unfähigkeit, Informationsmaterial oder Informationsquellen zu nutzen (z. B. infolge kultureller oder sprachlicher Unterschiede)
- Mangelnde Vertrautheit mit Informationsquellen

Risikogruppen

- Personen mit neu verordnetem Behandlungsprogramm
- Personen mit sehr komplexen Behandlungsprogrammen
- Personen mit vorübergehenden oder dauerhaften kognitiven, intellektuellen Einschränkungen

Notizen

7.6 Verhaltensmuster: Kognition und Perzeption

7.6.9 Beeinträchtigte Denkprozesse*

Definition

Unterbrechung kognitiver Prozesse oder Aktivitäten (keine altersgemäßen Leistungen) (zu spezifizieren: Art der Veränderung; dies ist ein sehr weitgefasster Begriff).

Kennzeichen

Hauptkennzeichen

Eines oder mehrere der folgenden Kennzeichen:

- Beeinträchtigte Wahrnehmung, Urteilsfähigkeit, Entscheidungsfähigkeit
- Beeinträchtigte Aufmerksamkeitsspanne, leicht ablenkbar
- Beeinträchtigte Fähigkeit, Gedanken zu erfassen (zu konzeptualisieren) oder zu ordnen (Verstand und Reflexion)
- Unangemessenes Verhalten, unrealistisches Denken

Nebenkennzeichen

- Beeinträchtigtes Erinnerungsvermögen (siehe Nicht kompensierter Gedächtnisverlust)
- Verstärkter Selbstbezug (Egozentrik)
- -Erhöhte/verminderte Wachheit (Vigilanz)

Ätiologische oder verbundene Faktoren

- Sensorische Überforderung (Komplexität der Umgebung)
- Entwicklungsrückstand
- Starke Angst oder Depression

Risikogruppen

Personen mit Demenz, Alzheimer-Demenz

- Ältere Menschen mit Harnwegsinfekt
- Personen mit Störungen des Flüssigkeits- und/oder Elektrolythaushalts
- Personen mit Schädel-Hirn-Trauma
- Alkohol- oder Medikamentenabhängige

Notizen ✍

_____
_____

---

* Siehe auch unter Akute/Chronische Verwirrtheit, Orientierungsstörung, nicht kompensierter Gedächtnisverlust, Beeinträchtigte Gedächtnisleistung, Gefahr einer kognitiven Beeinträchtigung.

7 Pflegediagnosen nach funktionellen Verhaltensmustern

7.6.10 Aufmerksamkeits-/Konzentrationsdefizit

Definition

Unfähigkeit, das Bewusstsein für eine bestimmte Dauer auf einen Punkt zu richten.

Kennzeichen

Hauptkennzeichen

- Eingeschränkte Fähigkeit, über längere Zeit an einer Sache zu bleiben (z. B. mehr als 5 min)
- Leichte Ablenkbarkeit durch jegliche Art von Reizen
- Fehlen der Fähigkeit, die Aufmerksamkeit auf einen Punkt zu lenken

Nebenkennzeichen

- Unfähigkeit, Reize abzublocken
- Erhöhte Sensibilität gegenüber Reizen
- Unruhe
- Verwirrtheit
- Agitiertheit, Frustration und/oder Wut

Notizen

7.6 Verhaltensmuster: Kognition und Perzeption

7.6.11 Akute Verwirrtheit

Definition

Plötzlich einsetzende, umfassende, vorübergehende Veränderungen und Störungen der Aufmerksamkeit, Kognition, psychomotorischen Aktivitäten, des Bewusstseinszustands und/oder des Schlaf-Wach-Rhythmus.

Kennzeichen

- Schwankungen der kognitiven Leistungen
- Schwankungen des Schlaf-Wach-Rhythmus
- Schwankungen des Bewusstseinszustands
- Schwankungen der psychomotorischen Aktivität
- Gesteigerte Agitiertheit und Unruhe
- Missverständnisse, Fehldeutungen
- Mangelnde Motivation, zielgerichtete oder sinnvolle Handlungen zu beginnen und/oder durchzuhalten
- Halluzinationen

Ätiologische oder verbundene Faktoren

- Alter über 60 Jahre
- Demenz
- Alkoholabhängigkeit
- Medikamentenabhängigkeit
- Delirium

Notizen

7.6.12 Chronische Verwirrtheit

Definition

Irreversibler, lange bestehender und/oder fortschreitender Verfall des Intellekts und der Persönlichkeit, gekennzeichnet durch eine herabgesetzte Fähigkeit Umgebungsreize zu interpretieren, intellektuelle Denkprozesse auszuführen, sowie Gedächtnis-, Orientierungs- und Verhaltensstörungen.

Kennzeichen

- Anzeichen einer organischen Störung
- Veränderte Interpretation von oder Reaktion auf Stimuli
- Fortschreitende oder seit langer Zeit bestehende kognitive Beeinträchtigung
- Keine Veränderung des Bewusstseinszustands
- Beeinträchtigtes Sozialverhalten
- Gedächtnisstörungen (Kurzzeit- und Langzeitgedächtnis)
- Persönlichkeitsveränderung

Ätiologische oder verbundene Faktoren

- Personen mit Alzheimer-Demenz
- Korsakow-Syndrom
- Multiinfarkt-Demenz
- Apoplex
- Schädel-Hirn-Trauma

Notizen

7.6 Verhaltensmuster: Kognition und Perzeption

7.6.13 Orientierungsstörung

Definition

Ein über 3 bis 6 Monate anhaltender Mangel an Orientierung zu Person, Ort, Zeit oder Lebenssituation, der eine beschützende Umgebung notwendig macht.

Kennzeichen

- Anhaltende Desorientiertheit in vertrauter und unbekannter Umgebung über mehr als 3 bis 6 Monate
- Chronische Verwirrtheitszustände
- Verlust der Berufsfähigkeit oder der sozialen Fähigkeiten durch schwindende Gedächtnisleistung
- Unfähigkeit, einfachen Anweisungen und Anleitungen zu folgen
- Unfähigkeit, schlussfolgernd zu denken
- Unfähigkeit sich zu konzentrieren
- Verlangsamte Reaktion auf Fragen

Ätiologische oder verbundene Faktoren

- Personen mit Demenzerkrankungen (Alzheimer-Demenz, Multiinfarkt-Demenz, Niemann-Pick-Krankheit, AIDS-Demenz)
- Morbus Parkinson
- Chorea Huntington
- Depressionen
- Alkoholkrankheit

Notizen

7.6.14 Nicht kompensiertes Defizit des Gedächtnisses

Definition

Beeinträchtigte Fähigkeit, sich an Ereignisse oder Aktivitäten der jüngsten Vergangenheit zu erinnern.

Kennzeichen

Hauptkennzeichen

- Häufig auftretende Unfähigkeit, sich an jüngste Ereignisse, vor kurzem erhaltene Informationen und/oder Aktivitäten, Namen und Orte zu erinnern
- Mangelnde (oder erfolglose) Nutzung von Hilfsmitteln oder Techniken zur Gedächtnisunterstützung

Nebenkennzeichen

- Unfähigkeit, sich an erlernte Handlungen, Namen oder Orte zu erinnern
- Beginnen von Aktivitäten, um sich Sekunden oder Minuten später nicht mehr an deren Grund zu erinnern
- Mangel an Begreifen und Problemlösungsfertigkeiten aufgrund eines Defizits des Kurzzeitgedächtnisses

Risikogruppen

- Personen mit Alzheimer-Demenz
- Personen mit degenerativen neurologischen Erkrankungen

Notizen

7.6 Verhaltensmuster: Kognition und Perzeption

7.6.15 Beeinträchtigte Gedächtnisleistung

Definition

Unfähigkeit, sich an bestimmte Informationen oder Verhaltensweisen zu erinnern oder sie abzurufen. (Die Gedächtnisleistung kann durch pathophysiologische oder situative Faktoren, die vorübergehend oder dauerhaft wirksam sind, beeinträchtigt werden.)

Kennzeichen

- Beobachtungen oder Aussagen über Vergessen
- Unfähigkeit zu bestimmen, ob eine bestimmte Handlung ausgeführt wurde
- Unfähigkeit, neue Fertigkeiten zu erlernen oder Informationen zu behalten
- Unfähigkeit, eine zuvor erlernte Fertigkeit auszuführen
- Unfähigkeit, sich an Fakten zu erinnern
- Unfähigkeit, sich an kurz oder länger zurückliegende Ereignisse zu erinnern
- Vergessen, eine bestimmte Sache zu einer festgesetzten Zeit zu tun

Ätiologische oder verbundene Faktoren

- Akute oder chronische Hypoxämie
- Anämie
- Verminderte Herzauswurfleistung
- Störungen des Flüssigkeits- oder Elekrolythaushalts
- Neurologische Störungen
- Massive Störungen durch die Umgebung

Notizen ✎

7.6.16 Gefahr kognitiver Schädigung

Definition
Vorliegen von Risikofaktoren für eine Beeinträchtigung von Gedächtnis, schlussfolgerndem Denken, Urteilsvermögen und Entscheidungsfähigkeit.

Risikofaktoren
- Einnahme von Beruhigungsmitteln, Sedativa
- Geringes Maß an Eigeninitiative, um kognitive Reize zu bekommen
- Borderline-Störung
- Beschränkung auf eine Umgebung, die nur geringe Anforderungen an kognitive Fähigkeiten stellt (Wahrnehmung, Problemlösung, Entscheidungsfindung)
- Hör- oder Sehstörung in Verbindung mit verminderten Umgebungsreizen oder Verlegung und/oder Ortswechsel

Notizen

7.6.17 Entscheidungskonflikt (zu spezifizieren)

Definition

Zustand der Unsicherheit über die richtige Wahl zwischen zwei konkurrierenden Handlungsmöglichkeiten, die mit Risiken, Verlusten oder einer Herausforderung an persönliche Werte verbunden sind (Gegenstand des Konflikts zu spezifizieren, z. B. chirurgischer Eingriff, Therapie, Abtreibung, Scheidung oder andere Lebensereignisse).

Kennzeichen

Hauptkennzeichen

- Verzögerte Entscheidungsfindung und/oder Schwanken zwischen Alternativen
- Äußerungen über Entscheidungsprobleme
- Äußerungen über quälenden Zustand der Entscheidungsfindung
- Körperliche Anzeichen von Verzweiflung und Anspannung (z. B. erhöhte Herzfrequenz, erhöhte Muskelspannung oder Unruhe)

Nebenkennzeichen

- Äußerungen über die unerwünschten Folgen der erwogenen Handlungen
- Hinterfragen persönlicher Werte während der Entscheidungsphase
- Selbstbezogenheit

Ätiologische oder verbundene Faktoren

- Gefühl der Bedrohung des eigenen Wertesystems
- Unklare persönliche Werte oder Glaubenseinstellung
- Mangel an Erfahrung mit Entscheidungsfindungsprozessen oder Störung bei der Entscheidungsfindung
- Fehlen einer wichtigen Information, mehrere oder widersprüchliche Informationsquellen
- Fehlende soziale Unterstützung

Risikogruppen

- Personen, die über einen Ortswechsel entscheiden müssen (z. B. Pflegeheim, Umzug)
- Personen mit einer terminalen Erkrankung (Behandlungsentscheidung)
- Patienten, die zwischen chirurgischen oder konservativen Behandlungsalternativen entscheiden müssen
- Personen in Missbrauchssituationen

Notizen

7 Pflegediagnosen nach funktionellen Verhaltensmustern

7.7 Verhaltensmuster: Selbstwahrnehmung und Selbstbild

7.7.1 Bedrohungsgefühl (Gegenstand zu spezifizieren)*

Definition

Ein Gefühl der Besorgtheit, dessen Ursache bekannt ist und als eine Bedrohung oder Gefahr für die eigene Person wahrgenommen wird (Gegenstand des Bedrohungsgefühls zu spezifizieren: z. B. Krankheitsprognose, Ergebnis eines chirurgischen Eingriffs, Tod, Behinderung).

Kennzeichen

- Bericht über ein Gefühl der Besorgtheit, Nervosität, Beunruhigung im Hinblick auf bedrohliche Ereignisse, Personen oder Objekte, die als Gefahr empfunden werden
- Beschreibung, mit oder ohne Hilfestellung, des als Bedrohung empfundenen Gegenstands (potenziell, aktuell oder imaginär)
- Verstärkte Konzentration der Aufmerksamkeit auf den Gegenstand bis zur Fixiertheit (Merkmal der Intensität)

und eines oder mehrere der folgenden Kennzeichen:

- Unruhe
- Vermehrtes Fragen oder Suchen nach Informationen
- Erhöhte Herzfrequenz, erhöhte Atemfrequenz
- Erhöhte Muskelspannung
- Vermehrte verbale Äußerungen, gesteigertes Sprechtempo
- Bebende Stimme, Veränderungen der Tonlage
- Händezittern
- Schwitzen

Ätiologische oder verbundene Faktoren

- Wissensdefizit (Bereich zu spezifizieren)
- Subjektives Empfinden, den Lauf der Dinge nicht beeinflussen zu können (siehe Machtlosigkeit)

Risikogruppen

- Patienten, die sich einem chirurgischen Eingriff oder einer diagnostischen Maßnahme unterziehen
- Patienten, die auf das Ergebnis eines chirurgischen Eingriffs warten
- Patienten, die erstmalig hospitalisiert sind
- Patienten, die entlassen werden sollen und sich dann selbst versorgen müssen

---

* Dieser Zustand ist häufig Gegenstand pflegerischer Interventionen (d.h. der ätiologische/verbundene Faktor).

7.7 Verhaltensmuster: Selbstwahrnehmung und Selbstbild

7.7.2 Angst

Definition

Unbestimmtes, unbehagliches Gefühl, dessen Ursache oft unklar oder dem Individuum nicht bekannt ist.

Kennzeichen

Hauptkennzeichen

- Patient berichtet, sich ängstlich, bedenklich, angespannt, erschreckt, besorgt zu fühlen
- Berichtet von einem unbestimmten, unbehaglichen Gefühl der Besorgnis über die unklaren Folgen oder Veränderungen durch Lebensereignisse

und eines oder mehrere der folgenden Kennzeichen:

- Äußerungen über die Unfähigkeit, sich zu entspannen, äußerste Nervosität
- Erhöhter Muskeltonus, Scharren mit den Füßen, Hand- oder Armbewegungen, Zittern, Tremor der Hand, inneres Beben
- Anspannung der Gesichtsmuskulatur
- Mangelnde Konzentrationsfähigkeit
- Schlafstörung
- Sympathikusreaktionen (Herzfrequenz, Atemfrequenzanstieg, erweiterte Pupillen)

Nebenkennzeichen

- Selbstbezogenheit
- Äußerungen über schmerzliche und anhaltende Gefühle zunehmender Hilflosigkeit, Unzulänglichkeit, Reue (siehe auch Unwirksames Coping)
- Unruhe, vermehrtes Schwitzen
- Wirkt übererregt, durcheinander, nervös, verängstigt
- Gesteigerte Wachsamkeit, ständiges Umherschauen, kaum Blickkontakt, bebende Stimme

Ätiologische oder verbundene Faktoren

- Subjektiv empfundene Bedrohung des Selbstbilds, Gesundheitszustands, sozioökonomischen Status, der Rollenerfüllung, Interaktionsmuster oder der Umgebung
- Gefühl der Lebensbedrohung
- Unbewusster Konflikt (Grundwerte, Lebensziele)
- Unbefriedigte Bedürfnisse (zu spezifizieren)
- Übertragung oder Ansteckung durch eine andere Person

Notizen

7 Pflegediagnosen nach funktionellen Verhaltensmustern

7.7.3 Geringe Angst

Definition

Erhöhter Grad der Erregung mit der Erwartung einer (unbestimmten) Bedrohung der eigenen Person oder wichtiger Beziehungen/Bezugspersonen.

Kennzeichen

- Verbale Äußerungen über Gefühle vermehrter Erregung, Besorgnis, Wachsamkeit
- Vermehrtes Fragen
- Gesteigerte Wachsamkeit
- Gesteigerte Aufmerksamkeit
- Leichte Unruhe
- Lippenbeißen, Nägelkauen, Fußbewegungen, mit den Fingern oder einem Stift spielen

Ätiologische oder verbundene Faktoren

- Subjektiv empfundene Bedrohung des Selbstbilds, Gesundheitszustands, sozioökonomischen Status, der Rollenerfüllungen, Interaktionsmuster oder der Umgebung
- Gefühl der Lebensgefahr
- Unbewusster Konflikt (Grundwerte oder Lebensziele)
- Unbefriedigte Bedürfnisse (zu spezifizieren)
- Übertragung oder Ansteckung durch eine andere Person

Notizen

7.7 Verhaltensmuster: Selbstwahrnehmung und Selbstbild

7.7.4 Mittelmäßige Angst

Definition

Erhöhter Grad der Erregung mit selektiver Aufmerksamkeit und verbunden mit der Erwartung einer Bedrohung der eigenen Person oder einer wichtigen Beziehung/Bezugsperson.

Kennzeichen

- Ausdruck von Gefühlen einer unklaren Befürchtung, Nervosität oder Besorgnis
- Äußerungen über eine erwartete Gefahr
- Beben der Stimme, Veränderung der Tonlage, Händezittern
- Ruhelosigkeit
- Verstärkte Konzentration der Aufmerksamkeit auf den Gegenstand
- Vermehrte verbale Äußerungen
- Geht mit großen Schritten auf und ab
- Erhöhte Muskelspannung
- Schwitzen
- Erhöhte Herz- und Atemfrequenz
- Schlaf- oder Essstörungen

Ätiologische oder verbundene Faktoren

- Trennung (den Begriff Trennungsangst verwenden)
- Gefühl der Bedrohung des Selbstbilds, des Gesundheitszustands, sozioökonomischen Status, der Rollenerfüllungen, Interaktionsmuster oder der Umgebung
- Gefühl der Lebensgefahr
- Unbewusster Konflikt (Grundwerte, Lebensziele)
- Unbefriedigte Bedürfnisse (zu spezifizieren)
- Übertragung oder Ansteckung durch eine andere Person

Notizen

7.7.5 Starke Angst (Panik)

Definition

Extrem hoher Grad der Erregung mit diffusem Fokus und verbunden mit der Erwartung einer Bedrohung der eigenen Person oder wichtiger Beziehungen/Bezugspersonen.

Kennzeichen

- Gefühle einer diffusen und ernsthaften Bedrohung, Befürchtungen, Nervosität oder Besorgnis
- Ungemessene Äußerungen oder Verstummen
- Planlose Aktivität oder Erstarrung
- Fokus der Wahrnehmung gestreut oder fixiert oder Unfähigkeit, die Realität zu erfassen
- Erhöhte Herzfrequenz
- Hyperventilation
- Schwitzen
- Erhöhte Muskelspannung
- Erweiterte Pupillen
- Blässe

Ätiologische oder verbundene Faktoren

- Gefühl der Bedrohung des Selbstbilds, Gesundheitsstatus, sozioökonomischen Status, der Rollenerfüllungen, Interaktionsmuster oder der Umgebung
- Gefühl der Lebensbedrohung
- Unbewusster Konflikt (Grundwerte oder Lebensziele)
- Unbefriedigte Bedürfnisse (zu spezifizieren)
- Übertragung oder Ansteckung durch eine andere Person

Notizen

7.7 Verhaltensmuster: Selbstwahrnehmung und Selbstbild

7.7.6 Vorwegnehmende Angst (gering, mittelmäßig, stark)

Definition

Erhöhter Grad der Erregung mit dem subjektiven Gefühl einer drohenden Gefahr (unspezifisch) für die eigene Person oder der Gefährdung wichtiger Beziehungen/Bezugspersonen.

Kennzeichen

- Äußerungen über Gefühle der Angst, Besorgnis, Nervosität oder Anspannung
- Äußerungen über ein unbestimmtes Gefühl der Beklemmung im Hinblick auf die Zukunft allgemein oder ein bevorstehendes Ereignis, das als Bedrohung der eigenen Person oder einer wichtigen Beziehung/Bezugsperson empfunden wird
- Unfähigkeit, sich zu entspannen
- Erhöhte Muskelspannung, Unruhe, Füßescharren, Hand- oder Armbewegungen, Zittern
- Sympathikusreaktion (erhöhte Herz- und Atemfrequenz, erweiterte Pupillen)

Ätiologische oder verbundene Faktoren

- Gefühl der Bedrohung des Selbstbilds, des Gesundheitsstatus, sozioökonomischen Status, der Rollenerfüllungen, Interaktionsmuster oder der Umgebung
- Gefühl der Lebensgefahr
- Unbewusster Konflikt (Grundwerte oder Lebensziele)
- Unbefriedigte Bedürfnisse (zu spezifizieren)
- Übertragung oder Ansteckung durch eine andere Person

Notizen

7 Pflegediagnosen nach funktionellen Verhaltensmustern

7.7.7 Todesangst

Definition

Äußerung von Besorgnis, Befürchtungen oder „Furcht" im Hinblick auf den Tod oder das Sterben.

Kennzeichen

- Äußerung tiefer Traurigkeit
- Angst vor einer tödlichen Erkrankung

Angst um andere:

- Sorgen über die Auswirkung des eigenen Todes auf nahe stehende Personen
- Sorgt sich, durch die eigene krankheitsbedingte Hilflosigkeit die Pflegeperson zu überfordern
- Sorge, den anderen Trauer und Leid zu verursachen
- Sorge, die Familie alleine zu hinterlassen

Angst vor dem Sterben:

- Äußert „Furcht" vor dem Sterbevorgang
- Machtlosigkeit (in Bezug auf das Sterben)
- Äußert die Befürchtung, beim Sterben die körperlichen oder geistigen Fähigkeiten zu verlieren
- Fürchtet sich vor Schmerzen beim Sterben
- Äußert sich besorgt über einen völligen Verlust der Kontrolle über jeden Aspekt des eigenen Todes
- Angst vor einer langen Sterbephase
- Angst vor einem baldigen Tod, der die Erfüllung wichtiger Lebensziele verhindert

Angst vor dem, was nach dem Tod kommt:

- Besorgnis, vor seinen Schöpfer treten zu müssen oder Zweifel an der Existenz Gottes oder eines höheren Wesens
- Verleugnung der eigenen Sterblichkeit oder des unmittelbar bevorstehenden Todes

Ätiologische oder verbundene Faktoren

- In der Entwicklung

Notizen ✎

7.7.8 Reaktive Depression (Situation zu spezifizieren)

Definition

Akutes Absinken des Selbstbewusstseins, des Selbstwertgefühls oder des Vertrauens in die eigenen Fähigkeiten durch eine situative Bedrohung (Situation zu spezifizieren, z. B. Gesundheitszustand, Behinderung, Verschlechterung des körperlichen Zustands).

Kennzeichen

- Äußerungen von Traurigkeit, Verzweiflung oder Hoffnungslosigkeit angesichts einer Situation (Situation zu spezifizieren)
- Anhaltende Zweifel am Selbstwert (Selbstbewusstsein) oder Gefühl des Versagens (real oder imaginär)
- Pessimistische Zukunftsprognosen

und eines oder mehrere der folgenden Kennzeichen:

- Sozialer Rückzug, um einer möglichen Zurückweisung (real oder imaginär) zu entgehen
- Verdächtigungen und gesteigerte Empfindlichkeit gegenüber Worten und Handlungen anderer Menschen, verbunden mit allgemeinem Misstrauen
- Suiziddrohungen oder Suizidversuche (in diesem Fall sofort Arzt hinzuziehen)
- Extreme Abhängigkeit von anderen Personen mit daraus resultierenden Gefühlen der Hilflosigkeit und des Zorns
- Fehlgeleitete Wut (gegen sich selbst)
- Allgemeine Reizbarkeit
- Schuldgefühle
- Unfähigkeit, sich auf Lesen, Schreiben oder eine Unterhaltung zu konzentrieren
- Veränderung (meist eine Verminderung) der körperlichen Aktivitäten, sexuellen Aktivitäten, der Ess- und Schlafgewohnheiten
- Vorzeitiges Erwachen

Ätiologische oder verbundene Faktoren

- Gefühl der Machtlosigkeit
- Angst

Risikogruppen

- Personen, die einem schweren Trauma oder einer schweren Operation ausgesetzt waren
- Personen mit einer neu aufgetretenen körperlichen Behinderung
- Personen, die eine nahe Bezugsperson verloren haben

Notizen

7 Pflegediagnosen nach funktionellen Verhaltensmustern

7.7.9 Vereinsamungsgefahr

Definition

Subjektiver Zustand, bei dem eine Person gefährdet ist, bedrückter oder gereizter Stimmung zu sein.

Risikofaktoren

- Affektive Deprivation
- Physische Isolation
- Deprivation von Sinneseindrücken
- Soziale Isolation

Notizen ✍

7.7 Verhaltensmuster: Selbstwahrnehmung und Selbstbild

7.7.10 Hoffnungslosigkeit*

Definition

Das subjektive Gefühl einer Person, nur begrenzte oder keine Wahlmöglichkeiten zu haben, verbunden mit der Unfähigkeit, Kräfte für die eigenen Interessen zu mobilisieren.

Kennzeichen

- Äußerungen verzagten oder hoffnungslosen Inhalts (z. B. „Ich kann nicht", Seufzen, „Ich fühle mich leer und ausgelaugt", „Das ist wohl das Ende", Gefühl der Deprivation, Zwangslage)
- Mangel an Initiative oder Zielen (z. B. mangelnde Beteiligung an der Pflege, passives Hinnehmen der Pflege)
- Verminderte Gefühlsäußerungen

und eines oder mehrere der folgenden Kennzeichen:

- Allgemeine Passivität
- Verminderter Appetit
- Verminderte sprachliche Äußerungen
- Vermehrter Schlaf
- Achselzucken als Reaktion auf Ansprache
- Schließen der Augen
- Sich abwenden vom Gesprächspartner
- Verminderte Reaktion auf äußere Reize
- Äußert das Gefühl, keine Alternativen zu haben (schwerwiegendes Kennzeichen)

Ätiologische oder verbundene Faktoren

- Einschränkung von Aktivitäten über längere Zeit (führt zu sozialer Isolation)
- Glaubensverlust (an höhere Werte oder Gott)

Risikogruppen

- Personen, die sich nur schwer an eine chronische oder terminale Erkrankung ihrer selbst oder einer wichtigen Bezugsperson anpassen können
- Personen mit chronischen Schmerzen
- Personen mit Aktivitätsintoleranz
- Personen mit langanhaltenden (psychischen) Belastungen/Stress in der Anamnese
- Personen, die erleben, wie ihr Körper versagt oder sein Zustand sich verschlechtert
- Personen unter langanhaltender (psychischer) Belastung/Stress

---

* Siehe auch Machtlosigkeit, situationsbedingte Depression.

7.7.11 Machtlosigkeit (stark, mittelmäßig, gering)

Definition

Ein Gefühl des Kontrollverlusts über eine Situation und der Eindruck, dass eigene Handlungen zu keinem nennenswerten Ergebnis führen.

Kennzeichen

Hauptkennzeichen

Starkes Gefühl der Machtlosigkeit:

- Äußerungen, keine Kontrolle zu haben über
  - eine Situation
  - ein Handlungsergebnis
  - die Selbstfürsorge
- Kein Interesse an Entscheidungen über Fragen der eigenen Gesundheit
- Teilnahmslosigkeit

Nebenkennzeichen

- Niedergeschlagenheit, weil sich der körperliche Zustand trotz Einhaltung der Behandlungsempfehlungen verschlechtert

Mittelmäßiges Gefühl der Machtlosigkeit:

- Passivität

und eines oder mehrere der folgenden Kennzeichen:

- Äußerungen über Zweifel an der eigenen Rollenerfüllung
- Äußerungen der Unzufriedenheit oder Frustration über die Unfähigkeit früher ausgeübte Rollen, Aufgaben oder Aktivitäten zu erfüllen und zu meistern
- Abhängigkeit von anderen Personen, was zu Reizbarkeit, Groll, Wut und Schuldgefühlen führen kann
- Kein Interesse an der Mitwirkung bei Pflegeentscheidungen, wenn sich Gelegenheit bietet
- Verbergen der wahren Gefühle aus Furcht, sich den Pflegenden zu entfremden
- Interessiert sich nicht für die eigenen Fortschritte, sucht keine Information über die Pflege oder verweigert Selbstfürsorgeaktivitäten, wenn diese angeboten werden

Geringes Gefühl der Machtlosigkeit:

- Äußerungen der Verunsicherung angesichts schwankender Körperkräfte und Energien

7.7 Verhaltensmuster: Selbstwahrnehmung und Selbstbild

Ätiologische oder verbundene Faktoren

- Krankenhausmilieu/Pflegemilieu (Aspekt zu spezifizieren)
- Gefühl der Fremdbestimmung
- Von Hilflosigkeit geprägter Lebensstil
- Beeinträchtigte verbale Kommunikation

Risikogruppen

- Personen mit degenerativen Erkrankungen
- Personen, die wider Willen verlegt werden/umziehen müssen
- Personen in Heimen/Langzeitpflegeeinrichtungen

Notizen ✎

7.7.12 Gestörtes Selbstwertgefühl*

Definition

Negative Selbstbewertung oder negative Gefühle in Bezug auf sich selbst oder die eigenen Fähigkeiten, die direkt oder indirekt ausgedrückt werden.

Kennzeichen

Hauptkennzeichen

- Wiederholte selbstnegierende Äußerungen (negative Einstellung zu sich selbst, negatives Selbstbild, hält sich unfähig, mit bestimmten Situationen oder Ereignissen zurechtzukommen)

und eines oder mehrere der folgenden Kennzeichen:

- Fehlender Blickkontakt
- Gesenkter Kopf
- Hängende Schultern

Nebenkennzeichen

- Zögern, sich neuen Dingen/Situationen auszusetzen
- Ablehnung von positiven Rückmeldungen über sich
- Überbetonung negativer Rückmeldungen über sich
- Überempfindlichkeit gegenüber Kränkungen oder Kritik
- Äußerungen von Scham- oder Schuldgefühlen
- Kompensationsversuche:
  - Hochtrabendes, hochfahrendes Verhalten (siehe auch Defensives Coping)
  - Verleugnung von offensichtlichen Problemen (siehe auch Defensives Coping)
  - Anderen die Schuld geben und sie für die eigenen Probleme verantwortlich machen
  - Herunterspielen von persönlichem Versagen (siehe auch Defensives Coping)

Notizen ✎

---

* Dieser Zustand ist häufig Gegenstand pflegerischer Interventionen (d. h. die ätiologischen/verbundenen Faktoren).

7.7 Verhaltensmuster: Selbstwahrnehmung und Selbstbild

7.7.13 Chronisch geringes Selbstwertgefühl*

Definition

Lang andauernde negative Selbstbewertung oder Gefühle in Bezug auf sich selbst oder die eigenen Fähigkeiten, die direkt oder indirekt ausgedrückt werden.

Kennzeichen

Hauptkennzeichen

Alle folgenden Kennzeichen bestehen lange oder chronisch:

- Wiederholte selbstnegierende Äußerungen
- Kein Blickkontakt, gesenkter Kopf und/oder hängende Schultern

Nebenkennzeichen

- Hält sich für unfähig, mit bestimmten Ereignissen zurechtzukommen
- Zögert, neue Dinge oder Situationen auszuprobieren
- Überbetonung negativer Rückmeldungen über sich
- Häufige Fehlschläge bei der Arbeit oder anderen Lebensumständen
- Übermäßige Anpassung, Abhängigkeit von der Meinung anderer
- Passiv, wenig selbstbestimmt
- Unentschlossenheit
- Übermäßige Suche nach Bestätigung
- Ablehnung von positiven Rückmeldungen über sich
- Äußerung von Scham- oder Schuldgefühlen
- Häufige negative Kritik durch Bezugspersonen

Notizen ✎

---

* Dieser Zustand ist häufig Gegenstand pflegerischer Interventionen (d.h. die ätiologischen/verbundenen Faktoren).

7.7.14 Situationsbedingt geringes Selbstwertgefühl

Definition

Negative Selbstbewertung oder negative Gefühle über sich selbst und die eigenen Fähigkeiten als Reaktion auf eine Situation oder ein Ereignis (z. B. Verlust oder Veränderung) nach vorher positiver Selbsteinschätzung.

Kennzeichen

Hauptkennzeichen

- Episodisches Auftreten einer negativen Selbstbewertung als Reaktion auf Lebensereignisse (z. B. Verlust, Veränderung) bei einer Person mit zuvor positiver Selbsteinschätzung
- Selbstnegierende Äußerungen (z. B. Hilflosigkeit, Nutzlosigkeit)
- Kein Blickkontakt, gesenkter Kopf und/oder hängende Schultern

Nebenkennzeichen

- Hält sich selbst für unfähig, mit der Situation oder dem Ereignis zurechtzukommen
- Äußerung von Scham- oder Schuldgefühlen
- Entscheidungsschwäche

Notizen ✎

7.7 Verhaltensmuster: Selbstwahrnehmung und Selbstbild

7.7.15 Gestörtes Körperbild*

Definition

Negative Gefühle über oder Einschätzungen der Eigenschaften, Funktionen oder Einschränkungen des Körpers oder eines Körperteils.

Kennzeichen

Hauptkennzeichen

- Äußerungen über tatsächliche oder subjektiv empfundene Veränderungen der Struktur und/oder Funktion des Körpers oder eines Körperteils
- Äußerungen über Gefühle der Hilflosigkeit, Hoffnungslosigkeit und/oder Machtlosigkeit in Bezug auf den Körper und Angst vor Ablehnung oder Reaktionen anderer Personen

und eines oder mehrere der folgenden Kennzeichen:

- Negative Äußerungen über den eigenen Körper (z. B. schmutzig, dick, klein, unansehnlich)
- Wiederholte negative Äußerungen über den Verlust oder Ersatz von Körperflüssigkeiten oder den Einsatz von Apparaten
- Wiederholte Äußerungen über früher vorhandene Stärke, Funktion oder früheres Aussehen

Nebenkennzeichen

- Äußerungen über Veränderung der Lebensweise aufgrund negativer Gefühle oder Wahrnehmung des Körpers
- Gedankliche Fixierung auf die körperlichen Veränderungen oder den Verlust eines Körperteils
- Weigerung, die tatsächliche Veränderung des Körpers oder Körperteils zu überprüfen
- Veränderung der Fähigkeit, die räumliche Beziehung des Körpers zur Umgebung einzuschätzen
- Äußerung von Scham-/Schuldgefühlen
- Personalisierung des Körperteils oder Verlusts durch Namensgebung
- Entpersonalisierung des Körperteils oder Verlusts durch die Verwendung unpersönlicher Fürwörter
- Ausdehnung der Körpergrenze auf Gegenstände in der Umgebung (z. B. Dialyse-Maschine, Sauerstoffgerät, Respirator)
- Betonung der verbliebenen Kräfte oder erhöhten Leistungsfähigkeit
- Verletzung des nicht funktionierenden Körperteils (absichtlich oder unabsichtlich)
- Veränderungen der sozialen Kontakte oder Beziehungen

---

* Dieser Zustand ist häufig Gegenstand pflegerischer Interventionen (d.h. die ätiologischen/verbundenen Faktoren)

- Verbergen oder Zurschaustellen eines Körperteilsicht
- Berühren des Körperteils
- Nicht Ansehen des Körperteils
- Tatsächliche Veränderung der Struktur und/oder Funktion des Körpers oder eines Körperteils

Ätiologische oder verbundene Faktoren

- Nicht-Integration der Veränderung (von körperlichen Merkmalen, Funktionen oder Einschränkungen)
- Das subjektive Gefühl, nicht ganz perfekt entwickelt zu sein
- Adipositas

Risikogruppen

- Personen mit einer Hemiplegie
- Personen, die einen Körperteil verloren haben (z. B. durch Beinamputation, Brustentfernung)
- Personen mit veränderter Körperfunktion (z. B. Reproduktion, Ausscheidung)
- Personen mit Gesichtsverletzungen
- Personen mit implantiertem Herzschrittmacher
- Personen mit angeborenen (sichtbaren) Anomalien

Notizen

7.7.16 Selbstverstümmelungsgefahr

Definition

Vorliegen von Risikofaktoren für die Ausführung selbstverletzender Handlungen, ohne Selbsttötungsabsicht, die eine Gewebeverletzung verursachen und Spannungserleichterung bringen.

Risikofaktoren

- Unfähigkeit, mit erhöhten psychologischen oder physiologischen Spannungen auf gesunde Weise umzugehen
- Gefühle von Niedergeschlagenheit, Ablehnung, Selbsthass, Trennungsangst, Schuld und Entpersonalisierung
- Gefühlsschwankungen
- Zwangsvorstellungen
- Bedürfnis nach sensorischen Reizen
- Elterlicher Liebesentzug
- Gestörte Familienverhältnisse

Risikogruppen

- Personen mit Borderline-Syndrom, besonders Frauen zwischen 16 und 25 Jahren
- Personen im Zustand einer Psychose, häufig Männer im frühen Erwachsenenalter
- Emotional gestörte und/oder misshandelte Kinder
- Geistig behinderte und autistische Kinder
- Personen, in deren Vorgeschichte Selbstverletzungen bekannt sind
- Personen mit einer Vorgeschichte von körperlichem, emotionalem oder sexuellem Missbrauch

Notizen

7 Pflegediagnosen nach funktionellen Verhaltensmustern

7.7.17 Störung der persönlichen Identität

Definition

Unfähigkeit, zwischen dem Selbst und der Außenwelt zu unterscheiden.

Kennzeichen

- Unfähigkeit, sich selbst von anderen Personen oder Gegenständen zu unterscheiden
- Äußerungen wie: „Ich weiß nicht, wer ich bin"

Notizen

7.8 Verhaltensmuster: Rollen und Beziehungen

7.8.1 Vorwegnehmendes Trauern*

Definition

Erwartung einer Unterbrechung oder eines Verlusts vertrauter Verhaltensmuster oder wichtiger Beziehungen (zu Personen, Besitz, Arbeit, Status, Zuhause, Idealen, Körperteilen und Körperfunktionen).

Kennzeichen

▶ Potenzieller Verlust eines wichtigen Gegenstands, einer wichtigen Beziehung oder Person
▶ Verbale Äußerung von Verzweiflung über den potenziellen (erwarteten) Verlust

und eines oder mehrere der folgenden Kennzeichen:

▶ Wut
▶ Traurigkeit, Kummer, Weinen
▶ Häufiges Weinen, unterdrückte Gefühle
▶ Veränderung der Essgewohnheiten
▶ Veränderung der Schlaf- oder Traummuster
▶ Veränderung im Aktivitätsniveau
▶ Veränderte Libido
▶ Idealisierung des potenziellen Verlustgegenstands
▶ Regression auf einen früheren Entwicklungsstand
▶ Veränderungen der Konzentrationsfähigkeit oder der Aufgabenerfüllung

Notizen

___

* Dieser Zustand ist häufig Gegenstand pflegerischer Interventionen.

7.8.2 Ungelöstes Trauern

Definition

Verlängerte Dauer oder ungewöhnliche Schwere des Trauerprozesses (fehlgeleitete Trauer) nach einem tatsächlichen oder so empfundenen Verlust oder einer Veränderung von Beziehungsmustern (bezogen auf Menschen, Besitz, Arbeit, Status, Zuhause, Ideale, Körperteile und -funktionen).

Kennzeichen

Hauptkennzeichen

- Stillstand des Trauerprozesses vor Abschluss der Bewältigung
- Lang anhaltendes Trauern, über den für einen bestimmten Kulturkreis zu erwartenden Zeitraum
- Emotionale Reaktion stärker als in einem bestimmten Kulturkreis zu erwarten (Schwere der Reaktion)

Nebenkennzeichen

- Veränderungen der Konzentration und/oder der Aufgabenerfüllung
- Äußerung von Schuldgefühlen
- Äußerungen über unerledigte Dinge
- Traurigkeit, Wut, Weinen, labile Stimmungslage
- Schwierigkeiten, die Bedeutung des Verlusts in Worte zu fassen
- Veränderung der Essgewohnheiten, der Schlaf- oder Traummuster
- Veränderungen des Aktivitätsniveaus, der Arbeit, der Sozialkontakte
- Veränderte Libido
- Idealisierung des verlorenen Objektes/verlorenen Menschen
- Erneutes Durchleben vergangener Situationen, Regression auf einen früheren Entwicklungsstand
- Beeinträchtigung des Alltagslebens

Ätiologische oder verbundene Faktoren

- Verlust oder als Verlust empfundene Veränderung (zu spezifizieren)
- Nicht vorhandene Unterstützungssysteme

Notizen

7.8.3 Chronische Sorgen

Definition

Zyklisch immer wieder auftretende, sich potenziell verstärkende Gefühle überwältigender Traurigkeit, in Reaktion auf einen fortlaufenden Verlust im Verlauf einer chronischen Erkrankung oder Behinderung.

Hauptkennzeichen

- Patient beschreibt die Unterschiede oder die Kluft zwischen der aktuellen und früherer oder erwünschter Situation
- Drückt eines oder mehrere der folgenden Gefühle aus, die unterschiedlich stark ausgeprägt sind, periodisch auftreten, sich mit der Zeit intensivieren können und die Personen daran hindern, den höchsten Grad persönlichen und gesellschaftlichen Wohlbefindens zu erreichen:
  - Periodisch auftretende Gefühle von Traurigkeit
  - Wut
  - Gefühl des Unverstandenseins
  - Verwirrtheit
  - Depression
  - Enttäuschung
  - Innere Leere
  - Besorgtheit
  - Frustration
  - Schuldgefühl oder Selbstbezichtigung
  - Hilflosigkeit
  - Hoffnungslosigkeit
  - Geringes Selbstwertgefühl
  - Verlustgefühl (immer wieder auftretend)
  - Gefühl der Überwältigung

Ätiologische oder verbundene Faktoren

- Chronische oder lebensbedrohliche Erkrankung oder Behinderung (zu spezifizieren: geistiger Entwicklungsrückstand, Multiple Sklerose, Unfruchtbarkeit, Krebs, Parkinson-Syndrom, Frühgeburt, Spina bifida oder andere Geburtsdefekte, chronische Geisteskrankheit [z. B. Schizophrenie, Manisch-depressive Erkrankung, Autismus, Demenz])
- Tod eines geliebten Menschen
- Ein auslösendes Ereignis oder mehrere Auslöser (Umstände, Situationen und Zustände, die die Auswirkung des Verlusts klar ins Bewusstsein rücken oder den Unterschied zu früher schmerzlich spürbar machen):
  - Krisen in der Krankheitsbewältigung

7 Pflegediagnosen nach funktionellen Verhaltensmustern

– Krisen im Hinblick auf Entwicklungsphasen und verpasste Gelegenheit oder auf Meilensteine im Leben (die Vergleiche mit entwicklungsbezogenen, sozialen oder persönlichen Normen auslösen)
– Dauerpflege oder andere Rollenveränderungen, die fortwährend an den Unterschied zwischen der eigenen Person und Anderen erinnern

Risikogruppen

▸ Pflegeperson oder pflegende Familie, die im Zuge einer chronischen oder lebensbedrohlichen Erkrankung fortlaufend mit Verlusten konfrontiert wird
▸ Trauernde nach dem Verlust eines geliebten Menschen

Notizen

7.8.4 Verändertes Rollenverhalten (zu spezifizieren)

Definition

Zustand von Veränderung oder Verweigerung von Rollenverantwortung, oder des Konflikts mit der Rollenverantwortung (Veränderung zu spezifizieren, da es sich hier um einen sehr umfassenden Begriff handelt).

Kennzeichen

- Rollenverweigerung, Ablehnung der Rolle
- Rollenkonflikt
- Eigene, veränderte Wahrnehmung einer Rolle
- Veränderung der Fremdwahrnehmung einer Rolle
- Veränderung in der physischen Möglichkeit eine Rolle auszufüllen
- Mangelnde Kenntnisse über die Rolle
- Veränderungen in den gewohnten Verantwortungsmustern
  - Rollenüberlastung
  - Rollenunzufriedenheit
  - Rollenverwirrung
  - Rollenbelastung
  - Rollenambivalenz

Notizen

7.8.5 Ungelöster Unabhängigkeits-Abhängigkeitskonflikt

Definition

Unentschlossenheit im Hinblick auf die Notwendigkeit und den Wunsch abhängig oder unabhängig zu sein, verbunden mit der (therapeutischen, entwicklungsstandsbezogenen oder sozialen) Erwartung, unabhängig oder abhängig zu sein.

Kennzeichen

- Wiederholte verbale Äußerung des Wunsches nach Unabhängigkeit (in Situationen, die einige Abhängigkeit erfordern, therapeutischer, entwicklungsstandsbezogener, sozialer Natur)

oder

- Wiederholte verbale Äußerung des Wunsches nach Abhängigkeit (in Situationen, die Unabhängigkeit erfordern, therapeutischer, entwicklungsstandsbezogener, sozialer Natur)

und eines oder mehrere der folgenden Kennzeichen:

- Äußerungen von Wut
- Angst

Risikogruppen

- Personen mit Rückenmarkverletzungen
- Heranwachsende
- Bettlägerige Personen
- Personen mit degenerativen chronischen Erkrankungen
- Personen mit physischen Aktivitätsbeschränkungen

Notizen

7.8.6 Soziale Isolation oder Soziale Ablehnung

Definition

Zustand des Alleinseins, den ein Mensch als von anderen auferlegt empfindet und als negativ oder bedrohlich erlebt.

Kennzeichen

Hauptkennzeichen

Eines oder mehrere der folgenden Kennzeichen:

- Äußert sich über das Gefühl des Alleinseins, von anderen auferlegt, des Abgelehntwerdens oder des Andersseins
- Zeigt ein Verhalten, das von der vorherrschenden kulturellen Gruppe nicht akzeptiert wird
- Äußerung von Wertvorstellungen, die für eine Subkultur, nicht jedoch für die vorherrschende kulturelle Gruppe annehmbar sind
- Beobachtung oder Äußerung von Interessen oder Aktivitäten, die dem Alter oder der Entwicklungsphase nicht angemessen sind

Nebenkennzeichen

- Beschäftigung mit den eigenen Gedanken, sinnlose Handlungswiederholungen
- Gefühl, den Erwartungen anderer nicht zu entsprechen oder Unsicherheit in der Öffentlichkeit
- Möchte allein sein oder in einer Subkultur leben
- Traurige Stimmung, verflachte Gefühle
- Unkommunikatives, zurückgezogenes Verhalten, kein Blickkontakt
- Stimme und Verhalten drücken Feindseligkeit aus

Ätiologische oder verbundene Faktoren

- Veränderung der äußeren Erscheinung oder des geistigen Zustands
- Entwicklungsverzögerung (soziale Fertigkeiten)
- Unreife Interessen
- Inakzeptables Sozialverhalten, inakzeptable Wertvorstellungen
- Veränderter Gesundheitszustand
- Unfähigkeit, befriedigende persönliche Beziehungen einzugehen

Risikogruppen

- Personen mit psychischen Störungen
- Personen mit sichtbaren Behinderungen, Stigmata
- Personen mit Entwicklungsrückstand

7 Pflegediagnosen nach funktionellen Verhaltensmustern

7.8.7 Beeinträchtigte soziale Interaktion

Definition

Ungenügendes oder exzessives Maß an sozialem Austausch oder eine unwirksame Art des sozialen Austauschs.

Kennzeichen

Hauptkennzeichen

- Geäußertes oder beobachtetes Unbehagen in sozialen Situationen (z. B. Unfähigkeit, ein Gefühl der Zugehörigkeit, der Anteilnahme, von Interesse oder einer gemeinsamen Vergangenheit zu entwickeln oder zu äußern)
- Beobachtete erfolglose soziale Interaktionen

Nebenkennzeichen

- Mangel an Kenntnissen oder Fertigkeiten (über Möglichkeiten, Verbundenheit herzustellen)
- Kommunikationshindernisse
- Störungen des Selbstbilds
- Fehlen verfügbarer Bezugspersonen/Gleichaltriger (mangelnde soziale Unterstützung)
- Begrenzte physische Beweglichkeit
- Therapeutische Isolierung
- Soziokulturelle Unstimmigkeit
- Behinderungen in der Umwelt
- Sensorische Defizite (Hören, Sehen)

Notizen ✎

7.8.8 Verändertes Wachstum und veränderte Entwicklung: Soziale Fähigkeiten (zu spezifizieren)

Definition

Abweichen von Normen der Altersgruppe im Hinblick auf den Erwerb von sozialen Fähigkeiten.

Kennzeichen

- Verzögerungen oder Schwierigkeiten beim Erwerb sozialer Fähigkeiten, die für ein Alter oder eine Entwicklungsstufe typisch sind
- Dysfunktionale Interaktionen

Ätiologische oder verbundene Faktoren

- Defizite in der Umgebung, fehlende Anregung, Vorbilder
- Wechselhafte Ansprechbarkeit
- Häufig wechselnde Bezugspersonen, unzulängliche Versorgung
- Trennung (von Bezugspersonen)
- Auswirkung körperlicher Behinderung
- Gleichgültigkeit
- Störung des Selbstwertgefühls
- Soziale Isolation

Notizen

7.8.9 Gefahr der gegen sich selbst gerichteten Gewalttätigkeit

Definition

Verhaltensweisen einer Person, die beweisen, dass sie sich körperlichen, emotionalen und/oder sexuellen Schaden zufügen könnte.

Risikofaktoren

- Suizidphantasien (häufig, intensiv, anhaltend)
- Suizidplan (klar und spezifisch, Prüfung der Letalität, der Methoden und Zugänglichkeit destruktiver Mittel)
- Persönliche Ressourcen (geringe Leistung, geringe Einsichtsfähigkeit, geringe Steuerungsfähigkeit)
- Soziale Ressourcen (geringe Anbindung, soziale Isolation, distanzierte Angehörige)
- Verbale Hinweise (z. B. Reden über den Tod, „Ich bin nur eine Belastung für euch", Fragen nach letalen Medikamentendosen)
- Hinweise im Verhalten (z. B. Schreiben verzweifelter Liebesbriefe, wütende Schreiben an eine nahe stehende Person, die jedoch nicht diejenige ist, die ihn/sie verlassen hat, Verschenken persönlicher Gegenstände, Einlösen einer hohen Lebensversicherungssumme)
- Autoerotische Verhaltensweisen
- Sexuelle Orientierung (praktizierende Bisexuelle, nicht praktizierende Homosexuelle)
- Körperliche Gesundheit (Hypochondrie, chronische Krankheit, terminale Erkrankung)
- Psychische Gesundheit (starke Depression, Psychose, starke Persönlichkeitsstörung, Alkoholismus oder Drogensucht)
- Emotionaler Zustand (Hoffnungslosigkeit, Verzweiflung, steigende Angst, Panik, Wut, Feindseligkeit)
- Familiärer Hintergrund (chaotisch oder konfliktreich, Suizid in der Familienanamnese)
- Konflikt in persönlichen Beziehungen
- Mehrere Suizidversuche in der Vergangenheit
- Beruf (häufig Manager, Geschäftsführer/Eigentümer einer Firma, ausgebildeter oder halbausgebildeter Handwerker)
- Arbeit (arbeitslos, jüngst Verlust des Arbeitsplatzes, berufliches Versagen)
- Alter (15–19 Jahre und über 45 Jahre)
- Familienstand (allein stehend, verwitwet, geschieden)

Notizen

7.8.10 Gefahr der Gewalttätigkeit gegen andere

Definition

Verhaltensweisen einer Person, die beweisen, dass sie anderen körperlichen, emotionalen und/oder sexuellen Schaden zufügen könnte.

Risikofaktoren

- Körpersprache (angespannte Haltung, geballte Fäuste, zusammengepresste Kiefer, Hyperaktivität, Getriebensein, schweres Atmen, drohende Haltung)
- Gewalttätigkeit gegen andere in der Vergangenheit (z. B. eine andere Person geschlagen, gestoßen, angespuckt, gekratzt, gebissen, mit einem Gegenstand beworfen, vergewaltigt oder versucht zu vergewaltigen, sexuell belästigt)
- Gewalttätigkeit gegen andere oder Bedrohung anderer (z. B. Drohungen gegen eine Person oder ihr Eigentum, soziale Drohungen, Verfluchungen, Drohbriefe, bedrohliche Gesten, sexuelle Bedrohungen)
- Gewalttätiges oder antisoziales Verhalten (z. B. Stehlen, unablässiges Borgen, unablässiges Bitten um Bevorzugung, häufiges Unterbrechen von Versammlungen, Essensverweigerung, Medikamentenverweigerung, Missachtung von Anweisungen)
- Indirekte Gewaltausübung in der Vergangenheit (Kleiderzerreißen, Gegenstände von der Wand reißen, Wände beschmieren, auf den Boden urinieren, auf den Boden defäkieren, aufstampfen, Wutanfälle, die Flure entlangrennen, brüllen, mit Gegenständen werfen, Fenster einschlagen, Türen schlagen, sexuelle Annäherungen)
- Andere Faktoren (neurologische Störung, z. B. auffälliges EEG, CT oder Kernspintomographie, Schädeltrauma, positive neurologische Befunde, Krampfanfälle)
- Kognitive Störungen (z. B. Lernstörungen, Aufmerksamkeitsstörung, verminderte intellektuelle Leistungsfähigkeit)
- Missbrauchsanamnese
- Zeuge von familiärer Gewalt in der Vergangenheit
- Tierquälerei, Brandstiftung
- Pränatale und perinatale Komplikationen/Abnormitäten
- Drogen- und/oder Alkoholabusus in der Vergangenheit, pathologische Intoxikation
- Psychotische Symptomatik (z. B. Halluzinationen des Gehörs, des Sehsinns, von Befehlen, paranoide Vorstellungen, wirre, abschweifende oder unlogische Denkvorgänge)
- Verkehrsdelikte (z. B. häufige Verstöße gegen die Straßenverkehrsordnung, Verwendung eines motorisierten Fahrzeugs zum Wutablassen)
- Suizidverhalten, Impulsivität, Zugriff auf oder Besitz von Waffen

Notizen

7.8.11 Stresssyndrom bei Verlegung/Ortswechsel*

Definition

Physiologische und psychosoziale Störungen, die vom Wechsel aus einer Umgebung in eine andere ausgelöst werden.

Kennzeichen

Hauptkennzeichen

- Umgebungswechsel, Ortswechsel oder Verlegung
- Angst, Besorgnis, Äußerungen über Betroffensein oder Bestürzung über den Umgebungswechsel
- Reaktive Depression, Traurigkeit und/oder zunehmende Verwirrtheit
- Bemerkungen über die Einsamkeit
- Gefühl von Machtlosigkeit in Bezug auf den Ortswechsel
- Schlafstörung und/oder Veränderung der Essgewohnheiten, gastrointestinale Beschwerden

Nebenkennzeichen

- Mäßig hoher bis hoher Grad von Umgebungswechsel
- Ungünstiger Vergleich des Pflegepersonals vor und nach der Verlegung
- Wenig oder keine Vorbereitung auf den bevorstehenden Ortswechsel
- Ortswechsel der gleichen oder anderen Art in der Vergangenheit
- Verluste, die mit der Umzugsentscheidung einhergehen
- Andere gleichzeitig oder vor kurzem erfolgte Verluste
- Abhängigkeit
- Unsicherheit, Mangel an Vertrauen
- Mangel an sozialer Unterstützung
- Gewichtsveränderung
- Beeinträchtigter oder schlechter Gesundheitszustand (psychosozial/körperlich)

Notizen

___

* Meist enthält der Name des Syndroms die vermutete Ursache (z. B. Verlegung).

7.8 Verhaltensmuster: Rollen und Beziehungen

7.8.12 Veränderte Familienprozesse (Prozess zu spezifizieren)

Definition

Unfähigkeit des Systems Familie (der Mitglieder eines Haushalts), den Bedürfnissen seiner Mitglieder zu entsprechen, familiäre Funktionen zu erfüllen oder die Kommunikation zum Zweck gemeinsamer Entwicklung und Reife aufrechtzuerhalten.

Kennzeichen

- Unfähigkeit von Familienmitgliedern, sich zur gemeinsamen Entwicklung und Reifung aufeinander zu beziehen
- Kein Senden und Empfangen klarer Botschaften
- Unzureichend vermittelte Familienregeln, Rituale, Symbole, nicht hinterfragte Mythen
- Unzuträgliche Entscheidungsfindungsprozesse innerhalb der Familie
- Unfähigkeit von Familienmitgliedern ein breites Spektrum von Gefühlen auszudrücken und anzunehmen
- Unfähigkeit von Familienmitgliedern, einander zu helfen und voneinander Hilfe anzunehmen
- Fehlender Respekt vor Individualität und Autonomie der einzelnen Familienmitglieder
- Rigide Verteilung der Funktionen und Rollen
- Versagen bei der Erfüllung aktueller (oder früherer) Aufgaben der familiären Entwicklung
- Unangemessene (unproduktive) Aufrechterhaltung von Grenzen
- Unfähigkeit, sich an Veränderungen anzupassen
- Unfähigkeit, sich konstruktiv mit traumatischen oder krisenhaften Erfahrungen auseinander zu setzen
- Eltern achten die Ansichten des anderen über Kindererziehung nicht
- Unangemessener (unproduktiver) Grad von Kräften und Energie, die in die falsche Richtung gelenkt werden
- Unfähigkeit, die Bedürfnisse von Familienmitgliedern zu befriedigen (körperliche, emotionale, religiöse und Schutzbedürfnisse)
- Die Familie hält sich vom Leben der sozialen Gemeinschaft fern

Ätiologische oder verbundene Faktoren

- Situationsbedingte Krise oder Übergänge (z. B. Alkoholkrankheit eines Familienmitglieds)
- Entwicklungsbedingte Krise oder Übergangsphase

Notizen ✎

7.8.13 Veränderte Familienprozesse durch Alkoholismus

Definition

Eine Familie mit chronisch desorganisierten psychosozialen, spirituellen und physiologischen Funktionen, was zu Konflikten, Verleugnung von Problemen, Widerständen gegen Veränderung, unzureichenden Problemlösungsstrategien und einer Reihe immer wieder in gleicher Form auftretender Krisen führt.

Kennzeichen

Hauptkennzeichen

Gefühle:

- Geringes Selbstwertgefühl, Nutzlosigkeit, Unsicherheit
- Ärger oder unterdrückte Wut
- Frustration, Machtlosigkeit, Hoffnungslosigkeit
- Unterdrückte Gefühle
- Sich für das Verhalten des Alkoholkranken verantwortlich fühlen
- Anhaltendes Gefühl von Verstimmung, Verletztheit, Scham, Verlegenheit
- Unglücklich sein, emotionale Isolation, Vereinsamung, Zurückweisung
- Schuldgefühl
- Verletzbarkeit
- Misstrauen

Rollen und Beziehungen:

- Verschlechterung der innerfamiliären Beziehungen, gestörte Familiendynamik
- Ungenügende Kommunikation der Ehepartner oder Eheprobleme
- Verändertes Rollenverhalten oder Aufgabe der Familienrollen
- Widersprüchliches Verhalten der Eltern, geringe Wahrnehmung der elterlichen Unterstützerrolle
- Verleugnung der Familie
- Störungen der Intimität, Schwierigkeiten mit intimen Beziehungen
- Chronische Familienprobleme
- Geschlossene Kommunikationssysteme

Verhaltensweisen:

- Unangemessene Ausdrucksformen der eigenen Wut
- Verlust der Kontrolle über das Trinkverhalten
- Beeinträchtigte Kommunikation
- Unzureichende Problemlösungsfertigkeiten
- Rationalisierung oder Verleugnung von Problemen
- Das Trinken weiter ermöglichen

7.8 Verhaltensmuster: Rollen und Beziehungen

- Unfähigkeit, die emotionalen Bedürfnisse der Familienmitglieder zu befriedigen
- Manipulation
- Abhängigkeit
- Kritisieren
- Brechen von Versprechen
- Alkoholmissbrauch
- Sich weigern, Hilfe zu suchen oder Unfähigkeit, Hilfe in angemessener Form anzunehmen
- Beschuldigen
- Falsche Einschätzung von Alkoholismus oder fehlende Kenntnisse

Nebenkennzeichen
Gefühle:

- Anders sein als andere
- Depression
- Feindseligkeit
- Emotionale Kontrolle durch andere
- Verwirrtheit, Verlust der Identität
- Unzufriedenheit, Launenhaftigkeit
- Verlorenheit, Verlassenheit
- Missverstanden sein
- Verwechslung von Liebe und Mitleid
- Versagen, Gefühl nicht geliebt zu werden

Rollen und Beziehungen:

- Dreiecksbeziehung innerhalb der Familie
- Verminderte Fähigkeit der Familienmitglieder, sich aufeinander zu beziehen, um sich gemeinsam zu entwickeln und zu reifen
- Mangelnde Beziehungsfähigkeit
- Mangelnder Familienzusammenhalt, unterbrochene Familienrituale
- Unfähigkeit der Familie, die Sicherheitsbedürfnisse ihrer Mitglieder zu befriedigen, zurückweisende Verhaltensmuster
- Familie respektiert die Individualität und Autonomie ihrer Mitglieder nicht
- Ökonomische Probleme, Vernachlässigung der Pflichten

Verhaltensweisen:

- Unfähigkeit, die spirituellen Bedürfnisse der Familienmitglieder zu befriedigen
- Unfähigkeit von Familienmitgliedern, ein breites Spektrum von Gefühlen auszudrücken und anzunehmen
- Orientierung auf Reduzierung von Spannung anstelle einer Orientierung auf Ziele
- Bei besonderen familiären Anlässen steht der Alkoholkonsum im Mittelpunkt
- Eskalierende Konflikte

7 Pflegediagnosen nach funktionellen Verhaltensmustern

- Lügen
- Widersprüchliche, paradoxe Kommunikation
- Aussparung des Konflikts
- Verurteilung der eigenen Person
- Isolation
- Neben Alkohol noch anderer Suchtmittelkonsum, Nikotinabhängigkeit
- Allgemeine Freudlosigkeit
- Selbstbezichtigung
- Ungelöste Trauer
- Kontrollierende Kommunikation, Machtkämpfe
- Unfähigkeit, sich Veränderungen anzupassen
- Unreife
- Stressbedingte körperliche Erkrankung
- Unfähigkeit, mit traumatischen Erfahrungen konstruktiv umzugehen
- Suchen nach Anerkennung und Bestätigung
- Unzuverlässigkeit
- Schulische Leistungsstörungen der Kinder
- Konzentrationsstörungen
- Chaotisches Verhalten
- Aktuelle oder frühere Entwicklungsaufgaben werden nicht bewältigt, Schwierigkeiten mit dem Übergang in eine andere Lebensphase
- Beschimpfung von Ehepartner oder Eltern
- Agitiertheit
- Verminderter Körperkontakt

Ätiologische oder verbundene Faktoren

- Alkoholmissbrauch
- Alkoholismus in der Familie, Behandlungsresistenz
- Unangemessene Bewältigungsmuster
- Genetische Veranlagung
- Suchtgefährdete Persönlichkeitsstruktur
- Mangelnde Problemlösungsfähigkeiten
- Biochemische Einflüsse

Notizen

7.8.14 Eingeschränkte elterliche Fürsorge (Einschränkung zu spezifizieren)

Definition

Unfähigkeit der verantwortlichen Person eine Umgebung zu schaffen, die optimales Wachstum und optimale Entwicklung des Kindes fördert. (Die Anpassung an die Elternrolle ist im Allgemeinen ein normaler Reifungsprozess, der auf die Geburt eines Kindes folgt.)

Kennzeichen

Eltern:

- Unsichere Bindung oder mangelnde Bindung an das Kind
- Schwache Mutter-Kind- oder Eltern-Kind-Bindung
- Unfähigkeit, die Signale des Kindes zu verstehen und darauf zu reagieren
- Inkonsequente oder unangemessene Pflegemaßnahmen:
  - Inkonsequente Reaktion auf kindliches Verhalten
  - Inkonsequente Pflege
  - Unangemessene Organisation der Beaufsichtigung
  - Unflexible Reaktion auf kindliche Bedürfnisse oder Situationen
  - Ungenügende Gesundheitspflege
- Unangemessene visuelle, taktile, akustische Stimulation:
  - Negative Bemerkungen über das Kind
  - Häufiges Strafen
  - Wenig Schmusen
  - Aussetzen, im Stich lassen
  - Missbrauch
  - Häufige körperliche Strafen
- Unrealistische Erwartungen an das Kind, sich selbst, den Partner
- Unsichere häusliche Umgebung
- Äußerungen über die eigene Unfähigkeit, die Bedürfnisse des Kindes zu befriedigen
- Äußerung darüber, dem Kind nicht gewachsen zu sein
- Äußerung von Gefühlen der Unzulänglichkeit im Hinblick auf die Elternrolle, Frustration

Kind:

- Gedeihstörung
- Bindungsstörung (z. B. keine Trennungsangst)
- Geringe kognitive Entwicklung, schlechte Schulleistungen
- Geringe soziale Kompetenz
- Verhaltensstörungen, häufige Krankheiten, häufige Unfälle
- Spuren von Missbrauch
- Weglaufen

Ätiologische oder verbundene Faktoren

Körperliche Faktoren:

- Schlafmangel oder Schlafentzug
- Behinderung oder Entwicklungsverzögerung des Kindes

Soziale Faktoren:

- Nicht das erwünschte Geschlecht
- Lange Trennung der Eltern vom Kind
- Temperament des Kindes entspricht nicht den elterlichen Erwartungen
- Kindesvater nicht einbezogen
- Ehekonflikte, steigende Unzufriedenheit
- Mangelnder Familienzusammenhalt
- Finanzielle Schwierigkeiten, Armut
- Arbeitslosigkeit oder Probleme am Arbeitsplatz
- Fehlende Ressourcen oder fehlender Zugang zu Ressourcen (z. B. Transportmittel)
- Juristische Schwierigkeiten
- Fehlendes oder schlechtes Vorbild für die Elternrolle
- Schlechte Wohnverhältnisse
- Umsiedlung
- Veränderungen der Familienstruktur
- Fehlende Wertschätzung der Elternrolle
- Soziale Isolation, mangelnde soziale Unterstützung
- Rollenbelastung oder -überlastung
- Unzureichende Coping-Strategien
- Geringe Problemlösungsfertigkeiten oder Kommunikationsfähigkeit
- Geringes Selbstbewusstsein
- Unfähigkeit, die eigenen Bedürfnisse denen des Kindes unterzuordnen

Wissensfaktoren:

- Wissensdefizit über kindliche Entwicklung
- Wissensdefizit über elterliche Zuwendung und Versorgung eines Kindes
- Wissensdefizit über Gesundheitsüberwachung
- Fehlende kognitive Reife für Elternschaft
- Eingeschränkte kognitive Funktionen
- Geringe Kommunikationsfähigkeit

Risikogruppen

- Personen mit körperlicher oder geistiger Behinderung
- Allein erziehende
- Soziale Unterschicht

7.8 Verhaltensmuster: Rollen und Beziehungen

- Personen mit geringer Schulbildung oder schlechtem Schulabschluss
- Personen mit Missbrauchserfahrung
- Missbrauchende Personen
- Personen mit Suchtgeschichte, Abhängigkeitserfahrung, psychischer Erkrankung
- Ungeplante oder ungewollte Schwangerschaft
- Frühgeborene, schwierige Wehen- und Geburtsphase
- Sehr junge Eltern, besonders adoleszente
- Viele Schwangerschaften in kurzen Abständen
- Fehlende oder spät einsetzende Schwangerenberatung
- Mehrlingsgeburten
- Trennung des Kindes von den Eltern nach der Geburt

Notizen

7 Pflegediagnosen nach funktionellen Verhaltensmustern

7.8.15 Gefahr einer eingeschränkten elterlichen Fürsorge (Einschränkung zu spezifizieren)

Definition

Vorliegen von Risikofaktoren für die Unfähigkeit der verantwortlichen Person eine Umgebung für das Kind zu schaffen, zu erhalten oder wiederherzustellen, die optimales Wachstum und optimale Entwicklung des Kindes fördert. (Die Anpassung an die Elternrolle ist im Allgemeinen ein normaler Reifungsprozess nach der Geburt eines Kindes.)

Risikofaktoren

Soziale Faktoren:

- Allein erziehend
- Kindesvater nicht einbezogen
- Fehlender Familienzusammenhalt
- Armut
- Finanzielle Schwierigkeiten
- Arbeitslosigkeit oder Schwierigkeiten am Arbeitsplatz
- Soziale Unterschicht
- Fehlende Ressourcen und/oder fehlender Zugang zu Ressourcen (z. B. Transportmittel)
- Missbrauchserfahrung
- Missbrauchende Person
- Juristische Schwierigkeiten
- Fehlendes oder schlechtes Vorbild für die Elternrolle
- Schlechte Wohnverhältnisse
- Umsiedlung
- Veränderungen der Familienstruktur
- Fehlende Wertschätzung der Elternschaft
- Soziale Isolierung, fehlendes soziales Netzwerk
- Rollenbelastung oder -überlastung
- Unzulängliche Coping-Strategien oder Kommunikationsfähigkeit
- Geringes Selbstbewusstsein
- Unfähigkeit, die eigenen Bedürfnisse denen des Kindes unterzuordnen
- Ungeplante oder unerwünschte Schwangerschaft
- Unzulängliche Organisation der Kinderbetreuung

Wissensfaktoren:

- Unrealistische Erwartungen an das Kind
- Wissensdefizit über kindliche Entwicklung
- Wissensdefizit über elterliche Zuwendung und Versorgung eines Kindes
- Wissensdefizit über Gesundheitsüberwachung

7.8 Verhaltensmuster: Rollen und Beziehungen

- Fehlende kognitive Reife für die Elternschaft
- Niedriger Bildungsstand oder schlechter Schulabschluss
- Unfähigkeit, die kindlichen Signale zu erkennen und darauf zu reagieren
- Häufige körperliche Bestrafung

Körperliche Faktoren:

- Fehlende oder spät einsetzende Schwangerenberatung
- Sehr junge Eltern, besonders adoleszente
- Viele Kinder in kurzen Abständen
- Mehrlingsgeburten
- Schwierige Geburt
- Körperliche Erkrankung, Behinderung
- Schlafentzug oder häufige Schlafunterbrechung

Psychologische Faktoren:

- Ehekonflikt, steigende Unzufriedenheit
- Trennung vom Kind
- Drogenmissbrauch oder -abhängigkeit in der Anamnese
- Psychische Erkrankung in der Anamnese
- Depression

Kindliche Faktoren:

- Trennung von den Eltern nach der Geburt
- Lange Trennung von den Eltern
- Frühgeburt
- Krankheit
- Behinderung oder Entwicklungsverzögerung
- Schwieriges Temperament
- Erfüllt nicht die Erwartungen der Eltern
- Aufmerksamkeitsdefizit, Hyperaktivität
- Ungeplantes oder unerwünschtes Kind oder Kind mit unerwünschtem Geschlecht
- Mehrlingsgeburt
- Veränderte perzeptuelle Fähigkeiten

Notizen

7.8.16 Elternrollenkonflikt

Definition

Rollenverwirrung und Rollenkonflikt als Reaktion auf eine von beiden Eltern oder einem Elternteil erlebten Krise.

Kennzeichen

Eines oder mehrere der folgenden Kennzeichen:

- Äußerungen von Besorgnis über die eigene Unfähigkeit, die körperlichen und emotionalen Bedürfnisse des Kindes während des Krankenhausaufenthalts oder zu Hause erfüllen zu können; beteiligt sich selbst auf Ermutigung und mit Hilfestellung nur ungern an der Routineversorgung
- Besorgte Äußerungen über mögliche Veränderungen der Elternrolle, des Zusammenlebens, der Kommunikation und Gesundheit der Familie
- Abbruch der Routineversorgung
- Besorgte Äußerungen über das Gefühl, die Kontrolle über Entscheidungen, die das Kind betreffen, zu verlieren
- Verbale Äußerungen über Schuldgefühle, Wut, Befürchtungen, Angst und/oder Frustration über die Auswirkungen der kindlichen Erkrankung auf das Familienleben oder entsprechendes Verhalten (siehe Veränderte Familienprozesse)

Ätiologische oder verbundene Faktoren

- Eltern-Kind-Trennung (wegen chronischer Krankheit)
- Einschüchterung durch invasive oder einschränkende Maßnahmen (z. B. Isolierung, Intubation, Fachabteilungen, Vorschriften)
- Vorbereitung der häuslichen Pflege eines Kindes mit speziellen Bedürfnissen (z. B. Apnoe-Monitoring, Lagerungsdrainage, Hyperalimentationssyndrom)
- Änderung des Familienstandes
- Brüche im Familienleben durch die Erfordernisse häuslicher Pflege (Therapien, Pflegende, Fehlen von Erholungsphasen)

Notizen

7.8.17 Schwache Mutter-/Eltern-Kind-Bindung

Definition

Beziehungsmuster ohne wechselseitige Bindung zwischen Elternteil oder verantwortlicher Bezugsperson und Kleinkind.

Kennzeichen

Hauptkennzeichen

Kind:

- Reagiert nicht auf Beruhigungsversuche oder Zuwendung
- Unfähigkeit, sich fürsorgeauslösend zu verhalten oder entsprechende Signale auszusenden
- Leicht irritierbares Kind, das wenig auf die Eltern reagiert

Eltern-Kind:

- Geringe wechselseitige Interaktionsmuster (z. B. seltenes Lächeln, kaum Reaktion auf Berührungen oder Küsse)
- Fehlender oder seltener Blickkontakt

Eltern:

- Besuchen das Kleinkind selten im Krankenhaus (z. B. weniger als zweimal pro Woche)
- Lächeln selten, halten wenig engen Kontakt zum Kind, umarmen es selten, sprechen kaum mit ihm
- Streicheln, tätscheln, wiegen, halten, küssen das Kleinkind äußerst selten, berühren es nur beim Füttern oder Windelwechseln
- Reagieren unangemessen oder gar nicht auf kindliche Signale (z. B. kein Beruhigungsversuch bei Weinen oder Fortsetzung bislang erfolgloser Methoden)
- Wenden sich dem Kind nicht zu, kein Blickkontakt

Pränatal:

- Negative/ambivalente Gefühle im Hinblick auf die Schwangerschaft bis ins 3. Trimester

Nebenkennzeichen

- Wenige positive Bemerkungen, Äußerungen der Enttäuschung über das Kind
- Trinkflasche wird abgestützt gereicht oder angespannte Haltung während des Stillens
- Anamnese von Ambivalenz oder negativen Gefühlen in der vorgeburtlichen Phase
- Adoleszenter Elternteil mit risikoreichem Lebensstil, körperlich oder psychisch kranker Elternteil

7 Pflegediagnosen nach funktionellen Verhaltensmustern

▶ Vorbehalte des Vaters gegenüber dem Kind nach Tod oder schwerer Erkrankung der Kindesmutter

Ätiologische oder verbundene Faktoren
▶ Ängste der Eltern
▶ Befürchtungen (zu spezifizieren)
▶ Eltern-Kind-Trennung
▶ Gefühl der Eltern, der Kleinkindpflege nicht gewachsen zu sein
▶ Geringe Reaktion des Kindes auf soziale Stimuli
▶ Fehlendes soziales Unterstützungssystem
▶ Familiäre Belastungen

Notizen

7.8.18 Gefahr einer schwachen Mutter-/Eltern-Kind-Bindung

Definition

Unterbrechung des zur Entwicklung einer beschützenden, fürsorglichen wechselseitigen Beziehung notwendigen Interaktionsprozesses zwischen Mutter/Eltern oder Bezugsperson und Kleinkind.

Risikofaktoren

- Unfähigkeit der Eltern, ihre eigenen Bedürfnisse zu befriedigen
- Ängste in Verbindung mit der Elternrolle
- Drogenabhängigkeit
- Frühgeborenes Kind
- Kranker Säugling oder krankes Kleinkind, das aufgrund einer veränderten Verhaltensorganisation keinen elterlichen Kontakt auslösen kann
- Eltern-Kind-Trennung
- Körperliche Hindernisse
- Fehlende Privatsphäre

Notizen

7.8.19 Eltern-Kind-Trennung

Definition

Vorliegen von Faktoren, die eine Interaktion zwischen Kleinkind und Eltern oder einem Elternteil verhindern.

Kennzeichen

Hauptkennzeichen

- Äußerungen, die auf Bedenken hinweisen, mit dem Kind in Kontakt zu treten (z. B. Befürchtung, das Kind könnte sterben, Angst, das Kind zu verletzen)
- Seltener Kontakt mit dem Kleinkind aus einem oder mehreren der folgenden Gründe:
  - Regelmäßiger Besuch im Krankenhaus nicht möglich
  - Fehlende oder begrenzte Möglichkeit für Blickkontakt mit dem Kind
  - Fehlende oder begrenzte Möglichkeit für Körperkontakte
  - Kleinkind kann keine Geräusche/Berührungen ertragen
  - Kein direkter Zugang zum Kind möglich

Nebenkennzeichen

- Äußerungen über die eigene Unfähigkeit, das Kleinkind zu versorgen, wegen Trennung oder Wissensdefizit
- Mangel an direkter Information über den Zustand des Kindes

Ätiologische oder verbundene Faktoren

- Transportprobleme der Familie, die den Besuch des Kindes im Krankenhaus erschweren
- Mangel an sozialer Unterstützung (z. B. Fehlen an häuslichen Hilfen, um den Krankenhausbesuch zu ermöglichen)

Risikogruppen

- Frühgeborene
- Schwere Erkrankung des Kindes oder der Eltern/eines Elternteils
- Hospitalisierte Kleinkinder oder Eltern/Elternteile

Notizen

7.8.20 Rollenüberlastung pflegender Angehöriger

Definition

Zustand, bei dem die Pflegeperson der Familie ihre Rolle als belastend empfindet.

Kennzeichen

Die Pflegeperson berichtet über eines oder mehrere der folgenden Probleme:

- Unzureichende Ressourcen zur Durchführung der erforderlichen Pflege
- Schwierigkeiten bei der Durchführung spezifischer Pflegemaßnahmen
- Sorge um die pflegebedürftige Person (z. B. um deren Gesundheitszustand, emotionalen Zustand, die Notwendigkeit, sie in eine Institution verlegen zu müssen und/oder wer sich um sie kümmern wird, falls die Pflegeperson ausfällt)
- Der Eindruck, dass die Pflegetätigkeit andere wichtige Rollen im eigenen Leben stört
- Ratlosigkeit, da die pflegebedürftige Person im Vergleich zu der Zeit vor ihrer Pflegebedürftigkeit „ein ganz anderer Mensch" geworden ist
- Im Falle eines Kindes Enttäuschung der Pflegeperson, dass das Kind nicht den Erwartungen entspricht
- Familienkonflikte über die Frage, wer die Pflege übernimmt
- Belastete oder gereizte Beziehung zwischen pflegender und pflegebedürftiger Person
- Depression

Ätiologische oder verbundene Faktoren

Pathophysiologische/physiologische Faktoren:

- Schwere der Krankheit, unberechenbarer Verlauf der Krankheit, instabile Gesundheit des Pflegebedürftigen
- Gesundheitliche Beeinträchtigung der Pflegeperson
- Suchtmittelabhängigkeit oder Co-Abhängigkeit
- Entlassung eines Familienmitglieds mit erheblichem Pflegebedarf in die häusliche Versorgung

Entwicklungsbezogene Faktoren:

- Pflegeperson ist noch nicht reif für diese Rolle (z. B. junger Erwachsener soll die Pflege von Vater oder Mutter im mittleren Alter übernehmen)
- Entwicklungsverzögerung oder Entwicklungsrückstand (der Pflegeperson oder des Pflegeempfängers)

Psychosoziale Faktoren:

- Psychologische oder kognitive Probleme (des Pflegeempfängers)
- Abweichendes oder absonderliches Verhalten des Pflegeempfängers
- Schlecht ausgebildete Bewältigungsmuster (der Pflegeperson)

7 Pflegediagnosen nach funktionellen Verhaltensmustern

Situationsbedingte Faktoren:

- Isolierung der Familie oder der Pflegeperson
- Vorliegen von Missbrauch oder Gewalttaten
- Situationsbedingte familiäre Stressfaktoren (z. B. bedeutender Verlust, Katastrophe oder Krise, Armut oder ökonomisch prekäre Situation, wichtige Lebensereignisse: Geburt, Tod, Krankenhausaufenthalt, Abschied von zu Hause/Rückkehr nach Hause, Heirat, Scheidung, Arbeitsplatzwechsel, Eintritt in den Rentenstand)
- Dauer der Pflegesituation
- Ungünstige äußere Bedingungen (z. B. Wohnsituation, Transportmittel, Gemeindedienste, Ausstattung)
- Mangel an Ruhepausen/Erholungsmöglichkeit (Pflegeperson)
- Komplexität oder Umfang der pflegerischen Anforderungen

Risikogruppen

- Pflegende eines Frühgeborenen oder eines Kindes mit angeborener Schädigung
- Personen, die Pflegeempfänger mit hohem häuslichem Pflegeaufwand versorgen
- Weibliche Pflegeperson, Pflegeperson ist Ehemann oder Ehefrau des Pflegebedürftigen
- Personen mit hohen familiären Belastungen
- Vorgeschichte einer schlechten Beziehung (zwischen Pflegeperson und Pflegeempfänger)

Notizen

7.8.21 Gefahr einer Rollenüberlastung pflegender Angehöriger

Definition

Zustand, bei dem die Pflegeperson der Familie Gefahr läuft, ihre Rolle als Belastung zu empfinden.

Risikofaktoren

Pathophysiologische Faktoren:

- Schwere der Krankheit, unberechenbarer Verlauf der Krankheit, instabile Gesundheit (des Pflegeempfängers)
- Gesundheitliche Beeinträchtigung der Pflegeperson
- Suchtmittelabhängigkeit oder Co-Abhängigkeit
- Frühgeborenes Kind oder Kind mit angeborener Schädigung
- Entlassung eines Familienmitglieds mit erheblichem Pflegebedarf in die häusliche Versorgung
- Pflegeperson ist weiblich

Entwicklungsbezogene Risikofaktoren:

- Pflegeperson ist noch nicht reif für diese Rolle (z. B. junger Erwachsener soll die Pflege des Vaters oder der Mutter im mittleren Alter übernehmen)
- Entwicklungsverzögerung oder Entwicklungsrückstand (der Pflegeperson oder des Pflegeempfängers)

Psychologische Risikofaktoren:

- Psychologische oder kognitive Probleme (des Pflegeempfängers)
- Außenseiterfamilie/gestörte Familienverhältnisse (vor Auftreten der Pflegesituation)
- Schlecht ausgebildete Bewältigungsmuster (der Pflegeperson)
- Vorgeschichte einer schlechten Beziehung (zwischen Pflegeperson und Pflegeempfänger)
- Pflegeperson ist Ehefrau oder Ehemann des Pflegeempfängers
- Abweichendes oder absonderliches Verhalten des Pflegeempfängers

Situationsbedingte Faktoren:

- Isolierung der Familie oder der Pflegeperson
- Vorliegen von Missbrauch oder Gewalttaten
- Situationsbedingte familiäre Stressfaktoren (z. B. bedeutender Verlust, Katastrophe oder Krise, Armut oder ökonomisch prekäre Lage, wichtige Lebensereignisse: Geburt, Tod, Krankenhausaufenthalt, Abschied von zu Hause/Rückkehr nach Hause, Heirat, Scheidung, Arbeitsplatzwechsel, Eintritt in den Rentenstand)
- Dauer der Pflegesituation

7 Pflegediagnosen nach funktionellen Verhaltensmustern

- Ungünstige äußere Bedingungen (z. B. Wohnsituation, Transportmöglichkeiten, Gemeindedienste, Ausstattung)
- Mangel an Ruhepausen oder Erholungsmöglichkeiten
- Fehlende Pflegeerfahrung
- Konkurrierende Rollenverpflichtungen (Pflegeperson)
- Komplexität oder Umfang der pflegerischen Anforderungen

Notizen

7.8.22 Beeinträchtigte verbale Kommunikation

Definition
Herabgesetzte oder fehlende Fähigkeit, sich sprachlich zu verständigen.

Kennzeichen
Hauptkennzeichen

- Schwierigkeiten beim verbalen Ausdruck von Gedanken (Stottern, Nuscheln, Wort- oder Satzfindungsstörung) oder Sprache nicht möglich

und/oder

- Berichte von Schwierigkeiten, sprachlich zu kommunizieren

Nebenkennzeichen

- Unangemessene Verbalisierung
- Dyspnoe
- Desorientierung
- Ist der Landessprache nicht mächtig*

Ätiologische oder verbundene Faktoren

- Psychologische Hürden (Psychose, Fehlen von Stimuli)
- Entwicklungs- oder altersbedingte Faktoren

Risikogruppen

- Personen mit körperlichen Behinderungen (Hirntumor, Tracheostomie, Intubation)
- Kulturelle Unterschiede*
- Anatomische Defekte (Gaumenspalte)
- Verminderte Gehirndurchblutung

Notizen

___

* Möglicherweise keine Pflegediagnose, sondern ein Problem der Pflegeausübung, das eine Übersetzung oder den Einsatz eines nonverbalen Kommunikationsmittels erfordert.

7.8.23 Verändertes Wachstum und veränderte Entwicklung: Kommunikative Fähigkeiten (Art zu spezifizieren)

Definition

Zeigt Abweichungen von den altersentsprechenden Normen im Hinblick auf die Entwicklung kommunikativer Fähigkeiten (Art der Fähigkeit zu spezifizieren).

Kennzeichen

Hauptkennzeichen

- Verzögerte Entwicklung oder Schwierigkeiten sich auszudrücken und mitzuteilen, wie es den Normen der Altersgruppe oder des Entwicklungsstands entspricht (vorsprachliche Lautäußerung, sprachliche Fertigkeiten, Zeichen)

Nebenkennzeichen

- Flache Affekte
- Teilnahmslosigkeit
- Herabgesetzte Ansprechbarkeit

Ätiologische oder verbundene Faktoren

- Fehlende Reize aus der Umgebung oder fehlende Anregungen
- Widersprüchliche Reaktionen
- Häufig wechselnde Bezugspersonen, unzulängliche Versorgung
- Trennung (von Bezugspersonen)
- Folge körperlicher Behinderung
- Verordnete Abhängigkeit
- Gleichgültigkeit

Notizen

7.8.24 Gefahr der Gewalttätigkeit

Definition

Vorliegen von Risikofaktoren für gegen sich selbst oder gegen andere gerichtete körperliche Verletzungen.

Risikofaktoren

- Feindselige, bedrohliche Äußerungen
- Sich mit früheren Gewalthandlungen brüsten oder Gewaltanwendung in der Vergangenheit
- Offenkundig aggressive Handlungen: zielgerichtete Zerstörung von Gegenständen in der Reichweite
- Waffenbesitz (z. B. Pistole, Messer, andere Waffen)
- Wutanfall
- Selbstzerstörerisches Verhalten (aktiv aggressive oder suizidale Handlungen)
- Drogenmissbrauch oder Rückzugsverhalten
- Verdächtigungen (paranoide Vorstellungen, Wahnvorstellungen, Halluzinationen)
- Wütender Gesichtsausdruck
- Angespannte Körperhaltung, geballte Fäuste
- Anspannung durch starkes Bemühen um Selbstkontrolle
- Vermehrte motorische Aktivität, Getriebensein, Aufregung, Reizbarkeit, Erregung
- Gesteigertes Angstniveau
- Angst vor sich selbst oder anderen
- Unfähigkeit, Gefühle verbal auszudrücken
- Starke situationsbedingte Stressfaktoren
- Wiederholte Klagen, Nachfragen und Forderungen
- Provozierende Handlungen (Kritisieren, Überempfindlichkeit, Überreaktion, Unzufriedenheit)
- Depression (aktiv aggressive oder suizidale Handlungen)
- Verletzliches Selbstwertgefühl
- Antisoziale Charakterstörung
- Katatonischer oder manischer Erregungszustand
- Hirnorganisches Syndrom
- Wütende Reaktionen, Kindesmissbrauch
- Temporallappen-Epilepsie

Notizen

7 Pflegediagnosen nach funktionellen Verhaltensmustern

7.9 Verhaltensmuster: Sexualität und Reproduktion

7.9.1 Verändertes Sexualverhalten

Definition

Ausdruck von Bedenken/Sorgen in Bezug auf die eigene Sexualität.

Kennzeichen

Aussagen über Schwierigkeiten, Beschränkungen oder Veränderungen im sexuellen Verhalten oder bei sexuellen Aktivitäten

Ätiologische oder verbundene Faktoren

- Fehlende Kenntnisse oder Fertigkeiten, um auf gesundheitsbezogene Veränderungen auf andere Weise zu reagieren
- Veränderte Körperfunktionen oder -strukturen
- Krankheit oder medizinische Behandlung
- Fehlende Privatsphäre
- Fehlende Bezugsperson
- Ungeeignete oder fehlende Rollenmodelle
- Konflikte hinsichtlich der sexuellen Orientierung oder normabweichenden Neigungen
- Angst vor einer Schwangerschaft
- Gestörter Kontakt zur Bezugsperson

Notizen

7.9.2 Sexualstörung

Definition

Ein Problem im Hinblick auf die sexuelle Funktion, die als unbefriedigend, mangelhaft und unangemessen empfunden wird.

Kennzeichen

- Äußerungen über ein Problem in sexuellen Beziehungen
- Störungen bei der Übernahme der gewünschten Geschlechtsrolle
- Tatsächliche oder vom Patienten selbst auferlegte Einschränkungen durch eine Krankheit und/oder Therapie
- Konflikte mit Wertvorstellungen
- Veränderungen beim Erreichen sexueller Befriedigung
- Unfähigkeit, die gewünschte sexuelle Befriedigung zu erlangen
- Häufiges Suchen nach Bestätigung der eigenen Attraktivität
- Veränderungen im Verhältnis zur Bezugsperson
- Verlagerung des Interesses an sich selbst oder anderen Personen

Ätiologische oder verbundene Faktoren

- Ungeeignete oder fehlende Rollenmodelle
- Körperlicher Missbrauch
- Psychosozialer Missbrauch (z. B. schädigende Beziehungen)
- Vulnerabilität (Anfälligkeit)
- Wertkonflikt
- Fehlende Privatsphäre
- Fehlende Bezugsperson

Risikogruppen

- Personen mit einer funktionellen oder strukturellen Veränderung des Körpers (z. B infolge einer Schwangerschaft, kürzlich erfolgten Geburt, von Medikamenten, Krankheit, Anomalien, Krankheitsverlauf, Operation, Trauma, Bestrahlungstherapie)

Notizen

7.9.3 Vergewaltigungssyndrom

Definition

Anhaltende heftige Reaktion auf eine erzwungene, gewaltsame Penetration gegen den Willen und ohne Zustimmung des Opfers.

Kennzeichen

Akute Phase:

- Bericht über eine erzwungene, gewaltsame sexuelle Penetration und eines oder mehrere der folgenden Kennzeichen:
- Verwirrtheit
- Desorganisation, Stimmungsschwankungen
- Angst, Aufregung, Aggression
- Albträume oder Schlafstörung
- Dissoziation, Verleugnung, Depression
- Schock, Wut, Scham
- Erniedrigung, Peinlichkeit, Selbstvorwürfe
- Hilflosigkeit, Machtlosigkeit
- Entschlussunfähigkeit
- Abhängigkeit
- Angst vor körperlicher Gewalt und Tod
- Muskelverspannung oder -krämpfe, gastrointestinale Beschwerden
- Körperliches Trauma (Schürfungen, Gewebereizung), Beschwerden im Urogenitalbereich
- Wahnvorstellungen
- Verlust des Selbstwertgefühls

Langzeitphase:

- Veränderungen in der Lebensweise, Umzug
- Suizidversuch
- Phobien, Drogenmissbrauch
- Sexualstörung
- Veränderte Beziehungen
- Albträume oder Schlafstörungen

Notizen

7.9.4 Vergewaltigungssyndrom: Verstärkte Reaktion

Definition

Das Opfer leidet an den Symptomen eines Vergewaltigungstraumas (siehe dort) und reagiert mit körperlicher oder seelischer Krankheit und/oder dem Griff zu Alkohol oder Suchtmitteln.

Kennzeichen

Siehe die bei Vergewaltigungssyndrom angeführten Kennzeichen

- Reaktivierte Symptome früherer Zustände (d. h. körperlicher Krankheiten, psychiatrischer Erkrankung)
- Griff zu Alkohol oder Suchtmitteln

Notizen

7.9.5 Vergewaltigungssyndrom: Stumme Reaktion

Definition

Auftreten von Zeichen und Symptomen, wobei das Opfer niemandem mitteilt, dass eine Vergewaltigung stattgefunden hat.

Kennzeichen

Siehe unter Vergewaltigungssyndrom aufgeführte Kennzeichen

- Verschweigen der Vergewaltigung
- Abrupte Veränderungen in Beziehungen zu Männern
- Häufige Albträume
- Zunehmende Angst während des Anamnesegesprächs (Abblocken von Assoziationen, lange Phasen des Schweigens, leichtes Stottern, körperliches Unbehagen)
- Deutliche Veränderungen im sexuellen Verhalten gegenüber dem anderen Geschlecht
- Plötzliches Auftreten phobischer Reaktionen

Notizen

7.10 Verhaltensmuster: Coping und Stresstoleranz

7.10.1 Unwirksames Coping (Individuum)*

Definition

Störung der zur Bewältigung der Anforderungen und Rollen des täglichen Lebens notwendigen Anpassungs- und Problemlösungsfähigkeit (Einschätzung von Situationen, Wahl der Reaktion und/oder Unfähigkeit, Ressourcen zu nutzen). Die Art und Weise, mit belastenden Lebenssituationen umzugehen, verhindert Angst, Befürchtungen oder Wut nicht oder nicht ausreichend (Stressoren zu spezifizieren – z. B. situative Krisen, Reifungskrisen, Unsicherheiten).

Kennzeichen

Hauptkennzeichen

- Aussagen über das Vorliegen belastender Lebensereignisse oder Probleme (zu spezifizieren)
- Aussagen über Gefühle von Angst, Beunruhigung, Befürchtung, Wut und/oder Depression
- Berichtet von eigener Hilflosigkeit oder Unfähigkeit, um Hilfe zu bitten
- Wirkungsloser oder unangemessener Einsatz von Abwehrmechanismen (Formen des Copings, die adaptives Verhalten behindern, siehe Vermeidendes Coping, Verleugnung)

Nebenkennzeichen

- Störung des Entspannungsmusters
- Störung des Musters der Bedrohungseinschätzung
- Ungeeignete Ressourcen (finanzielle usw.)
- Veränderung der gewohnten Kommunikationsmuster
- Sinkende Inanspruchnahme des sozialen Unterstützungsnetzes
- Konzentrationsschwäche
- Fehlen zielgerichteten Verhaltens oder von Problemlösung
- Unfähigkeit, den Rollenerwartungen zu entsprechen
- Unfähigkeit, die Grundbedürfnisse zu erfüllen
- Destruktives Verhalten gegen sich selbst oder gegenüber anderen
- Schlafstörungen
- Erschöpfung
- Risikobereitschaft
- Hohe Erkrankungsrate
- Missbrauch chemischer Substanzen
- Hoher Grad von tatsächlicher Gefährdung oder starkes Gefühl der Gefährdung

---

* Die Coping-Strategien sind bei Frauen und Männern möglicherweise unterschiedlich.

Ätiologische oder verbundene Faktoren

- Ungeeignetes Problemlösen
- Mangelhaftes Vertrauen in Problemlösungsfähigkeit
- Fehlendes Gefühl der Kontrollmöglichkeit
- Fehlende soziale Unterstützung oder Unterstützung nicht üblich
- Unfähigkeit, die Anpassungskräfte zu erhalten

Riskikogruppen

- Personen, die keine Gelegenheit haben, sich auf den Stressor vorzubereiten

Notizen

7.10 Verhaltensmuster: Coping und Stresstoleranz

7.10.2 Vermeidendes Coping*

Definition

Anhaltendes Herunterspielen oder Leugnen von Informationen (Tatsachen, Bedeutungen, Folgen) in einer Situation, die aktive Bewältigung erfordert.

Kennzeichen

Hauptkennzeichen

- Gefühl der Bedrohung von Gesundheit, Selbstbild, Lebensweise, Wertvorstellungen oder Beziehungen
- Herunterspielen, Ignorieren oder Vergessen von Informationen nach einer klaren Mitteilung oder entsprechenden Beobachtung
- Falsche Bezeichnung von Ereignissen
- Kein Problemlösungsverhalten, kein Informationsbedürfnis, keine Berücksichtigung der neuen Information bei der Zukunftsplanung

Nebenkennzeichen

- Regressive Abhängigkeit
- Angst, Depression, Passivität oder Wut

Ätiologische oder verbundene Faktoren

- Gefühl von Inkompetenz
- Gefühl von Machtlosigkeit
- Fehlende soziale Unterstützung
- Unabhängigkeits-Abhängigkeitskonflikt (Adoleszente)

Notizen

---

* Vermeidung ist nicht zu verwechseln mit Hoffnung oder adaptiver Verleugnung. Siehe auch Verleugnung.

7.10.3 Defensives Coping

Definition

Wiederholte Projektion einer falsch-positiven Selbsteinschätzung als Schutz gegen das Gefühl der Bedrohung des positiven Selbstbilds.

Kennzeichen

Hauptkennzeichen

Eines oder mehrere der folgenden Kennzeichen

- Leugnung offensichtlicher Probleme oder Schwächen
- Projektion von Schuld oder Verantwortung
- Rationalisierung von Misserfolgen
- Überempfindlichkeit gegenüber Kränkungen oder Kritik
- Übertriebene Selbstdarstellung

Nebenkennzeichen

- Überheblichkeit
- Schwierigkeiten, Beziehungen aufzubauen oder aufrechtzuerhalten
- Feindseliges Lachen oder Verspotten anderer Personen
- Schwierigkeiten bei der Realitätseinschätzung oder -wahrnehmung
- Mangelndes Durchhaltevermögen bei einer Behandlung oder Therapie bzw. häufiges Fehlen

Ätiologische oder verbundene Faktoren

- Gefühl der Bedrohung der eigenen Person (zu spezifizieren)

Notizen

7.10 Verhaltensmuster: Coping und Stresstoleranz

7.10.4 Unwirksames Verleugnen oder Verleugnung*

Definition

Bewusster oder unbewusster Versuch, durch Leugnen einer Bedeutung oder eines Ereignisses die Angst oder Befürchtung zu reduzieren.

Kennzeichen

Hauptkennzeichen

- Unfähigkeit, die Auswirkung einer Erkrankung oder eines Ereignisses auf das eigene Leben zu erkennen, was sich durch eines oder mehrere der folgenden Kennzeichen äußert:
- Schiebt die Suche nach medizinischer Hilfe hinaus oder verweigert sie, zum Nachteil für die Gesundheit, lässt Angst vor Behinderung oder Tod nicht zu, macht unrealistische Pläne
- Selektive Integration von Information
- Nimmt die Gefahr oder den persönlichen Bezug der Symptome nicht wahr, spielt die Symptome oder das Ereignis herunter

Nebenkennzeichen

- Macht abfällige Gesten oder Bemerkungen, wenn von den Besorgnis erregenden Ereignissen gesprochen wird
- Projektion der Ursache der Symptome auf andere Organe
- Widersprüchliche Äußerungen von Angst oder Befürchtungen
- Äußert unangemessene Gefühle
- Verwendung von Hausmitteln zur Behandlung von Symptomen

Notizen

___

* Es ist unklar, ob sich das Adjektiv unwirksam vor dem Wort Verleugnung auf die Diagnose oder ihre Folgen bezieht. Es stimmt mit den angeführten Definitionen und Kennzeichen nicht überein. Deshalb die Anregung „Verleugnung oder partielle Verleugnung" zu verwenden und unter Vermeidendes Coping nachzusehen. Es ist ratsam, während einer Krisensituation (z. B. chirurgischer Eingriff, Infarkt) diesen Zustand nur sehr zurückhaltend zu therapieren (d. h. davon absehen, dem Patienten eine Gefahr oder Bedrohung in aller Deutlichkeit vor Augen zu führen).

7.10.5 Unwirksames Coping der Familie: mangelhafte Unterstützung

Definition

Eine gewöhnlich hilfreiche nahe stehende Person (Familienmitglied oder guter Freund/gute Freundin) gewährt ungenügende, unwirksame oder eingeschränkte Unterstützung, Hilfe, Ermutigung oder Trost, Dinge, die der Patient jedoch brauchen würde, um die gesundheitsbezogene Anpassungsleistungen in Bezug auf die Gesundheit erbringen zu können.

Kennzeichen

▶ Der Patient oder eine andere Person äußert sich besorgt oder beklagt sich über die Reaktion einer Bezugsperson auf sein/ihr Gesundheitsproblem

und eines oder mehrere der folgenden Kennzeichen:

▶ Eine wichtige Bezugsperson verhält sich übermäßig oder zu wenig beschützend, was den Fähigkeiten des Patienten und seinen Autonomiebedürfnissen nicht entspricht
▶ Eine wichtige Bezugsperson äußert, sie sei zu sehr mit eigenen Reaktionen (z. B. Befürchtungen, Schuld, vorwegnehmender Trauer, Angst) beschäftigt und könne sich daher nicht um die Krankheit oder Behinderung des Patienten oder andere situations- oder entwicklungsbedingte Krisen kümmern
▶ Eine wichtige Bezugsperson beschreibt oder bestätigt, nicht über ausreichendes Wissen zu verfügen, um dem Patienten die benötigte Hilfe oder Unterstützung bieten zu können (zu spezifizieren)
▶ Eine wichtige Bezugsperson zieht sich zu einem Zeitpunkt, an dem sie der Patient am meisten braucht, von ihm zurück oder schränkt ihre Kommunikation ein
▶ Eine wichtige Bezugsperson versucht erfolglos, sich hilfreich und unterstützend zu verhalten

Ätiologische oder verbundene Faktoren

▶ Wissensdefizit (Gebiet zu spezifizieren)
▶ Emotionale Konflikte (zu spezifizieren)
▶ Erschöpfung der Unterstützungskräfte (siehe Rollenüberlastung pflegender Angehöriger)
▶ Rollenveränderungen (Familie)
▶ Vorübergehende Desorganisation der Familie
▶ Entwicklungs- oder situationsbedingte Krisen (zu spezifizieren)

Risikogruppen

▶ Personen oder Familien, die eine Rund-um-die-Uhr-Pflege sicherstellen müssen
▶ Familien, in deren häuslicher Pflegesituation regelmäßig gesundheitliche Krisen auftreten
▶ Familien mit belastenden Lebensereignissen in der Vergangenheit

7.10 Verhaltensmuster: Coping und Stresstoleranz

7.10.6 Unwirksames Coping der Familie: behindernd

Definition

Das Verhalten einer wichtigen Bezugsperson (Familienmitglied oder eine andere Bezugsperson) behindert die eigenen Fähigkeiten und die des Patienten, die durch den veränderten Gesundheitszustand notwendig gewordenen Anpassungsleistungen zu erbringen.

Kennzeichen

- Vernachlässigung menschlicher Grundbedürfnisse in der Pflege und/oder Behandlung einer Erkrankung des Patienten

und eines oder mehrere der folgenden Kennzeichen:

- Verzerrung der Wirklichkeit hinsichtlich des Gesundheitsproblems des Patienten, bis hin zu völliger Verleugnung seiner Existenz oder der Schwere des Problems
- Intoleranz
- Ablehnung, Zurückweisung
- Aufgeben
- Aussetzen, im Stich lassen
- Fortsetzung gewohnter Tätigkeiten, ohne die Bedürfnisse des Patienten zu berücksichtigen
- Entwicklung psychosomatischer Symptome
- Übernahme von Krankheitssymptomen des Patienten
- Entscheidungen und Handlungen der Familie, die sich nachteilig auf ihr ökonomisches oder soziales Wohl auswirken
- Vernachlässigte Beziehungen zu anderen Familienmitgliedern
- Patient entwickelt eine zunehmend hilflose, passive Abhängigkeit

Ätiologische oder verbundene Faktoren

- Chronisch unterdrückte Schuldgefühle, Angst, Feindseligkeit der Bezugsperson
- Nicht auflösbare Gegensätze der Coping-Stile (zwischen Bezugsperson und Patient oder den Bezugspersonen untereinander hinsichtlich der Bewältigung der Anpassungsaufgaben)
- Hoch ambivalente Familienbeziehungen
- Willkürlicher Umgang mit dem Widerstand der Familie gegenüber der Behandlung (was meist zu Verhärtung der Abwehrhaltung führt, wodurch die zugrunde liegenden Ängste unbearbeitet bleiben)

Risikogruppen

- Häusliche Rund-um-die-Uhr-Pflege
- Familiäre Belastungssituationen in der Vergangenheit
- Familien, in deren häuslicher Pflegesituation regelmäßig gesundheitliche Krisen auftreten

7.10.7 Unwirksames Coping des Gemeinwesens/einer sozialen Gemeinschaft

Definition

Unbefriedigende Problemlösungsaktivitäten eines Gemeinwesens/einer sozialen Gemeinschaft, die deren Erfordernissen oder Bedürfnissen nicht genügen.

Kennzeichen

- Das Gemeinwesen/die soziale Gemeinschaft bleibt hinter den eigenen Erwartungen zurück
- Mangelnde Partizipation der Allgemeinheit
- Massive Konflikte im Gemeinwesen/der sozialen Gemeinschaft
- Äußerungen über besondere Gefährdung des Gemeinwesens/der sozialen Gemeinschaft
- Äußerungen über die Machtlosigkeit des Gemeinwesens/der sozialen Gemeinschaft
- Belastungen werden als übermäßig empfunden
- Starke soziale Probleme (z. B. Morde, Vandalismus, Brandstiftung, Terrorismus, Raub, Kindesmord, Kindesmissbrauch, Scheidungen, Arbeitslosigkeit, Armut, Gewaltbereitschaft, psychische Erkrankungen)

Ätiologische oder verbundene Faktoren

- Fehlende soziale Unterstützung des Gemeinwesens/der sozialen Gemeinschaft
- Ungeeignete Ressourcen zur Problemlösung
- Unwirksame oder fehlende Einrichtungen des Gemeinwesens/der sozialen Gemeinschaft (z. B. Fehlen eines medizinischen Notfallsystems, Transportsystems, Katastrophendienstes)

Risikogruppen

- Gemeinwesen/soziale Gemeinschaften, die von Naturkatastrophen oder von durch Menschen ausgelösten Katastrophen betroffen sind

Notizen

7.10.8 Entwicklungspotenzial des familiären Copings

Definition

Ein Familienmitglied hat die mit der Gesundheit des Patienten verbundenen Aufgaben konstruktiv bewältigt und äußert nun den Wunsch und die Bereitschaft, sich vermehrt um die eigene Gesundheit zu kümmern, das eigene Wachstum zu fördern und das Verhältnis zum Patienten zu verbessern.

Kennzeichen

- Ein Familienmitglied bewegt sich auf eine Lebensweise zu, die gesundheitsförderlich und bereichernd ist und
  - Reifungsprozesse unterstützt und beobachtet
  - Behandlungsprogramme prüft und über sie verhandelt
  - Meist ein Verhalten wählt, das dem Wohlbefinden zuträglich ist
- Ein Familienmitglied bekundet Interesse an Kontaktaufnahme zu einer anderen Person oder einer Selbsthilfegruppe von Personen mit ähnlichen Erfahrungen
- Ein Familienmitglied versucht die Auswirkung einer Krise auf die Entwicklung der eigenen Wertvorstellungen, Prioritäten, Ziele oder Beziehungen zu beschreiben

Ätiologische oder verbundene Faktoren

- Bereitschaft, sich in Bezug auf Selbstverwirklichung Ziele zu setzen

Notizen

7 Pflegediagnosen nach funktionellen Verhaltensmustern

7.10.9 Entwicklungspotential des Copings eines Gemeinwesens/einer sozialen Gemeinschaft

Definition

Befriedigendes Anpassungs- und Problemlösungsmuster eines Gemeinwesens/einer sozialen Gemeinschaft, das den Erfordernissen und Bedürfnissen entspricht, jedoch zur Bewältigung aktueller und zukünftiger Probleme oder Belastungen noch verbessert werden kann.

Kennzeichen

- Mängel bei einem oder mehreren Kennzeichen für wirksames Coping
- Aktive Planungen des Gemeinwesens/der sozialen Gemeinschaft im Hinblick auf vorhersehbare Belastungen
- Aktive Problemlösung, wenn das Gemeinwesen/die soziale Gemeinschaft mit entsprechenden Problemen konfrontiert wird
- Gute Kommunikation zwischen den Mitgliedern des Gemeinwesens/der sozialen Gemeinschaft
- Gute Kommunikation zwischen Gemeinwesen/sozialer Gemeinschaft und übergeordneter öffentlicher Körperschaft
- Verfügbare Programme zur Erholung und Entspannung
- Ausreichende Ressourcen zur Bewältigung von Belastungen

Ätiologische oder verbundene Faktoren

- Soziale Unterstützung steht zur Verfügung
- Ressourcen zur Problemlösung stehen zur Verfügung
- Gemeinwesen/soziale Gemeinschaft fühlt sich im Stande, die Belastungen zu bewältigen

Notizen

7.10.10 Beeinträchtigte Anpassung

Definition

Unfähigkeit einer Person, ihre Lebensweise oder ihr Verhalten dem veränderten Gesundheitszustand anzupassen.

Kennzeichen

- Behinderung oder Gesundheitszustand erfordert eine Veränderung der Lebensweise
- Unterlassen von Handlungen, die weiteren Gesundheitsproblemen vorbeugen
- Anzeichen fehlender Akzeptanz des veränderten Gesundheitszustands
- Optimales Gefühl von Kontrolle wird nicht erreicht

Ätiologische oder verbundene Faktoren

- Verleugnung der Veränderung des Gesundheitsstatus
- Keine soziale Unterstützung für andere Einstellungen und Praktiken
- Fehlende Motivation für Verhaltensänderungen
- Intensive Gefühlszustände
- Negative Reaktion auf empfohlenes Gesundheitsverhalten
- Geringer Optimismus
- Kein Versuch der Verhaltensänderung

Notizen

7.10.11 Posttraumatische Reaktion

Definition

Anhaltend unangemessene Reaktion auf ein traumatisches überwältigendes Ereignis.

Kennzeichen
Hauptkennzeichen

- Zwangsgedanken
- Wegschieben des Ereignisses
- Psychogene Amnesie
- Überzogene Wachsamkeit
- Drogenkonsum
- Impulsives Verhalten
- Vermeidungshaltung
- Entfremdung
- Schamgefühl
- Schuldgefühl
- Trauer
- Hoffnungslosigkeit
- Verleugnung, Repression

Emotionale/kognitive Reaktionen:

- Traurigkeit
- Depression
- Angst, Befürchtungen
- Entsetzen
- Wut, Zorn, Aggression
- Gereiztheit
- Panikattacken
- Konzentrationsprobleme
- Rückblenden (flashbacks)
- Verstärkte Schreckhaftigkeit

Körperliche Reaktionen:

- Magenbeschwerden
- Neurosensorische Irritierbarkeit, Herzklopfen
- Kopfschmerz
- Enuresis (bei Kindern)

7.10 Verhaltensmuster: Coping und Stresstoleranz

Schlaf:

- Störende Träume
- Albträume

Risikogruppen

Personen, die außergewöhnlichen Ereignissen ausgesetzt waren:

- Zeugen von Natur- und anderen Katastrophen
- Zeugen von Verstümmelung, gewaltsamem Tod oder anderen Schrecknissen
- Zeugen plötzlicher Zerstörung der Behausung oder des Wohnorts
- Zeugen tragischer Ereignisse mit mehreren Toten
- Personen, die Krieg oder kriegerische Auseinandersetzungen erlebt haben
- Personen, die ernsthafte Bedrohung oder Verletzung der eigenen Person oder nahe stehender Personen erfahren haben
- Personen, die Kriegsgefangenschaft oder Folter erlebt haben
- Personen nach schwerem Arbeits- oder Verkehrsunfall
- Personen, die körperlichen oder psychischen Missbrauch erfahren haben

Notizen

7 Pflegediagnosen nach funktionellen Verhaltensmustern

7.10.12 Gefahr einer posttraumatischen Reaktion

Definition

Gefahr einer anhaltenden unangemessenen Reaktion auf ein traumatisches, überwältigendes Ereignis.

Risikofaktoren

- Nicht-unterstützende Umgebung
- Unzulängliche soziale Unterstützung
- Rolle der überlebenden Person bei dem Ereignis
- Übertriebenes Verantwortungsbewusstsein
- Persönliche Wahrnehmung des Ereignisses
- Dauer des Ereignisses
- Beruf (Polizei, Feuerwehr, Rettungsdienst, Notaufnahme, psychiatrische Versorgung)
- Erzwungenes Verlassen der Heimat
- Herabgesetzte Ich-Stärke

Notizen

7.10 Verhaltensmuster: Coping und Stresstoleranz

7.10.13 Defizit des Unterstützungssystems*

Definition

Unzureichende emotionale und/oder konkrete Hilfe von anderen.

Kennzeichen

Eines oder mehrere der folgenden Kennzeichen:

- Das Fehlen einer oder mehrerer Personen, die sich positiv über den persönlichen Wert und die persönliche Kompetenz äußern
- Unzureichendes oder fehlendes soziales Netz, das konkrete Hilfe leistet (z. B. bei Transport, Haushaltsführung)
- Äußerungen über deprimiertes Gefühl
- Desorganisiertes Verhalten
- Äußerungen über körperliche Beschwerden
- Reizbarkeit oder Feindseligkeit

Risikogruppen

- Alte Menschen ohne Angehörige und nach dem Tod von Freunden
- Personen mit schwachem oder fehlendem sozialem Netz

Notizen

_____
_____
_____
_____
_____
_____
_____
_____
_____
_____

---

* Dieser Zustand ist häufig Gegenstand pflegerischer Interventionen (d.h. die ätiologischen/verbundenen Faktoren).

7.11 Verhaltensmuster: Werte und Überzeugungen

7.11.1 Existentielle Verzweiflung

Definition

Erschütterung der Lebensgrundsätze einer Person, die ihr ganzes Sein und ihre biopsychosoziale Natur umfasst und übersteigt.

Kennzeichen

Hauptkennzeichen

- Besorgte Äußerungen über den Sinn des Lebens und des Todes und/oder des eigenen Glaubenssystems

angezeigt durch eines oder mehrere der folgenden Kennzeichen:

- Stellt den Sinn des Leidens in Frage
- Äußerungen über Glaubens- und Wertkonflikte
- Stellt den Sinn der eigenen Existenz in Frage
- Hadern mit Gott
- Äußert sich besorgt über die Beziehung zum Gott seines Glaubens

Nebenkennzeichen

- Unfähigkeit, die gewohnten religiösen Praktiken durchzuführen
- Stellt die moralisch-ethischen Implikationen der Behandlung in Frage
- Sucht geistlichen Beistand
- Galgenhumor
- Übertragung der Wut auf Vertreter der Religion
- Schilderung von Albträumen oder Schlafstörungen
- Verändertes Verhalten, Stimmungsveränderung (z. B. Wut, Weinen, Rückzug, Besorgtheit, Angst, Feindseligkeit, Teilnahmslosigkeit)

Ätiologische oder verbundene Faktoren

- Lösung von religiösen oder kulturellen Bindungen
- Belastung des Glaubens- und Wertesystems (z. B. durch moralische oder ethische Implikationen der Therapie, intensives Leiden)

Notizen ✎

7.11.2 Möglichkeit eines erhöhten spirituellen Wohlbefindens

Definition
Entwicklung oder Enthüllung eines spirituellen Geheimnisses durch harmonisches Verbundensein, das innerer Stärke entspringt.

Kennzeichen
- Innere Stärken: Gefühl der Bewusstheit, Selbsterkenntnis, eine geistige Quelle, eine einende Kraft, innerer Kern, Transzendenz
- Enthülltes Geheimnis: Erfahrung des Lebenssinns und Lebensziels, Mysterium, innere Zweifel, innere Kämpfe
- Harmonisches Eingebundensein: Bezogenheit, Verbundenheit, in Einklang mit sich selbst, mit anderen, mit höherer Macht oder Gott und der Umgebung

Notizen

7 Pflegediagnosen nach funktionellen Verhaltensmustern

7.11.3 Gefahr der existentiellen Verzweiflung

Definition

Gefahr des veränderten Gefühls harmonischer Verbundenheit mit allem Lebendigen und dem Universum in einem Ausmaß, das Transzendenz und Eigenmacht des Selbst behindern könnte.

Risikofaktoren

- Energiefressende Ängste
- Geringes Selbstbewusstsein
- Psychische Erkrankung
- Körperliche oder seelische Belastungen
- Drogenabhängigkeit
- Verlust einer nahestehenden Person
- Naturkatastrophen
- Situationsbedingte Verluste
- Reifungsbedingte Verluste
- Nicht vergeben können

Notizen

Anhang A

Positionspapier Pflegediagnosen der Fachgruppe Pflege[1]

1 Einleitung

„Pflegediagnosen" sind ein relativ neues, aktuelles, viel diskutiertes, kontroverses Thema in der Schweizer Pflegelandschaft. Publikationen dazu häufen sich, Pflegediagnosen sind zu einem Unterrichtsthema geworden, es gibt zunehmend Versuche, Pflegediagnosen praktisch anzuwenden. Gleichzeitig ist es so, dass Unklarheiten bestehen zum Begriff Pflegediagnosen, zu ihrer Bedeutung, zum Stellenwert der NANDA-Klassifikation etc.

Die Fachgruppe Pflege, der alle MitarbeiterInnen des WEG[1], welche Pflege unterrichten, angehören, hat sich deshalb an mehreren Arbeitssitzungen mit dem Thema Pflegediagnosen auseinandergesetzt. Das vorliegende Papier fasst das Ergebnis dieser Auseinandersetzung zusammen. Es dokumentiert den Konsens, der innerhalb der Fachgruppe gefunden wurde, und soll die Leitideen zusammenfassen, die von der Fachgruppe für die Behandlung des Themas innerhalb der Schule empfohlen werden. Das Papier soll außerdem zur Darstellung der Position der Fachgruppe nach außen dienen.

2 Zum Begriff „Pflegediagnose"

Diagnose ist ein gewöhnliches Fremdwort, das in allen möglichen Zusammenhängen verwendet wird. Diagnose kommt aus dem Griechischen und bedeutet *„Unterscheidung",* das Feststellen der kennzeichnenden Merkmale eines Zustandes, eines Zusammenhangs etc. (GAUTARD 1992; HÖHMANN 1995). Diagnose ist *kein* exklusiver medizinischer Begriff. Es gibt keinen vernünftigen Grund, das Wort in der Pflege nicht auch zu verwenden.

Diagnose ist die heute international übliche Bezeichnung für den zweiten Schritt des Pflegeprozesses, also für das, was uns hier in der Schweiz unter *„Formulieren von Problemen und Ressourcen"* vertraut ist (GORDON 1994a:1ff; CARPENITO 1995: 5; GEORG-LÖHR-STAKOWSKI 1995: 130)

---

[1] Die Fachgruppe Pflege des WEG (Weiterbildungszentrum für Gesundheitsberufe SRK, früher der Kaderschule für die Krankenpflege, Aarau) setzt sich aus folgenden Mitgliedern zusammen: Chris Abderhalden, Paul Baartmans, Brigitte Gmelin, Jeanette Höfliger, Marianne Hubacher, Lorenz Imhof, Bettina Kuster, Iris Ludwig, Romy Mahrer, Johanna Niederberger, Regula Ricka, Helena Roth, Susi Saxer, Ruth Schumacher, Alice Wiesendanger, Franziska Zeller, Gisela Zumsteg

Krankenschwestern/-pfleger haben eigentlich schon immer „Diagnosen" gestellt, sie haben dem nur nicht so gesagt. Neu ist vor allem das Wort. Es ist deshalb keine Frage, ob Pflegende Diagnosen stellen sollen oder nicht.

Die Frage lautet vielmehr:

"Was und in welcher Form sollen Krankenschwestern/-pfleger diagnostizieren?"
(CARPENITO 1995: 4)

Medizinische Diagnosen und Pflegediagnosen sind etwas Verschiedenes:

- *Medizinische Diagnosen* beschreiben in einer Kurzform Gesundheitsprobleme/Krankheiten, medizinische Diagnosen beschreiben, weshalb jemand medizinische Behandlung braucht.
- *Pflegediagnosen* beschreiben in einer Kurzform die individuellen *Reaktionen* der Betroffenen auf gesundheitliche Risiken, auf Krankheiten/Behandlungen *Folgen* der Krankheiten/Behandlungen z.B. auf die alltäglichen Aktivitäten, die Befriedigung grundlegender Bedürfnisse etc. *Pflegediagnosen* beschreiben, weshalb Individuen (oder Gruppen) Pflege benötigen.

3 Funktion von Pflegediagnosen
3.1 Pflegepraxis

In der Pflegepraxis haben Pflegediagnosen folgende Funktionen:

- Alle Pflegediagnosen einer Patientin/eines Patienten zusammen beschreiben die Gründe, aus denen sie/er Pflege benötigt, sie beschreiben den Pflegebedarf.
- Aus den Pflegediagnosen lassen sich die erforderlichen Pflegeleistungen, Pflegeinterventionen ableiten.
- In den Pflegediagnosen sind die Informationen zusammengefasst, welche verschiedene an der Pflege beteiligte Personen benötigen, insbesondere bei Verlegungen.
- Die Pflegediagnosen sollen eine effektive und effiziente Kommunikation über den Zustand von PatientInnen aus pflegerischer Sicht ermöglichen.

3.2 Pflegeausbildung

Die Funktion der Pflegediagnosen für die Pflegeausbildung liegt darin, dass das Erkennen von Pflegediagnosen (der diagnostische Prozess mit Entscheidungsprozess und Prioritätensetzung) und das entsprechende Handeln (Pflegeinterventionen) letztlich das ist, was in Pflegeausbildungen gelehrt bzw. gelernt werden muss.

3.3 Berufsentwicklung

Die Gesamtheit aller Pflegediagnosen zusammen hat wichtige Funktionen bei der Berufsentwicklung:

- In der Berufsentwicklung dienen Pflegediagnosen zur Beschreibung des Fach- und Wissensgebietes der Pflege. Pflegewissen besteht aus Kenntnissen über das klinische Erscheinungsbild und die Entstehung der mittels Pflegediagnosen charakterisierten Probleme, aus theoretischem Hintergrundwissen dazu, sowie aus Kenntnissen über die entsprechende pflegerische Unterstützung/Behandlung.
- Alle Pflegediagnosen zusammen definieren damit auch den Zuständigkeitsbereich der Pflege. Die Beschreibung des Fachgebietes ist eine wesentliche Grundlage für die Berufsentwicklung (Professionalisierung, berufliche Autonomie, CARPENITO 1995: 3).
- Pflegediagnosen definieren die Position der Pflege im interdisziplinären Kontext.
- Pflegediagnosen bilden eine wichtige Grundlage für die Pflegeforschung, unter anderem für die Forschung nach effektiven und effizienten Pflegemaßnahmen.

4 Form von Pflegediagnosen

Es gibt innerhalb des Pflegeberufs unterschiedliche Auffassungen darüber, wie „richtige" Pflegediagnosen aussehen sollen. Die Meinungen gehen zum Beispiel auseinander darüber, ob Pflegediagnosen vereinheitlicht werden sollen oder nicht, ob sie von einer bestimmten Pflegetheorie abgeleitet sein sollen oder nicht etc. (ABDERHALDEN 1996).

Zur Zeit (international) besonders aktuell sind Versuche, eine standardisierte, einheitliche Sprache zur Formulierung von Pflegediagnosen zu kreieren und damit etwas ähnliches zu schaffen wie die von der Weltgesundheitsorganisation erstellte Internationale Klassifikation der Krankheiten ICD (International Classification of Diseases).

Das weltweit am meisten verbreitete Pflegediagnosen-Klassifikationssystem ist dasjenige der NANDA (North American Nursing Diagnosis Association; Nordamerikanische Pflegediagnosen-Vereinigung, NANDA 1994); zu den NANDA-Pflegediagnosen existiert bereits umfangreiche Literatur. Verschiedene verbreitete Bücher zum Thema Pflegediagnosen verwenden im wesentlichen NANDA-Diagnosen, zum Teil mit einigen Modifikationen (z. B. CARPENITO 1995, GORDON 1994b, DOENGES/MOORHOUSE 1994, etc.).

Daneben existieren verschiedene, weitere ähnliche Klassifikationssysteme wie z. B. *OMAHA*, (MARTIN/SCHEET 1992), *SABA* (SABA 1990), die in Zürich entwickelte *ZEFFP-Diagnosenliste*, (ZEFFP 1996), sowie verschiedene Projekte zur Schaffung solcher Systeme (z. B. das Projekt der *International Classification of Nursing Practice ICNP* des Internationalen Pflege-Berufsverbandes *ICN* (ICN 1993), das Projekt einer europäischen Klassifikation von Pflegediagnosen, -interventionen und -ergebnissen der *ACENDIO (Association for Common European Nursing Diagnosis, Intervention and Outcomes)*, etc.

Es gibt außerdem Ansätze, Klassifikationssysteme von Pflegediagnosen zu erstellen, die aus bestimmten Pflegetheorien abgeleitet sind bzw. mit diesen kohärent sind, zum Beispiel Pflegediagnosen in Form verschiedener Selbstpflegedefizite gemäß der Pflegetheorie von D. Orem (EVERS 1995; TAYLOR 1991).

5 Grundsatzentscheid bezüglich Pflegediagnosen-Klassifikationssystem

Angesichts der oben dargestellten Situation stellen sich – auch für unsere Weiterbildungsstätte – folgende zwei Fragen:

1. Sollen Pflegediagnosen in einer einheitlichen Sprache, nach einem definierten Klassifikationssystem formuliert werden – oder sollen einzelne Pflegende oder Institutionen Pflegediagnosen in individueller Form festhalten?
2. Falls Pflegediagnosen einheitlich formuliert werden sollen, welches Klassifikationssystem soll dann gewählt werden?

Die Fachgruppe Pflege vertritt zu diesen Fragen folgende Position:

Zu 1: Wir sind der Auffassung, da Pflegediagnosen einige ihrer wesentlichen Funktionen nur erfüllen können, wenn sie in einer vereinheitlichten Fachsprache formuliert werden; wir befürworten deshalb *die Verwendung einer vereinheitlichten Sprache* und damit auch *die Verwendung eines Klassifikationssystems*

Die Hauptgründe für diese Position sind

- die immer größer werdende *Notwendigkeit zur Kommunikation* (im Beruf, zwischen verschiedenen Institutionen, interdisziplinär), die durch eine gemeinsame Sprache bzw. Begrifflichkeit erleichtert wird
- die zunehmende *Notwendigkeit, Pflege* (Pflegebedarf, Pflegeleistungen etc.) *statistisch zu erfassen*, zu vergleichen, zu messen, setzt ebenfalls eine Systematisierung und Vereinheitlichung der Daten voraus.
- wichtige Bereiche der *Pflegeforschung* werden erleichtert, wenn einheitlich definierte Konzepte vorhanden sind: Dies gilt insbesondere für epidemiologische Studien im Pflegebereich und für evaluative Forschung bezüglich Effektivität von Pflegeinterventionen.

Zu 2: In der heutigen Situation befürworten und empfehlen wir die Verwendung der NANDA-Klassifikation, allerdings mit einigen wichtigen Vorbehalten, die im Abschnitt 6 beschrieben werden.

Die NANDA-Klassifikation wird von uns favorisiert,

- weil sie am weitesten entwickelt ist
- weil sie weltweit am meisten verwendet wird (FITZPATRICK/ZANOTTI 1995)
- weil es dazu am meisten Literatur gibt
- weil es dazu deutsche Literatur gibt
- weil sich eine wichtige Klassifikation der Pflegeinterventionen (NIC) daran orientiert.

Diese Argumentation zeigt, dass die Gründe für die Wahl der NANDA-Klassifikation aus sehr pragmatischen Gründen erfolgt und weniger darauf beruht, dass wir inhaltlich restlos überzeugt sind: Der *kritische* Entscheid für die NANDA-Klassifikation erfolgt vor allem deshalb, weil *zur Zeit* kein ähnlich ausgearbeitetes System zur Verfügung steht.

6 Stellungnahme zur NANDA-Klassifikation

Bei der Verwendung der NANDA-Pflegediagnosen müssen unseres Erachtens folgende Überlegungen berücksichtigt werden:

6.1 Pflegedefinition

Die der NANDA-Klassifikation zugrunde liegende Definition von Pflege deckt sich nicht völlig mit der in der Schweiz vorherrschenden Auffassung von Pflege

In der Schweiz ist seit mehreren Jahren die Beschreibung der Pflege mittels der 5 Funktionen der neuen Ausbildungsbestimmungen NAB des Schweizerischen Roten Kreuzes maßgebend. Zu diesen Funktionen gehören unter anderem die Mitwirkung an diagnostischen und therapeutischen Maßnahmen (Funktion 3) und die Beteiligung an Programmen zur Gesundheitsförderung (Funktion 4). Diese Pflegeauffassung beschränkt sich damit *nicht* auf Bereiche, die zur Pflege im *engsten Sinn* gehören (d. h. sie beschränkt sich nicht auf den „autonomen", unabhängigen Berufsanteil), sondern sie umfasst auch Bereiche der interdisziplinären Zusammenarbeit und „abhängige" Bereiche, in denen die Pflege auf Anordnung anderer tätig ist.

Da die NANDA-Diagnosen „Pflege"-Probleme aus dem interdisziplinären Bereich nicht berücksichtigt, sind sie zur Beschreibung der in der Schweizer Praxis tatsächlich relevanten Pflegeprobleme nicht ausreichend.

Einige der NANDA-Diagnosen beziehen sich auf (pathophysiologische) Probleme, die in der Schweiz ebenfalls nicht in den Zuständigkeitsbereich der Pflege fallen, auf jeden Fall nicht in den „autonomen", unabhängigen Bereich (zum Beispiel Störungen im Elektrolythaushalt, vermindertes Herzzeitvolumen etc.). Bei diesen Problemen handelt es sich um interdisziplinäre Probleme, und nicht um „reine" Pflegediagnosen. Diese Diagnosen bilden eine weitere Gruppe von NANDA-Diagnosen, die unseres Erachtens *nicht* verwendet werden sollten.

Für unsere Situation müßten die NANDA-Diagnosen mit einer Klassifikation oder Liste von „interdisziplinären" Problemen, medizinischen Komplikationen etc. ergänzt werden, bei deren Behandlung die Pflege Anteile übernimmt. Es sind Ergänzungen nötig, wie sie etwa von CARPENITO (1995); gemäß ihrem „bifokalen Modell der Pflege" mit der Bezeichnung „*Potential Complications*" – potentielle Komplikationen – eingeführt wurden.

Der von der NANDA verwendeten Pflegedefinition liegt außerdem die Auffassung zugrunde, dass sich Pflege nicht nur an Individuen, sondern auch an ganze Familien und an ganze Gemeinschaften (communities) richten kann. Entsprechend enthält die NANDA-Klassifikation familien- und gemeindebezogene Pflegediagnosen. Arbeiten mit familienbezogenen Diagnosen hat Pflegeinterventionen zur Folge, die sich an ganze Familien richten, zum Beispiel das Durchführen von Familiengesprächen. Solche Interventionen gehören in der (deutsch-sprachigen) Schweiz nur in sehr wenigen Arbeitsfeldern zur Aufgabe der Pflegenden (obwohl in den NAB die Pflege von Gruppen von PflegeempfängerInnen explizit erwähnt wird). Fast gänzlich unbekannt ist die pflegerische Beratung ganzer Gemeinden. Wir sind deshalb der Ansicht, dass die entsprechenden familien- und gemeindebezogenen Pflegediagnosen bei uns nur dann verwendet werden sollten, wenn dies in einem spezifischen Arbeitsfeld sinnvoll ist, d. h. wenn sich dort die Pflege *tatsächlich* an ganze Familien richtet.

Pflegediagnosen, die sich auf die Belastung pflegender Angehöriger beziehen, entsprechen hingegen durchgehend unserer Pflegepraxis und sollten entsprechend auch verwendet werden!

6.1.1 Schlussfolgerung

Die Berücksichtigung des unterschiedlichen zugrunde liegenden Pflegeverständnisses bedingt, dass

- auf die Verwendung bestimmter NANDA-Diagnosen verzichtet wird
- zusätzliche Diagnosen entwickelt werden müssen.

6.2 Pflegediagnosenliste

Die NANDA-Diagnosenliste ist noch unvollständig, sie verändert sich ständig. Die NANDA-Klassifikation der Pflegediagnosen ist im Aufbau begriffen, was bedeutet, dass sich die Diagnosenliste ständig verändert. Im Laufe der Überprüfung werden Diagnosen wieder aus der Liste entfernt, andere werden geändert, und es kommen mit jeder der etwa alle zwei Jahre stattfindenden NANDA-Konferenzen neue dazu. Im Klassifikationssystem sind verschiedene Positionen noch offen, das heißt es sind verschiedene Bereiche definiert bzw. freigehalten, für die noch keine Diagnosen akzeptiert sind.

Das führt dazu, dass die vorliegende Literatur zum Teil nicht auf dem neusten Stand ist, was insbesondere für die deutschsprachige Literatur gilt. Grund für die fehlende Aktualität der deutschen Literatur sind unter anderem Verzögerungen durch die nötige Übersetzungsarbeit. Die verbreiteten deutschen Übersetzungen der Bücher von DOENGES/MOORHOUSE (1994) und GORDON (1994b) zum Beispiel enthalten viele Diagnosen nicht, die seit mehreren Jahren auf der NANDA-Liste figurierten, und die Terminologie zum Beispiel bei den Risikodiagnosen entspricht nicht dem aktuellen Stand. Zu den Bereichen, für die die NANDA-Diagnosen noch nicht übersetzt sind, gehören so wichtige wie Orientierungsstörungen und Verwirrtheit.

Unvollständig ist die NANDA-Klassifikation unter anderem bezüglich Pflegediagnosen, die für die psychiatrische Pflege von besonderer Bedeutung sind. Eine große Zahl von solchen Pflegediagnosen befindet sich erst im Stadium der Bearbeitung durch die NANDA, darunter

6 Stellungnahme zur NANDA-Klassifikation

diejenigen, die in einer Klassifikation von Pflegediagnosen für die Psychiatrische Pflege enthalten (Psychiatric Nursing Diagnosis PND-I; *NANDA* 1994: 88ff; O'TOOLE/LOOMIS 1990).

6.2.1 Schlussfolgerung

Es muss immer betont werden, dass die NANDA-Diagnosenliste provisorischen Charakter hat; NANDA-Diagnosen müssen entsprechend dargestellt und gehandhabt werden.

Es ist zur Zeit nicht möglich, *ausschließlich* mit den vorliegenden NANDA-Diagnosen zu arbeiten. Zur Charakterisierung vieler Pflegesituationen sind vorläufig zusätzliche, *selbstformulierte* Diagnosen erforderlich.

6.3 Pflegediagnosen und Wissenschaftlichkeit

Die NANDA-Diagnosen sind kaum wissenschaftlich abgesichert und wenig evaluiert. Dem Anspruch nach sollten die NANDA-Diagnosen wissenschaftlich sein im Sinne von empirisch-positivistischer Wissenschaft. Die vorliegende NANDA-Diagnosenliste ist hingegen nicht konsequent nach solchen wissenschaftlichen Kriterien entwickelt worden, also zum Beispiel ohne die Grundlage einer den konzeptuellen Rahmen bildenden Pflegetheorie (STEPPE 1995).

Verschiedene einzelne Diagnosen sind aus wissenschaftlicher Sicht problematisch, weil sie zum Beispiel kaum empirisch belegt werden können (z. B. Ineffective Grieving), und weil Konzepte unverändert von der Systemebene Individuum auf die Ebenen Familie und Gemeinde übertragen werden, etc. (z. B. Ineffective Coping).

Die einzelnen Diagnosen sind mit ganz wenigen Ausnahmen nicht oder auf jeden Fall nicht systematisch wissenschaftlich überprüft worden (zum Beispiel hinsichtlich Konzeptklarheit, Validität und Reliabilität). Wenig überprüft worden sind insbesondere die Merkmale, die für die Stellung einzelner Diagnosen erforderlich sind (DOUGHERTY et al 1993; JANKIN 1994).

6.3.1 Schlussfolgerung

Die Klassifikation der NANDA-Diagnosen dürfen nicht als wissenschaftliches Produkt deklariert werden.

Die NANDA-Diagnosen sollten auch in der Schweiz systematischer wissenschaftlicher Überprüfung unterzogen werden.

6.4 NANDA-Pflegediagnosen versus Pflegeverständnis in der Schweiz

NANDA-Diagnosen stehen im Widerspruch zu philosophischen Positionen in der Pflege, die in der Schweiz verbreitet sind. In der Schweiz ist ein Pflegeverständnis verbreitet, das sich an holistischen Konzepten orientiert (z. B. Juchli, Poletti) oder von der Tradition der philosophischen Tradition der Phänomenologie beeinflusst ist (Benner; Käppeli; Kesselring). Diese naturalistischen Ansätze sind nicht oder nicht ohne weiteres mit dem empirisch-positivistischen Ansatz zu verbinden, der (implizit) hinter dem NANDA-Projekt steht (BAARTMANS 1996; LÜTZEN/TISHELMAN 1996). Der holistische und phänomenologische Ansatz hat zum Beispiel zur Konsequenz, dass PatientInnensituationen eher individuell und kontextbezogen wahrgenommen und beschrieben werden sollen, also nicht in Form abstrakter, entkontextualisierter, standardisierter Diagnosen. Aus diesem Grund wurde von einer Arbeitsgruppe um S. Käppeli in Zürich eine Liste mit Pflegediagnosen erstellt, die beschreibend ist und mehr auf das individuelle Erleben der PatientInnen fokussiert (ZEFFP 1996).

6.4.1 Schlussfolgerung

Dieser Widerspruch muss offengelegt und deklariert werden; wir müssen mit ihm leben.

Es ist sehr wichtig, dass die Diagnosenformulierung individualisiert wird durch Formulierung nach dem PES-Format (CARPENITO 1995: 22ff; GORDON 1994: 196ff; WILKINSON 1991: 131ff). Wenn NANDA-Diagnosen nicht mit beschreibenden Präzisierungen und Kontextangaben (Related factors) verwendet werden, sollte auf ihre Verwendung ganz verzichtet werden.

6.5 Defizitorientierung von Pflegediagnosen

Die NANDA-Diagnosen sind weitgehend defizitorientiert, Ressourcen finden wenig Beachtung. Mit den NANDA-Diagnosen werden fast ausschließlich Defizite beschrieben. Dies widerspricht der in der Schweiz wichtigen Betonung der Ressourcen und der Gesundheitsförderung. Es wäre ein Qualitätsverlust, wenn das bisher übliche Festhalten von „Problemen *und Ressourcen*" aufgegeben würde. Die Defizitorientierung ist auch international einer der Diskussionspunkte bezüglich Pflegediagnosen. Entsprechend gibt es Alternativ- und Modifikationsvorschläge: Ganze Klassifikationssysteme, die gänzlich „gesundheitsorientiert" sind, zusätzliche Diagnosen in Form von modifizierten NANDA-Diagnosen (z. B. *Adäquate Selbstpflege* etc., KELLEY et al 1995; WILKINSON 1991: 141ff).

6.5.1 Schlussfolgerung

Es muss eine Form gefunden werden, mit der relevante Ressourcen auch bei der Verwendung von NANDA-Diagnosen genügend berücksichtigt werden.

6.6 Pflegediagnosen und kulturelle Unterschiede

Die NANDA-Diagnosen berücksichtigen Kulturunterschiede zu wenig. Die NANDA-Diagnosen wurden in englischer Sprache im US-amerikanischen Kulturkreis entwickelt. Bei der Übertragung in andere Kulturkreise ergeben sich verschiedene Probleme.

Zunächst handelt es sich dabei um sprachliche Übersetzungsprobleme. Die vorliegenden deutschen Übersetzungen, bei denen es sich zum Teil um fast wörtliche Übertragungen handelt, können zum Teil sprachlich nicht befriedigen, zum Teil sind sie missverständlich.

Weitere transkulturelle Probleme stellen sich bei einzelnen Diagnosen, besonders was deren Merkmale betrifft. So sind zum Beispiel Trauerprozesse (und damit auch das, was als gestörter Trauerprozess angesehen wird) in verschiedenen Kulturen sehr unterschiedlich. Die Merkmale entsprechender Pflegediagnosen müssten deshalb an die jeweilige Kultur angepasst werden (LEININGER 1990). Ähnliches lässt sich zur Gewichtung der Merkmale/Kennzeichen sagen (Haupt-, Nebenmerkmale/-kennzeichen).

6.6.1 Schlussfolgerung

Beim Arbeiten mit NANDA-Diagnosen muss sprachlichen Aspekten (Übersetzungen in gutes Deutsch) mehr Beachtung geschenkt werden.

Bei verschiedenen Diagnosen muss die kulturelle Übertragbarkeit überprüft werden, insbesondere was die angegebenen Merkmale betrifft.

7 Literatur

1. Abderhalden, C (1996): Pflegediagnosen: Versuch einer Typologie. Unveröffentlichte Unterrichtsunterlage, Kaderschule für die Krankenpflege SRK, Aarau
2. Baartmans, P (1996): Thesen zum Thema „Pflegediagnosen". Unveröffentlichte Unterrichtsunterlagen, Kaderschule für die Krankenpflege SRK, Aarau
3. Carpenito, L. J. (1995): Nursing Diagnosis: Application to clinical Practice. Lippincott, Philadelphia (6th ed)
4. Doeges M. E., Moorhose M.F. (1994): Pflegediagnosen und Massnahmen. Huber, Bern (2 Aufl)
5. Dougherty, C.; Janken, J.; Lunney, M., Whitley, G. (1993): Conceptual and research validation of nursing diagnosis: 1950Ö1993. Nursing Diagnosis 4(4): 156Ö165
6. Evers, G. C. M. (1995): Die Selbstpflege-Defizit-Theorie von D. Orem. In: Spirig, R. (Hrsg): Referate zum Internationalen Kongress: Pflegetheorien und ihre Bedeutung für Praxis und Ausbildung (13./14.10.1994). Kaderschule für die Krankenpflege SRK, Aarau, S. 91Ö115
7. Fitzpatrick, J. J., Zanotti, R. (1995): Where are we now? Nursing diagnosis internationally. Nursing Diagnosis 6 (1): 42 – 47
8. Gautard, A. de (1992): Pflegediagnose – die andere Sicht. Krankenpflege/Soins Infirmiers 85 (4): 66 – 70
9. Georg J.; Löhr-Stankowski, J. (1995): Pflegediagnosen: Entwicklung – Gegenstand – Bedeutung. Die Schwester/Der Pfleger 34 (2): 128 – 134
10. Gordon, M. (1994a): Nursing Diagnosis: Process and application. Mosby, St.Louis (3rd ed)
11. Gordon, M. (1994b): Pflegediagnosen. Ullstein-Mosby, Berlin/Wiesbaden
12. Höhmann, U. (1995): Pflegediagnosen – Herausforderung oder Irrweg. In: Höhmann, U. (Hrsg): Pflegediagnosen: Irrweg oder effektives Instrument professioneller Pflegepraxis. Deutscher Berufsverband für Pflegeberufe DBfK, Frankfurt, S. 7Ö20
13. ICN (1993): Nursing's next advance: An international classification for nursing practice (ICNP) Ö A working paper. International Council of Nurses Headquarters, Geneva

Anhang A

14. Jankin, J. (1994): Research validation of nursing diagnosis: How much progress? Nursing Diagnosis 5 (1): 46
15. Kelley, J.; Frisch, N., Avant, K. (1995): A trifocal model of nursing diagnosis: Wellness reinforced. Nursing Diagnosis 6 (3): 123ff
16. Leininger, M. (1990): Issues, questions, and concerns related to the nursing diagnosis cultural movement from a transcultural nursing perspective. Journal of Transcultural Nursing 2 (1): 23 – 32
17. Lützen, K.;. Tishelman, C. (1996) Nursing diagnosis: A critical analysis of underlying assumptions. International Journal of Nursing Studies 33 (2): 190 – 200
18. Martin, K. S.; Scheet, N. (1992): Omaha System: Application for community health nursing. Saunders, Philadelphia
19. NANDA (1994): Nursing Diagnosis: Definitions & classification 1995 – 1996. North American Nursing Diagnosis Association, Philadelphia
20. O'Toole, A. W., Loomis, M. E. (1990) Classification human responses in psychiatric and mental health nursing. In: Reynolds W, Cormack D (ed) Psychiatric and Mental Health Nursing. Chapman&Hall, London, pp 23 – 40
21. Saba, V. K. (1990): Classification of home health care nursing diagnosis and interventions. Author., Washigton DC
22. Steppe, H. (1995): Auswirkungen auf Pflegekonzepte: Implikationen für die Praxis. In: Höhmann, U. (Hrsg): Pflegediagnosen: Irrweg oder effektives Instrument professioneller Pflegepraxis. Deutscher Berufsverband für Pflegeberufe DBfK, Frankfurt, S. 5 – 62
23. Taylor S. G. (1991): The structure of nursing diagnosis from Orem's theory. Nursing Science Quarterly 4(1): 24 – 32
24. Wilkinson, J. M. (1991): Nursing process in action: A critical thinking approach. Addison-Wesley, Redwood, Ca
25. ZEFFP (1996): Liste der Pflegediagnosen. Zentrum für Entwicklung, Forschung und Fortbildung in der Pflege, Universitätsspital Zürich, Zürich

Anschrift

WEG
Weiterbildungszentrum für
Gesundheitsberufe SRK
Mühlemattstrasse 42
5001 Aarau
Schweiz
Telefon 062 837 58 58
Telefax 062 837 58 60

Anhang B

Übersetzung aus dem Amerikanischen/Bearbeitung von Elisabeth Brock

Anerkannte Pflegediagnosen der *American Nursing Association (NANDA)* in alphabetischer Reihenfolge (1992)

Die Definitionen, typischen Merkmale und verbundenen Faktoren sind in der *NANDA Taxonomie I*, überarbeitete Fassung vom Juni 1992, enthalten.

Aktivitätsintoleranz, Gefahr,	Activity Intolerance, High Risk for
Aktivitätsintoleranz, spezifizieren	Activity Intolerance (Specify Level)
(Überanstrengung bei Alltagsaktivitäten)	
Angst (spezifizieren: leicht, mittel, schwer, Panik)	Anxiety
Anpassung, beeinträchtigt	Adjustment, Impaired
Atemvorgang, ungenügend	Breathing Pattern, Ineffective
Atemwege, Selbstreinigungsfunktion,	Airway Clearance, Ineffective
(der unteren Atemwege) ungenügend	
Atmung, Spontanatmung ungenügend	Ventilation, Inability to Sustain Sponaneous
Beatmungsentwöhnung, erschwert,	Ventilatory Weaning Response,
(erschwerte Respirationsentwöhnung)	Dysfunctional (DVWR)
Bedrohungsgefühl (spezifizieren)	Fear (Specify)
Behandlungsempfehlungen, Handhabung,	Therapeutic Regimen,
ungenügend	Ineffective Management of
Beschäftigungsdefizit	Diversional Activity Deficit
(unbefriedigende Freizeitgestaltung)	
Coping, defensiv,	Coping, Defensive
(defensives Problem-Bewältigungsverhalten)	
Coping, familiär, Entwicklungspotential	Coping, Family: Potential for Growth
Coping, familiär, unwirksam,	Coping, Ineffective Family:
(mangelhafte Unterstützung)	Compromised
Coping, familiär, unwirksam, behindernd	Coping, Ineffective Family: disabling
Coping, unwirksam	Coping, Ineffective (Individual)
(unwirksames Problembewältiungsverhalten	
Denkprozesse, beeinträchtigt	Thought Processes, Impaired
Diarrhoe	Diarrhoe
Dysreflexie	Dysreflexia
Elterliche Fürsorge, eingeschränkt	Parenting, Altered

Anhang B

Elterliche Fürsorge, eingeschränkt, Gefahr	Parenting, High Risk for Altered
Elternrollenkonflikt	Conflict, Parental Role
Entscheidungskonflikt (spezifizieren	Conflict, Decisional (Specify)
Erschöpfung	Fatigue
Erstickungsgefahr	Suffocation, High Risk for
Familienprozesse, verändert	Family Processes, Altered
Flüssigkeitsdefizit [aktiver Verlust] *(Dehydration)*	Fluid Volume Deficit
Flüssigkeitsdefizit, Gefahr, *(Dehydrationsgefahr)*	Fluid Volume Deficit, High Risk for
Flüssigkeitsüberschuß	Fluid Volume Excess
Gasaustausch, beeinträchtigt	Gas Exchange, Impaired
Gefahr der Körperschädigung	Injury, High Risk for
Gesundheitsförderliches Verhalten (spezifizieren) *(Bedürfnis nach verbesserter Gesundheitsförderung)*	Health-Seeking Behaviors (Specify)
Gesundheitsverhalten, verändert *(Veränderung der persönlichen Pflege)*	Health Maintenance, Altered
Gewalttätigkeit, Gefahr, (spezifizieren: gegen sich oder andere)	Violence, High Risk for (Self-directed or Directed at Others)
Gewebedurchblutung, verändert	Tissue Perfusion, Altered (see types)
Gewebeschädigung	Tissue Integrity, Impaired
Harnverhalt [akut/chronisch]	Urinary Retention
Haushaltsführung, beeinträchtigt	Home Maintenance Management, Impaired
Hautschädigung (spezifizieren), *(Wunde)*	Skin Integrity, Impaired
Hautschädigung, Gefahr	Skin Integrity, Impaired, High Risk for
Herzleistung, vermindert *(Veränderung der Oxygenierung)*	Cardiac Output, Decreased
Hoffnungslosigkeit	Hopelessness
Hyperthermie *(erhöhte Körpertemperatur)*	Hyperthermia
Hypothermie *(erniedrigte Körpertemperatur)*	Hypothermia
Immobilitätssyndrom, Gefahr	Disuse Syndrome, High Risk for
Infektionsgefahr	Infection, High Risk for
Inkontinenz, Drang	Incontinence, Urge
Inkontinenz, funktionell	Incontinence, Functional
Inkontinenz, Reflex	Incontinence, Reflex
Inkontinenz, Stress	Incontinence, Stress
Inkontinenz, Totale	Incontinence, Total
Kommunikation, verbale, beeinträchtigt	Communication, Impaired Verbal
Kooperationsbereitschaft, fehlend *(Non-Compliance; bewusste Ablehnung von Behandlungsempfehlungen)*	Noncompliance (Specify)

Körperbild, gestört *(Störung des Körpererlebens)*	Body Image Disturbance
Körpertemperatur, verändert, Gefahr	Temperature, Altered Body, High Risk for
Machtlosigkeit *(Kontrollverlust)*	Powerlessness
Mangelernährung (spezifizieren)	Nutrition, Altered: Less than Body Requirements
Mobilität, körperliche, beeinträchtigt	Mobility, Impaired Physical
Mundschleimhaut, verändert	Oral Mucous Membrane, Altered
Nahrungsaufnahme des Säuglings, beeinträchtigt *(Saug- Schluckstörung des Säuglings)*	Ineffective Infant Feeding Pattern
Neglect *(Halbseitige Vernachlässigung)*	Neglect, Unilateral
Neurovaskuläre Störung, peripher, Gefahr	Neurovascular Dysfunction, High Risk for
Obstipation	Constipation
Obstipation, objektive	Constipation, Colonic
Obstipation, subjektive *(Gefühl von Verstopfung)*	Constipation, Perceived
Persönliche Identität, Störung	Identitiy Disturbance, Personal
Posttraumatische Reaktion	Post-Trauma Response
Relokationssyndrom *(Verlegungsstress-Syndrome)*	Relocation Stress Syndrome
Rollenerfüllung, verändert	Role Performance, Altered
Rollenüberlastung, pflegende Angehörige/Laien	Role Strain, Caregiver
Rollenüberlastung, pflegende Angehörige/Laien, Gefahr	Role Strain, Caregiver, High Risk for
Schlafstörung (spezifizieren)	Sleep Pattern Disturbance
Schlucken, beeinträchtigt	Swallowing, Impaired
Schmerz	Pain
Schmerzen, chronisch	Pain, Chronic
Selbstfürsorgedefizit, total *(keine Selbstfürsorge)*	Self-Care Deficit, Total
Selbstfürsorgedefizit: Bekleidung/ äußere Erscheinung (zu spezifizieren)	Self-Care Deficit: Dressing/ Grooming (Specify Level)
Selbstfürsorgedefizit: Körperpflege (zu spezifizieren)	Self-Care- Deficit: Bathing/Hygiene (Specify Level)
Selbstfürsorgedefizit: Nahrungsaufnahme (zu spezifizieren)	Self-Care Deficit: Feeding, (Specify Level)
Selbstschutz, verändert	Protection, Altered
Selbstverstümmelung, Gefahr	Self-Mutilation, High Risk for
Selbstwertgefühl, chronisch tief	Self-Esteem, Chronic Low
Selbstwertgefühl, situationsbedingt gering	Self-Esteem, Situational Low
Selbstwertgefühl, Störung	Self-Esteem Disturbance
Sexualstörung	Sexual Dysfunction

Sexualverhalten, verändert	Sexuality Patterns, Altered
Soziale Interaktion, beeinträchtigt	Social Interaction, Impaired
Soziale Isolation	Social Isolation
Stillen, erfolgreich	Breastfeeding, Effective
Stillen, unterbrochen	Breastfeeding, Interrupted
Stillen, unwirksam *(Stillschwierigkeiten)*	Breastfeeding, Ineffective
Stuhlinkontinenz	Bowel Incontinence
Trauern, ungelöst	Grieving, Dysfunctional
Trauern, vorwegnehmend	Grieving, Anticipatory
Überernährung	Nutrition, Altered: More than Body Requirements)
Überernährung, Gefahr	Nutrition, Altered: High Risk for More than Body requirements)
Urinausscheidung, verändert	Urinary Elimination Altered
Vergewaltigungssyndrom	Rape Trauma Syndrome
Vergewaltigungssyndrom: stumme Reaktion	Rape Trauma Syndrome: Silent Reaction
Vergewaltigungssyndrom: verstärkte Reaktion *(Vergewaltigunssyndrom mit psychosomatischen Krankheitsfolgen)*	Rape Trauma Syndrome: Compound Reaktion
Vergiftungsgefahr	Poisoning, High Risk for
Verletzungsgefahr	Trauma, High Risk for
Verleugnen, unwirksam *(situations-inadäquates Verleugnen)*	Denial, Ineffective
Verzweiflung, existenzielle *(schwere Sinnkrise)*	Spiritual Distress (Distress of the Human Spirit)
Wachstum und Entwicklung, verändert, (spezifizieren)	Growth and Development, Altered
Wahrnehmungsstörung	Sensory-Perceptual Alteration
Wärmeregulation, ungenügend	Thermoregulation, Ineffective
Wissensdefizit (spezifizieren) *(Veränderung der Lernfähigkeit)*	Knowledge Deficit (Specify)

Anhang C

Die aktuellste und vollständige Liste der bis zum Jahr 2002 von der NANDA anerkannten Pflegediagnosen in alphabetischer Reihenfolge der US-amerikanischen Bezeichnungen. Fettgedruckt sind die Diagnosen, die von der NANDA akzeptiert wurden, Diagnosen, die Marjory Gordon entwickelt hat und noch nicht von der NANDA begutachtet wurden, sind dünn gedruckt.

Activity Intolerance (Specify Level)
Activity Intolerance, Risk for
Adaptive Capacity, Decreased Intracranial
Adjustment, Impaired
Airway Clearance, Ineffective
Allergy Response, Latex
Allergy Response, Risk for Latex
Anxiety
Anxiety, Death
Aspiration, Risk for
Attachment, Risk for Impaired Parent/Infant/Child
Disturbed Body Image
Breastfeeding, Effective
Breastfeeding, Ineffective
Breastfeeding, Interrupted
Breathing Pattern, Ineffective
Cardiac Output, Decreased
Communication, Impaired Verbal
Conflict (Specify), Decisional
Conflict, Parental Role
Confusion, Acute
Confusion, Chronic
Constipation
Constipation, Risk for
Coping, Compromised Family
Coping, Defensive
Coping, Disabled Family
Coping, Readiness for Enhanced Family
Coping, Ineffective
Coping, Ineffective Community
Coping, Readiness for Enhanced Community

Denial, Ineffective or Denial
Dentition, Altered
Depression, Reactive (Specify Situation)
Development, Risk for Altered
Developmental Delay: Communication Skills
Developmental Delay: Self Care Skills
Developmental Delay: Social Skills
Diarrhea
Disuse Syndrome, Risk for
Diversional Activity Deficit
Dysreflexia
Dysreflexia, Risk for Autonomic
Elimination Pattern, Altered Urinary
Energy Field Disturbance
Family Process: Alcoholism, Altered
Family Process (Specify), Altered
Fatigue
Fear (Specify Focus)
Feeding Pattern, Ineffective Infant
Fluid Volume Deficit
Fluid Volume Deficit, Risk for
Fluid Volume Excess
Fluid Volume Imbalance, Risk for
Gas Exchange, Impaired
Grieving, Anticipatory
Grieving, Dysfunctional
Growth and Development, Altered
Growth, Risk for Altered
Health Maintenance (Specify), Altered
Health-Management Deficit (Specify Area)
Health-Management Deficit, Risk for
Health-Seeking Behaviors (Specify)

281

Home Maintenance Management, Impaired
Hopelessness
Hyperthermia
Hypothermia
Identity Disturbance, Personal
Incontinence, Bowel
Incontinence, Functional Urinary
Incontinence, Reflex Urinary
Incontinence, Stress
Incontinence, Risk for Urinary Urge
Incontinence, Urge
Incontinence, Total
Infant Behavior, Disorganized
Infant Behavior, Risk for Disorganized
Infant Behavior, Potential for Enhanced
Infection (Specify Type/Area), Risk for
Injury (Trauma), Risk for
Injury, Risk for Perioperative Positioning
Interpretation Syndrome, Impaired Environmental
Knowledge Deficit (Specify Area)
Loneliness, Risk for
Memory Loss, Uncompensated
Memory, Impaired
Mobility, Impaired Bed (Specify Level of Dependence)
Mobility, Impaired Physical
Mobility, Impaired Wheelchair
Mucous Membrane, Altered Oral
Nausea
Neglect, Unilateral
Neurovascular Dysfunction, Risk for Peripheral
Noncompliance (Specify Area)
Noncompliance (Specify Area), Risk for
Nutrition: Less Than Body Requirements, Altered
Nutrition: More Than Body Requirements, Altered
Nutrition: Risk for More Than Body Requirements, Altered
Pain (Specify Type and Location)
Pain (Specify Type and Location), Chronic
Pain Self-Management Deficit (Chronic,Acute)
Parenting, Altered
Parenting (Specify Alteration), Risk for Altered
Poisoning, Risk for
Post-Trauma Syndrome
Post-Trauma Syndrome, Risk for
Powerlessness
Pressure Ulcer (Specify Stage)
Protection, Altered
Rape-Trauma Syndrome
Rape-Trauma Syndrome: Compound Reaction
Rape-Trauma Syndrome: Silent Reaction
Recovery, Delayed Surgical
Relocation Stress Syndrome
Role Performance (Specify Alteration), Altered
Role Strain, Caregiver
Role Strain, Risk for Caregiver
Self Bathing/Hygiene Deficit (Specify Level)
Self Care Deficit (Specify Level), Total
Self Dressing/Grooming Deficit (Specify Level)
Self Esteem, Low
Self Esteem, Chronic Low
Self Esteem, Situational Low
Self Feeding Deficit (Specify Level)
Self-Mutilation, Risk for
Self Toileting Deficit (Specify Level)
Sensory-Perceptual Alteration
Sensory Loss (Specify Type and Degree), Uncompensated
Sensory Deprivation
Sensory Overload
Separation, Parent-Infant
Sexual Dysfunction
Sexuality Patterns, Altered
Skin Integrity, Impaired
Skin Integrity, Risk for Impaired
Sleep Pattern Disturbance
Sleep Deprivation

Sleep Onset, Delayed
Sleep Pattern Reversal
Social Interaction, Impaired
Social Isolation
Social Isolation (Rejection)
Sorrow, Chronic
Spiritual Distress
(Distress of the Human Spirit)
Spiritual Distress, Risk for
Spiritual Well-Being, Potential
for Enhanced
Suffocation, Risk for
Support System Deficit
Swallowing, Impaired
Temperature, Risk for Altered Body
Therapeutic Regimen, Ineffective
Management of
Therapeutic Regimen, Risk for Ineffective
Management of
Therapeutic Regimen, Effective

Management of
Therapeutic Regimen, Ineffective Family
Management of
Therapeutic Regimen, Ineffective
Community Management of
Thermoregulation, Ineffective
Thought Processes, Altered
Thrive, Adult Failure to
Tissue Integrity, Impaired
Tissue Perfusion, Altered (Specify)
Transfer Ability, Impaired
Urinary Retention
Ventilation, Inability to Sustain
Spontaneous
Violence, Risk for Self Directed
Violence, Risk for Other Directed
Walking, Impaired
Weaning Response (DVWR), Dysfunctional
Ventilatory

Sachwortverzeichnis

A

Ablehnung, soziale   217
ACENDIO   269
Aktivitätsintoleranz   125 ff
Alkoholismus   224
Angehörige, pflegende   237
Angst   193
– geringe   194
– große   196
– mittelmäßige   195
– Todesangst   198
– vorwegnehmende   197
Anpassung, beeinträchtigte   259
Anpassungsvermögen, vermindert
  intrakranielles   169
Aspirationsgefahr   91
Assessment   8, 21
– Akutkranker   40
– Erwachsener   22
– Familie   31
– Gemeinwesen/Gemeinschaften   35
– Säugling, Kleinkind   26
Atemvorgang, ungenügender   156
Atemwege, ungenügende Selbstreinigung   155
Aufmerksamkeitsdefizit   184
Ausscheidung, Urin   117

B

Beatmungsentwöhnung, schwere   151
Bedrohungsgefühl   192
Behandlungsempfehlungen   62, 64 f
Berufsentwicklung   269
Beschäftigungsdefizit   149

C

Case management   47
Coping   249 ff
Critical paths   47

D

Defizitorientierung   274
Dekubitus   101
Denkprozesse, veränderte   183
Depression, reaktive   199
Diagnosen, medizinische   268
Diagnostische Kategorie   10
Diarrhöe   115
Dranginkontinenz   121 f
Durchblutungsstörung   160
Dysreflexie   162 f

E

Einschlafstörung   173
Elterliche Fürsorge, verändert   227, 230
Eltern-Kind-Beziehung   233 ff
Eltern-Kind-Trennung   236
Elternrollenkonflikt   232
Energiefeldstörung   79
Entscheidungskonflikt   191
Entwicklungsverzögerung   144 ff, 219
Erschöpfung   128
Erstickungsgefahr   77

F

Fähigkeiten, soziale   219
Fallmanagement   47
Familienprozesse, veränderte   223 f
Flüssigkeitsdefizit   95 f
Flüssigkeitsgleichgewicht   98
Flüssigkeitsüberschuß   97
Funktionelle Verhaltensmuster   5, 8
Fürsorge, veränderte elterliche   227 ff

G

Gasaustausch, beeinträchtigter   158
Gedächtnisleistung, beeinträchtigt   188 f
Gedeihstörung, Erwachsener   83
Gehfähigkeit, beeinträchtigte   135

Sachwortverzeichnis

Genesung, verzögerte 145
Gesunderhaltung, verändert 60
Gesundheitsförderung 59
Gesundheitsmanagementdefizit 68 f
Gewalttätigkeit 220 f, 243
Gewebsschädigung 103

H
Harnverhalt 124
Hauptkennzeichen 4, 8
Hauptkennzeichen VII
Haushaltsführung, beeinträchtigte 150
Hautschädigung 99 f
Herzleistung, verminderte 159
Hoffnungslosigkeit 201
Hyperthermie 107
Hypothermie 108

I
ICD (International Classification of Diseases) 269
ICN 269
ICNP 269
Identität, persönliche gestörte 210
Immobilitätssyndrom 136
Infektionsgefahr 72
Inkontinenz
– Drang- 121
– funktionelle 118
– Reflex- 119
– Stress 120
– Stuhl 116
– totale 123
Interaktion, soziale beeinträchtigte 218
Intoxikationsgefahr 76
Isolation, soziale 217

K
Klassifikationssystem 270
Kognition 190
Kommunikation 241 f
Kontrakturengefahr 137
Konzentrationsdefizit 184

Kooperationsbereitschaft, fehlende 70
Körperbildstörung 207
Körperschädigung 73
Körpertemperatur, veränderte 109
Körperwachstum 148

L
Lagerungsschaden, perioperativ 75
Latex-Allergie 104 f

M
Machtlosigkeit 202
Mangelernährung 82
Mobilität, beeinträchtigte 130 ff
Mundschleimhaut, veränderte 92
Mutter-Kind-Bindung 233 ff

N
Nahrungsaufnahme, Säugling 88
NANDA 8, 269
NANDA-Pflegediagnosen 271
– 1992 anerkannte Diagnosen 277
– bis 2002 anerkannte Diagnosen 281
Nebenkennzeichen 4, 8
Neglect, halbseitig 181
Neurovaskuläre Störung 168

O
Obstipation 110 ff
Orientierungsstörung 187

P
Personalplanung 46
Pflegeassessment siehe Assessment
Pflegedefinition 271
Pflegediagnosen
– Ausbildung 268
– Definition 3, 9, 267, 268
– Defizitorientierung 274
– Hauptanwendungsgebiete 1
– Kennzeichen 4, 8
– kulturelle Unterschiede
– Pflegepraxis 268

Sachwortverzeichnis

– Pflegeprozess 43
– Wissenschaftlichkeit 273
Pflegediagnosenliste 272
Pflegedokumentation 24, 49, 46
– Assessment 49
– Fallbeispiel 50
– Informationen, subjektiv, objektiv 49
– Pflegeplan 50
– Problemnummer 49
– Richtlinien 49
Pflegeforschung 47
Pflegekostenerstattung 46
Pflegeverständnis 273
Positionspapier Pflegediagnosen 267

R
Reaktion, posttraumatische 260 f
Reflexinkontinenz 119
Reizüberflutung 179
Risikofaktor 9
Rollenüberlastung pfleg. Angehöriger 237 ff
Rollenverhalten, verändertes 215
Rollstuhlmobilität 134

S
Schlaf
– Schlafentzug 172
– Einschlafstörung 173
– Schlafstörung 170
– Schlaf-Wach-Rhythmus-Umkehr 174
Schluckstörung 89
Schmerz 175 f
Schmerzmanagement, mangelndes 177
Selbstschutz, veränderter 78
Selbstversorgungsdefizit 138
– Ausscheiden 143
– Körperpflege 139
– Nahrungsaufnahme 142
– Kleiden 140
– totales 138
Selbstverstümmelungsgefahr 204
Selbstwertgefühl 204 ff

Sexualstörung 245
Sexualverhalten, verändertes 244
Sorgen 213
Spontanatmung, ungenügende 154
Sprache 270
Stillen 85 ff
Stressinkontinenz 120
Stresssyndrom 222
Stresstoleranz 249
Stuhlinkontinenz 116

T
Taxonomie 9
Todesangst 198
Transferdefizit 133
Trauern 211 f
Trauma 73
Typologie 9, 18

U
Übelkeit 90
Überernährung 80 f
Unabhängigkeitskonflikt, ungelöster 216
United States Agency for Health Care Policy and Research (AHCPR) 46
Unterstützungssystem 263
Urinausscheidungsmuster, verändertes 117

V
Vereinsamungsgefahr 200
Vergewaltigungssyndrom 246 ff
Vergiftungsgefahr 76
Verhaltensmuster 5, 8
– Aktivität und Bewegung 12, 19
– Ausscheidung 12, 19
– Coping und Stresstoleranz 16, 20
– Ernährung und Stoffwechsel 11, 18
– Kognition und Perzeption 14, 19
– Rollen und Beziehungen 15, 20
– Schlaf und Ruhe 14, 19
– Selbstwahrnehmung und Selbstbild 14, 20

Sachwortverzeichnis

– Sexualität und Reproduktion 16, 20
– Wahrnehmung und Umgang
  mit der eigenen Gesundheit 10, 18
– Werte und Überzeugungen 17, 20
Verhaltensorganisation, kindl. 164 ff
Verleugnung 253
Verwirrtheit 185 f
Verzweiflung, existentielle 264 ff

W
Wachstum, verändertes 146
Wahrnehmung 178 ff
Wärmeregulation, ungenügende 106
Weaning 151
WEG 267
Wissensdefizit 182
Wohlbefinden, spirituell erhöhtes 265